TRAITÉ

DES ESPÈCES MÉCONNUES ET CURABLES

DES MALADIES CHRONIQUES

LES PLUS RÉPANDUES.

———

1er SEPTEMBRE 1847.

BORDEAUX, IMPRIMERIE DE JUSTIN DUPUY ET COMP., RUE MONTMÉJAN, 7.

TRAITÉ

DES ESPÈCES MÉCONNUES ET CURABLES

DES MALADIES CHRONIQUES

APPELÉES

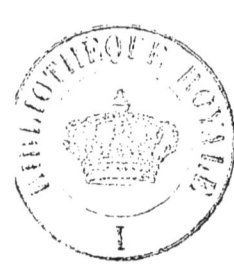

FIÈVRE-LENTE ;
AFFECTION-NERVEUSE ;
GASTRITE ; ENTÉRITE ; HÉPATITE ;
GASTRALGIE ; ENTÉRALGIE ; HÉPATALGIE ;
CHLOROSE OU PALES-COULEURS ;
NÉVRALGIES ;
HYPOCHONDRIE ; HYSTÉRIE ;
MÉLANCOLIE ; MONOMANIE ;
DOULEURS-DE-TÊTE ;
SPASME-DU-CERVEAU-ET-DES-SENS ;
CONVULSIONS ; ÉTOURDISSEMENTS ; PARALYSIE ;
ANÉVRISME-DU-CŒUR-ET-DES-TRONCS-ARTÉRIELS ;
ANGINE OU SPASME-DE-POITRINE ;
CATARRHE-PULMONAIRE OU RHUME-CHRONIQUE ;
HÉMOPTYSIE OU CRACHEMENT-DE-SANG ;
ASTHME OU GÊNE-DE-LA-RESPIRATION ; PHTHISIE ;
HÉMORRHOÏDES ; HYDROPISIE ; RHUMATISMES ;
LEUCORRHÉE OU PERTES-BLANCHES ;
ENGORGEMENT ET ULCÉRATION-DU-COL-DE-L'UTÉRUS ;
CATARRHE ET SPASME-DE-LA-VESSIE ; GRAVELLE ;
OPHTHALMIE ET ROUGEUR-DES-BORDS-DES-PAUPIÈRES ;
AMAUROSE OU GOUTTE-SEREINE ;
CATARACTE ; SURDITÉ ;
DARTRES ; TEIGNES ; ULCÈRES ; SCORBUT ;
SCROFULES OU HUMEURS-FROIDES ; SYPHILIS-CONSTITUTIONNELLE ;

PAR LE DOCTEUR SALLENAVE,

MÉDECIN-CONSULTANT,

Place Puy–Paulin, 3, à Bordeaux.

CET OUVRAGE,

aussi utile aux malades qui désirent se rendre compte de leurs intermi-
nables souffrances qu'indispensable aux médecins qui cherchent à trai-
ter ces affections avec toutes les chances d'un succès bien plus certain,

SE VEND

Chez l'Auteur et les principaux Libraires.

PRIX : 5 FR.

1847

TRAITÉ

DES ESPÈCES MÉCONNUES ET CURABLES

DES MALADIES CHRONIQUES

LES PLUS RÉPANDUES.

INTRODUCTION.

Adonné, depuis douze ans, à la Spécialité des Maladies-Chroniques, de ces Affections qui se préparent sourdement, apparaissent d'une manière insensible plutôt que brusque, et se développent avec lenteur ; qu'on voit se dissiper, surgir de nouveau, ou changer de face, sans motifs très-appréciables ; dont la ténacité décourage le médecin, désespère le malade ; et sur certaines desquelles j'ai publié divers mémoires, à mesure qu'il m'arrivait de soulever un coin du voile épais qui les tient cachées, je crois avoir été conduit par l'observation à reconnaître que si les causes, la nature et la médication de plusieurs des différentes espèces de ces Affections sont assez bien connues, il en est un grand nombre dans lesquelles ces trois éléments indispensables à la précision de tout diagnostic, de toute thérapeutique, de tout pronostic, sont restés plus ou moins faussement appréciés.

C'est de ces dernières espèces, rendues si communes, non-seulement par les mille et une circonstances de détérioration, tant physique que morale, au milieu desquelles vivent la plupart des membres de chaque classe de la société moderne, mais encore par les médications résultant des opinions erronées qui règnent sur l'essence intime de ces Affections, que je vais essayer de traiter aujourd'hui, en m'efforçant de me mettre à la portée de toutes les intelligences ; car ce livre a été conçu autant en vue des malades que des médecins. L'expérience, soit à la ville, soit à la campagne, m'a, en effet, appris que dans ce Genre de maux il est utile que le patient et celui qui le dirige se comprennent le mieux possible, s'aident réciproquement, ou du moins ne se contrarient en rien, ne nuisent involontairement à leurs efforts mutuels.

Si j'ai choisi parmi toutes les espèces méconnues et curables des Maladies-Anciennes celles dénommées dans le titre de ce livre, c'est que ces dernières m'ont paru les plus répandues.

Voilà la tâche que je me suis imposée; voici comment je m'y prendrai pour la remplir.

A chacune de ces Altérations où je le jugerai nécessaire, je tracerai, dans leur ordre naturel de succession, les traits caractéristiques qui la feront distinguer des autres altérations avec lesquelles on l'a confondue jusqu'à ce jour, et les variétés les plus saillantes que ces symptômes offrent à l'observateur; j'indiquerai ses causes soit générales soit particulières, la prédisposition innée ou acquise qu'on peut avoir à la contracter, le sexe ou celui des deux qu'elle attaque de préférence, l'âge auquel elle se montre le plus habituellement, la saison de l'année qui lui est favorable, les conditions sociales qui concourent à l'engendrer; je préciserai son siège organique et le mode de lésion qu'il éprouve; j'établirai, dans son ensemble comme dans ses détails, la base du traitement qu'elle réclame: et j'énumérerai des faits qui, déjà publiés ou encore inédits, ont tous été recueillis sur des malades infructueusement soumis aux méthodes thérapeutiques reçues.

Ces faits, dont la réunion donnera de la valeur à l'ensemble des assertions théoriques que j'émettrai sur ces matières, seront intercalés dans le texte à la place que chacun d'eux devra occuper comme preuve spéciale de l'importance pratique de ma manière d'envisager cette Classe d'affections. Mais, afin que le lecteur puisse, à sa convenance, élaguer ces faits du corps du discours, j'emploierai pour les y insérer le caractère *italique* chaque fois que leur présence me paraîtra ralentir la marche de la narration et surtout nuire à sa clarté.

Sans être complet, ce traité des espèces méconnues des Maladies-Chroniques sus-désignées renfermera une série d'aperçus trop nouveaux sur divers points très-obscurs de la Médecine pour ne pas attirer l'attention des hommes de l'art désireux d'étendre leur instruction. D'autres qualités lui mériteront sans doute la confiance des malades : sa publication, sainement appréciée, les éclairera sur leur véritable position, et aidera à les y soustraire, quels que soient, pour-ainsi-dire, leur âge et leur état de fortune, l'ancienneté et la gravité de leurs souffrances, puisque ces Affections restent curables, même à peu de frais, tant qu'une négligence déplorable ou des médications contraires ne les ont pas laissé dégénérer.

Que mon œuvre, fruit de consciencieuses méditations, obtienne ce double résultat, et je serai encouragé à continuer les recherches qu'avec moins d'ardeur pour l'étude, moins de passion pour ma profession, moins d'amour pour l'humanité, j'eusse bientôt cessé de poursuivre ; tant ont été multipliées les difficultés inhérentes au fond même du sujet ; tant ont été considérables les obstacles dus, soit à une défiance, assez légitime, de la part de malades qui, déjà traités sans succès, se considéraient comme incurables, soit à une prévention, moins excusable, de la part de confrères qui, n'ayant sur cette longue Chaîne de souffrances que les idées, étroites et surannées, généralement reçues, ne pouvaient s'imaginer que je fusse guidé par des principes, nouveaux et féconds, tout-à-fait particuliers.

J'ai de plus à faire observer que toutes les espèces des Maladies-Anciennes qui occuperont le premier rang dans chacun des chapitres de cet écrit placés après ceux consacrés à la Fièvre-Lente et à l'Affection-Nerveuse dont il sera traité d'abord, proviennent de l'un ou de l'autre de ces derniers Etats-Morbides-Généraux, ou bien de tous les deux à la fois ; car, non-seulement ils marchent presque toujours réunis, mais encore s'engendrent souvent l'un l'autre. La raison de la dépendance mutuelle de ces Modes-Pathologiques est due à ce que s'ils ont un point de départ distinct, celui de leur arrivée est commun ; elle est due en outre à ce que si les agents, qui les créent d'habitude, sont de genres divers, la lésion, qu'ils produisent, finit par devenir identique.... J'ai à faire observer aussi que les espèces de ces Maladies qui, sous forme d'articles subséquents à celui rempli par l'un de ces Modes-Pathologiques-Généraux ou par telle de leurs complications naturelles, occuperont le second, le troisième ou le quatrième rang à chacun de ces mêmes chapitres, sont indépendantes de ces deux Etats-Morbides. Mais la plupart d'entre ces autres espèces qui, à l'imitation de la Fièvre-Lente et de l'Affection-Nerveuse marchent souvent réunies deux, trois et même davantage, comme aussi s'engendrent quelquefois réciproquement par suite surtout de prédispositions analogues, peuvent, à la longue, produire soit l'une soit l'autre de ces Altérations-Générales, ou toutes les deux, avant de créer les altérations locales, autrement graves, qui sont la conséquence plus directe de la durée et de l'aggravation de quelques autres des espèces rangées à ces dernières places..... Ces différences dans l'origine propre des Affections formant chacun de ces articles et dans les conséquences particulières qu'il

leur arrive d'entraîner, étaient importantes à noter afin que le lecteur saisit avec plus de facilité ce que nous avions à en dire.

On remarquera encore que si je commence l'étude des Maladies-
Anciennes dont il sera traité dans ce livre, par la Fièvre-Lente,
c'est qu'à l'exemple de l'Affection-Nerveuse dont l'étude suivra immédiatement, elle se trouve comme la mère, comme la matrice,
comme le tronc-primitif du plus grand nombre de ces Maladies;
c'est qu'en outre elle peut attaquer, non-seulement les hommes, mais
aussi tous les animaux et même les végétaux, car la Nature est encore plus simple dans ses sublimes lois que variée dans ses admira-
bles effets. — Ce n'est pas arbitrairement, non plus, que l'on me
verra classer après la Fièvre-Lente l'Affection-Nerveuse : ce choix
résulte de ce que ce second Etat-Morbide a, comme le premier, en
partage le pouvoir de devenir la souche-commune, l'agent-producteur, le principe-générateur d'une foule des Maladies-Anciennes en
question; mais il se borne à exercer cet empire sur celles d'entre
elles auxquelles l'homme se trouve exposé, ou du moins ne l'étend
guère au-delà, puisque le nombre de celles de ces Maladies que l'on
comprend pouvoir attaquer quelques-uns des animaux le plus haut
placés dans l'échelle des êtres vivants, reste excessivement restreint.
— Pour l'ordre dans lequel sont classées les Affections consécutives
soit à l'isolement soit à la réunion de ces Modes-Pathologiques-Généraux, ou bien indépendantes d'eux, je l'ai déduit, tantôt de la fréquence, tantôt de la gravité de ces Affections; d'autres fois de la
liaison des rapports naturels de ces Maladies entre elles. — Cette
classification nous a semblé, sinon la plus scientifique, du moins la
mieux appropriée au fond de notre sujet et au but qu'en le composant nous avons eu l'intention d'atteindre.

Je termine cette Introduction en prévenant que les malades qui
désireront seulement se faire une idée de l'utilité dont est pour eux
cette publication, pourront se borner à lire ceux de ses chapitres
ayant plus directement trait à leurs souffrances; mais les médecins
qui chercheront à mesurer toute la portée de cet ouvrage, à en ex-
traire toute la substance, devront lire ce livre en entier, le méditer
dans chacune de ses parties.

CHAPITRE I.

FIÈVRE-LENTE.

ARTICLE I.

§ Ier. Les personnes affectées de cette espèce de Fièvre–Lente éprouvent, par intervalles, un sentiment insolite de froid ou de chaleur, sans s'être exposées à une température basse ou élevée; leur peau, habituellement terne et sèche, se colore et transpire, par temps, sans causes appréciables; leurs urines, tantôt abondantes, tantôt rares, sont claires dans le premier cas, épaisses dans le second, sans plus de motifs apparents; leur pouls, d'ordinaire petit et lent, mais régulier, se désharmonie avec facilité. — A ces désordres fonctionnels qui signalent le début du mal, ne tardent pas à s'ajouter des phénomènes qui en complètent l'ensemble. Ce sont, d'abord, un appétit et une soif variables, des digestions dérangées, des selles irrégulières. Peu après, la tête devient embarrassée, le cœur troublé, la respiration gênée avec ou sans toux, le sommeil mauvais. — Puis, l'embonpoint diminue, les forces chancellent, un malaise général se fait sentir; et le visage est altéré, le cerveau paresseux, le moral inquiet. — Indépendamment de ces symptômes, communs aux deux sexes, il peut exister chez les femmes du dérangement dans la menstruation, associé ou non à des pertes-blanches.

§ II. Les caractères généraux de cette Fièvre-Lente, peu nombreux par eux-mêmes quand on envisage cette affection dans toute sa simplicité, présentent des variétés infinies selon les sujets qu'elle atteint. En effet, quelques-uns se plaignent plus spécialement d'un froid général; *notamment une vieille demoiselle de la rue Saint-Martin à Bordeaux, une jeune fille de Quinsac près cette ville, une couturière de la rue Lirot à Libourne et un cultivateur au Caillevat de Saint-Denis-de-Pile.* Ce froid est éprouvé par un plus grand nombre seulement aux pieds; *ce que j'ai observé sur la femme d'un artisan de la rue Castillon à Bordeaux et celle d'un petit propriétaire à Malivert de Sainte-Foy, plus, sur la dame d'un maître des forges situées près Périgueux.* Cette diminution du calorique inné n'est guère ressentie par d'autres qu'aux genoux, qu'au dos des mains : *exemple, pour la première de ces deux régions un négociant de la rue Ferrère à Bor-deaux et un cordonnier des environs de Libourne, pour la seconde la femme d'un cultivateur à Saint-Laurent des Combes près Castillon.* Il y a de ces malades, au contraire, qui accusent une chaleur par-ticulière dans tout le corps ; *comme s'en plaignaient une dame de la rue Saint-André à Bordeaux et une autre des environs de Sauve-terre.* Cette chaleur est ressentie par certains uniquement au visage ; *témoin, la femme d'un aubergiste à Pessac et celle d'un cultivateur à Lagomérie de Saint-Émilion, plus, la dame de Malivert et celle du maître de forge précitées.* Cette augmentation du calorique vital n'est pour-ainsi-dire éprouvée par d'autres qu'à la plante des pieds, qu'au dos des mains : *exemple, pour la première de ces régions la femme d'un cordonnier à Piron-d'Abzac, pour la deuxième un char-ron de Montagne près Libourne.* Tandis que le teint de plusieurs de ces sujets s'offre blême, terreux, *ainsi que se présentèrent à moi, avec la première nuance un cultivateur au Pas-de-l'Ane de Lussac, et la femme de la rue Castillon, la jeune fille de Quinsac que j'ai déjà mentionnées, avec la seconde un métayer à Catuceau de Libourne et la femme de Saint-Laurent-des-Combes déjà mentionnée aussi ;* le teint de quelques-uns paraît animé, luisant, *ainsi encore que l'a-vaient, pour la première de ces nuances une tailleuse au Sablonat de Bordeaux et la propriétaire de Lagomérie précitée, pour la deuxième un fermier à Néac de Pomérol et l'aubergiste de Pessac précitée éga-lement.* Si chez la plupart la peau conserve une sécheresse dont le degré peut rendre l'épiderme de certains d'entre eux presque rude, *comme l'était celui d'un propriétaire à Laforêt de la Double, du cul-tivateur à Saint-Denis-de-Pile et du charron de Montagne dont j'ai parlé plus haut ;* chez un petit nombre c'est d'une transpiration, qui le laisse presque humide, que le tégument externe se recouvre, *comme aussi l'était celui de la tailleuse dont je viens de parler, d'une métayère aux Palus de Saint-Loubès près Bordeaux, d'une mar-chande de bois sur le quai à Libourne, de la femme d'un cafetier à Sainte-Foy et d'une dame des environs de Rauzan.* Mêmes anomalies dans les urines, puisqu'il est de ces malades, *au nombre desquels se trouvaient la dame de la rue Saint-André et le propriétaire de La-forêt dont il a été question ci-dessus,* qui éprouvent le besoin pres-sant d'en rendre en abondance de limpides et comme aqueuses ; au lieu que d'autres, *parmi lesquels comptaient le cultivateur du Pas-de-l'Ane, la femme du cafetier à Sainte-Foy et la marchande de bois dont il a été également question ci-dessus*, ressentent à peine le besoin d'en évacuer de petites quantités qui sont troubles et comme bourbeuses. A l'égard du pouls, s'il conserve dans la majorité des cas de cette Fièvre-Lente ses caractères pathognomoniques de petitesse, de lenteur et de régularité, *de même qu'il arrivait, entre autres malades que j'ai eu occasion de guérir de cette affection, chez la demoiselle de la rue Saint-Martin précitée, chez la femme d'un sabotier de la rue Lamothe à Libourne et celle d'un meûnier à Montagne près cette ville;* il acquiert dans un petit nombre une force, une fréquence et une irrégularité tout-à-fait particulières, *de même encore qu'il arrivait chez la femme d'un cultivateur à Izon de Saint-Loubès, plus, chez le fermier, l'aubergiste, la dame de rue Saint-André et le négociant de rue Ferrère sus-mentionnés.* — Mais ce n'est pas seulement dans les phénomènes primitifs de cette maladie qu'on remarque de nombreuses variétés; on en remarque aussi dans ses phénomènes secondaires. L'appétit reste pour-ainsi-dire naturel, ou bien il augmente ou diminue un peu; et la soif se fait à peine sentir, ou bien elle est assez prononcée. La digestion, plus généralement lente que rapide, s'accompagne d'aigreurs, de vents, symptômes que suit du gonflement à l'épigastre et même à l'ombilic; et les garde-robes, plus communément rares que fréquentes, n'ont pas lieu sans fatigues, accompagnées de chaleur et de cuisson au dos qui peuvent persister. Il y a encore des pesanteurs, et même des maux de tête; des palpitations et même des douleurs de cœur; une respiration incomplète, et aussi de l'oppression avec ou sans toux, suivie ou non d'une légère expectoration; plus, de l'insomnie remplie par des pensées involontaires, ou de la somnolence entremêlée de rêves décousus. — Ces malades finissent par atteindre un degré d'amaigrissement assez tranché, par voir leurs forces subir un décroissement proportionnel, et ressentir dans diverses parties de leur être des douleurs vagues. Ils finissent aussi par avoir les traits défaits et l'air souffrant, par perdre de leur aptitude intellectuelle, et se laisser aller à l'inquiétude. — En outre, les personnes du sexe ont, pour la plupart, les menstrues avancées, mais plus ordinairement retardées, avec augmentation, mais plus ordinairement aussi diminution de ce flux périodique qui, dans ces cas, est suivi en général de sécrétion leucorrhéïque à un degré variable.

§ III. Telle est cette espèce de Fièvre-Lente qui, si elle peut attaquer les personnes de tout âge, ne sévit communément qu'après l'adolescence ; dont l'apparition a lieu en toutes saisons ; et qui, si elle peut durer des années sans faire craindre pour l'existence, la rend alors pénible à supporter. — Cette affection, bien que très-ancienne, mais plus répandue aujourd'hui que jamais sur l'un et l'autre sexe, parmi surtout la classe active de la population, n'a cependant été révélée par aucun auteur. — Elle occcupe les parties les plus élémentaires comme les plus disséminées de l'économie, c'est-à-dire sa trame-cellulo-vasculaire primitive et générale ; après toutefois avoir commencé par la fraction de ces parties-communes qui est plus spécialement dévolue à la vie dite végétale ou de nutrition. — Elle consiste en une lésion de ces éléments-premiers de l'organisme, lésion qui n'est ni inflammatoire ni nerveuse, ainsi que le prouve l'analyse raisonnée de l'ensemble des symptômes qui la traduisent. — On peut se trouver plus ou moins apte à contracter cette affection par une prédisposition innée ou acquise, et autant ignorée qu'elle est réelle. — Elle est occasionnée par certaines causes, plus physiques que morales, d'altération-morbide méconnue ; lesquelles causes sont généralement plus multipliées qu'on ne s'en doute autour de la plupart des individus. — Elle est entretenue par des habitudes que l'on est loin de soupçonner aussi nuisibles. — Elle est aggravée par des remèdes que l'on croit appropriés tandis qu'ils sont contraires. — Cette Affection, enfin, peut céder aux efforts seuls de la Nature, quand le mal est récent ; mais sa guérison, s'il a quelque ancienneté, n'est plus possible qu'à l'aide d'une médication aussi simple que variée, et d'une action directement opposée à l'action produite par les divers agents qui prédisposent à contracter ce mal, l'occasionnent, l'entretiennent et surtout l'aggravent.

§ IV. Si, comme l'on se trouvera plus bas à même de le reconnaître, le siége que nous donnons à cette Fièvre-Lente, et l'espèce de lésion que nous lui attribuons, permettent de croire à l'ancienneté de cette Maladie ; si la multiplicité présente des divers agents que nous signalons prédisposer à cette Maladie, et l'occasionner, l'entretenir, l'aggraver, explique sa fréquence actuelle, ainsi que sa prédominance chez les personnes actives des deux sexes ; l'obscurité qui a régné long-temps sur la texture et sur les fonctions du réseau-générateur précité, ainsi que la négligence que malgré les beaux travaux des anatomistes et des physiologistes

modernes on a apportée dans la recherche des altérations de ce sys-
tème-organique, le plus important de tous ceux qui entrent dans la
composition des êtres animés, expliquent comment cette Fièvre-
Lente est restée méconnue jusqu'à présent. — C'est, en effet, dans
la trame-élémentaire-commune que siége cet Etat-Morbide, puisque
les fonctions dont ce système est chargé, la calorification, la nutrition et les sécrétions interstitielles ou parenchymateuses, sont les
fonctions qui se troublent en premier lieu ; mais en débutant par
les organes, par les appareils de la vie végétale, attendu l'influence
plus directe qu'ont sur cette vie les principales causes qui d'ordinaire engendrent cette Maladie. — C'est, en effet aussi, en une
lésion de cette trame-cellulo-vasculaire, la diminution, pure et
simple, de sa vitalité avec, par moments, réaction générale, mais
légère et sourde pour le plus souvent, que consiste cette Fièvre-
Lente. Cette lésion est bien de ce genre puisque, malgré les investi-
gations les plus minutieuses, on ne distingue chez les sujets qui sont
atteints de l'Ensemble-Pathologique en question aucune altération
matérielle capable de l'expliquer. Une autre preuve, tout-à-fait concluante en ce cas, c'est que par l'augmentation du degré de cette
force primordiale on ranime les fonctions, d'abord dans le système-
élémentaire-général, puis dans le système-élémentaire-particulier
des organes et appareils de tout le corps ; en marchant toutefois de ceux de la vie de relation à ceux de la vie de nutrition,
ainsi que cet ordre devait être suivi, attendu l'affaiblissement plus
prononcé dans les derniers que dans les premiers de ces organes et
appareils. — La prédisposition qu'on peut avoir à cette Affection
provient de la débilité de constitution du réseau-générateur ci-dessus
désigné, comme encore de la débilité de constitution de tous les autres organes et appareils de l'économie, mais plus spécialement de
ceux qui concourent à l'entretien de sa vie végétale ; soit que cet
état de détérioration émane de nos parents, soit qu'il provienne
des circonstances nuisibles dans lesquelles nous avons vécu forcément ou inconsidérément. — Les principales causes qui occasionnent son apparition sont les travaux de tête, les peines de cœur,
mais surtout les fatigues du corps excessives ou seulement trop
soutenues. — Parmi les habitudes qui prolongent sa durée se ran-
gent en première ligne l'usage de veiller tard, tout en se levant
de très-bonne heure ; la diminution de l'antique nombre des repas ;
la qualité aussi peu nutritive que trop relâchante de la majeure

partie des aliments dont on se sert, et leur quantité non relative aux pertes éprouvées ou en désaccord avec la faiblesse des organes digestifs. — Au premier rang des remèdes qui augmentent sa gravité se trouvent les débilitants, tant externes qu'internes, erronément conseillés, les bains ordinaires, les tisanes rafraîchissantes, les évacuants, les émissions sanguines. — Enfin, si cette Affection peut céder aux efforts naturels, par le fait même de la puissance médicatrice seule, ou secondée du calme de l'esprit, du contentement de l'âme et surtout du repos du corps, secondée aussi d'une nourriture plus substantielle; sa guérison ne s'opère ordinairement que par la prescription de mœurs plus conservatrices de l'espèce humaine ou moins oublieuses de la santé individuelle, et d'une hygiène appropriée à la constitution, naturelle ou accidentelle, de cette classe d'êtres; par la prescription aussi de borner ses occupations de tête, d'éviter autant que possible les contrariétés, et principalement de dépenser moins de forces musculaires; par la prescription encore de prolonger le jour moins avant dans la nuit, d'augmenter le nombre des repas, de préférer une alimentation tonique, et de mettre sa quantité en rapport avec les pertes faites, avec le degré de puissance de la digestion; par la prescription enfin d'user modérément, et tant à l'extérieur qu'à l'intérieur, des médicaments amers, mais surtout des médicaments aromatiques.

ARTICLE II.

Cette Maladie est tout autre que celles, plus ou moins bien connues, dites hectiques ou de consomption. Ces dernières affections chroniques, dénommées aussi Fièvres-Lentes, se caractérisent par des syptômes différents et restent incurables tant que n'a pas été détruite l'altération plus ou moins matérielle, ordinairement très-rebelle, qui a donné naissance à chacune d'elles et qui les entretient.

Cette erreur de diagnostic une fois signalée, passons à l'Affection-Nerveuse, que l'on comprendra bientôt pouvoir naître de notre Fièvre-Lente pour peu que le sujet soit prédisposé à ce que la durée de cette dernière Maladie amène ce résultat plutôt qu'aucun autre de ceux que nous la verrons produire.

CHAPITRE II.

AFFECTION-NERVEUSE.

ARTICLE I.

§ Ier. Les malades qui souffrent de cette espèce d'Affection–Nerveuse commencent par éprouver, de temps en temps, des inquiétudes vagues et même des sensations désagréables dans toute l'économie ; par avoir les traits mobiles, l'esprit changeant, le moral affecté. — Après ces premiers troubles fonctionnels, ils en perçoivent d'autres : leur tête est souffrante, leur cœur serré, leur poitrine étreinte avec ou sans toux, leur sommeil agité. Puis, ils ont un estomac capricieux, des digestions embarrassées, des selles difficiles. — Enfin, presque tous deviennent maigres, se trouvent faibles, offrent rarement un pouls réglé, ressentent des envies fréquentes d'uriner, suent parfois avec facilité et endurent tour–à–tour des frissons et une ardeur vaporeuse. — Outre ces phénomènes morbides, les femmes qui portent cette Maladie sont communément mal menstruées, et elles ont presque aussi généralement des fleurs–blanches.

§ II. Si toutes les personnes atteintes de cette Affection-Nerveuse se plaignent d'éprouver l'ensemble des symptômes que je viens d'énumérer, elles ne laissent pas que de présenter de nombreuses particularités. Ainsi, les unes peuvent sentir les inquiétudes vagues et les impressions pénibles qui commencent cette description, se changer en malaises généraux et en picotements superficiels, même en élancements profonds, dont l'acuité et la durée varient aussi chez chacune : *parmi ces personnes doivent être rangés la femme d'un contremaître à la fabrique Jonsthon, celle d'un propriétaire à Vignonet de Castillon, un jeune commis de la rue Fon–Neuve à Libourne, un clerc de notaire à Saint–André–de–Cubzac, et un maître–de–chai au port de Sainte–Foy.* Telles d'entre elles ne vivent pas sans avoir le visage assez agité, lorsqu'il n'est pas momentanément atterré par tout ce que produit le défaut d'harmonie où se trouve leur organisme : *exemple, une dame de la rue Saint–Dominique à Bordeaux, un jeune homme du prolongement Saint–Seurin dans cette ville et la femme d'un cultivateur à la Marche près Libourne.* Chez d'autres de ces malades, les idées paraissent encore plus fugitives, quand elles ne sont pas fixées sur l'état maladif qui embrasse l'économie entière ; *comme il advenait pour une dame de la rue Sainte-Catherine de Bordeaux, une marchande de Quinsac près cette ville, la femme d'un meûnier de Montagne et celle d'un propriétaire aux Grandes-Chapelles près Libourne, ainsi que pour une pauvre veuve de la rue Louis-Philippe dans cette ville.* Certains de ces sujets présentent une tristesse dont ils se laissent difficilement distraire, même par le médecin qui croit à leurs souffrances : *témoin, une dame de la rue Devise à Bordeaux, la femme d'un petit propriétaire à Montussan près cette ville, la dame d'un courtier de Libourne, la femme d'un maître-forgeron à la fabrique de Montfourat et une dame des environs de Laroche-Chalais.* — A toutes ces particularités s'en ajoutent bien d'autres : des maux de tête qui, s'ils se dissipent communément avec autant de rapidité qu'ils sont venus, ne le font pas toujours sans laisser des traces de leur passage ; des douleurs au cœur, dont les contractions se ralentissent par moments, s'accélèrent dans d'autres chez plusieurs de ces malades ; des resserrements comme spasmodiques de poitrine, que chez quelques-uns peut suivre une certaine oppression, avec ou sans une toux saccadée, et sèche ou pituiteuse ; de la lenteur à commencer le sommeil, qui n'a lieu chez quelques-uns également que par reprises, ou bien ne se continue pas sans une certaine agitation. La faim, d'habitude assez prononcée dans cette Maladie, se fait souvent ressentir très-pressante ; et la soif, rarement aussi marquée, se traduit quelquefois par un vif sentiment de sécheresse au gosier. L'acte digestif, plus communément activé que ralenti dans cette Affection, n'a guère lieu sans malaises passagers, ni tension momentanée au creux de l'estomac et même sur une étendue moins restreinte de l'abdomen ; et la sortie des selles, d'ordinaire plus fréquentes que rares, qui se fait assez généralement avec de la difficulté, ne s'opère pas toujours sans épreintes. — J'ai avancé que presque toutes ces personnes sont maigres ; mais quelques-unes conservent de l'embonpoint. J'ai avancé encore que presque toutes sont faibles ; mais quelques-unes aussi perdent peu de leurs forces. Au sujet du pouls, habituellement précipité, chez la plupart d'entre elles il est petit, mais chez certaines il s'offre assez développé. — On observe, enfin, que s'il y a de ces malades pour lesquels l'émission des urines se fait

sans douleur et instantanée, il en est, par contre, pour lesquels elle
s'opère assez pénible; que tels d'entre eux ont souvent sur la totalité
de la peau une sueur incommode, tandis qu'elle est bornée chez
d'autres à une seule région de cette enveloppe; que ceux-ci se plaignent de frissonnements généraux presque continuels, et ceux-là
en ressentent de rares et localisés aux reins, entre les épaules... ;
que les uns accusent, sans cesse pour–ainsi–dire, des vapeurs chaudes, répandues dans tout le corps, et les autres ne les éprouvent,
de temps en temps, qu'à la face, au devant de la poitrine... — Ces
derniers syptômes accroissent le nombre de leurs souffrances, que
les femmes voient se compliquer de douleurs dans les lombes et les
flancs, lesquelles coïncident avec l'écoulement menstruel, précédé
ou continué, en général, par des pertes–blanches qui aggravent
encore leur fâcheuse position.

§ III. Telle est cette espèce d'Affection–Nerveuse, qui peut se
former à tous les âges, mais rarement avant celui de la virilité; dont
l'apparition n'est empêchée par aucune saison; et qui peut exister
très–long-temps sans compromettre la vie, mais la fait passer mi-
sérablement. — Cette Maladie, bien qu'aussi ancienne que la Fièvre-Lente dont il vient d'être parlé et présentement plus répandue
que jamais sur les deux sexes, mais surtout parmi les personnes qui
composent la classe intelligente ou sensible de la société, est pourtant restée non moins inconnue que cette dernière Affection. — Elle
siége aussi, comme la Fièvre-Lente décrite, dans les parties les
plus élémentaires et les plus disséminées de l'économie, c'est-à-dire
le réseau–générateur primitif et général; mais après avoir commencé par la fraction de ces parties–communes qui est plus particulièrement dévolue à la vie dite animale ou de relation. — Elle est
également constituée par la même lésion de ces éléments premiers
de l'organisme que celle en laquelle consiste cette Affection; mais
pour se former cette lésion a suivi la marche inverse ci-dessus indiquée. — On peut pareillement se trouver plus ou moins apte à
contracter cette Maladie par une prédisposition analogue, sinon
tout-à-fait semblable, à celle de ce Mal à laquelle je fais allusion.—
Elle est provoquée par une multiplicité de causes morbides, mais
plus morales que physiques, non moins répandues. — Elle est prolongée par des habitudes aussi préjudiciables. — Elle est augmentée par des remèdes non moins contre-indiqués. — Cette Maladie,

2

enfin, peut, de même que cette Fièvre-Lente, se dissiper seule, par les efforts organiques, lorsqu'elle est récente ; mais elle ne guérit pas, si elle est ancienne, sans le secours d'un ensemble de médication ayant de nombreux points d'analogie avec celle qui triomphe de cette dernière Affection.

§ IV. Ainsi qu'il est arrivé pour la Fièvre-Lente ci-dessus décrite, on se sentira à même plus bas de comprendre par le siége qu'occupe cette Affection-Nerveuse et par l'espèce de lésion qu'il éprouve que l'ancienneté de ces deux Modes-Pothologiques-Spéciaux doit être égale. On pourra aussi juger par la multiplicité actuelle de tous les agents qui préparent cette Affection-Nerveuse, l'occasionnent, l'entretiennent et l'aggravent, qu'elle doit être plus commune que jamais, comme sévir de préférence sur les personnes sensibles ou intelligentes des deux sexes. On déterminera encore d'après l'obscurité qui a régné long-temps sur la texture et sur les fonctions du système cellulo-vasculaire ci-dessus désigné, ainsi que d'après la négligence qui a été mise jusqu'à nos jours dans la recherche des maladies d'un système organique si important, pourquoi cette Affection-Nerveuse a autant tardé que cette Fièvre-Lente à être connue. — Le siége de cette Affection-Nerveuse, en effet, est le même que celui de cette Fièvre-Lente, le réseau-élémentaire-commun, ainsi que le prouve la manière par laquelle le mal se traduit : le trouble des fonctions dont ce système est le support naturel. Mais ce trouble fonctionnel a commencé dans les organes, dans les appareils de la vie animale, par suite de l'influence qu'exercent plus directement sur cette vie les causes principales qui le créent d'habitude. — La lésion que cette trame-première éprouve est, en effet aussi, de même essence : une diminution de sa vitalité avec, par moments, réaction générale qui, le plus souvent, a lieu prononcée et vive. Nous sommes obligé d'admettre cette lésion de vitalité, attendu l'impossibilité où nous nous trouvons de reconnaître en ce cas morbide une altération matérielle à laquelle il puisse être attribué ; et notre opinion est confirmée par la guérison qu'on obtient en se bornant à relever cette force primordiale à son degré normal, ainsi que par la marche, aussi rigoureuse qu'admirable, suivie par la Nature pour opérer cette guérison. On voit que cette force motrice se refait d'abord dans le système-élémentaire-général, ensuite dans le système-élémentaire-particulier des organes et appareils de tout le corps, en allant de ceux de la vie de nutrition à ceux de la vie de relation; et on comprend que cet ordre dérive de l'affaiblissement que nous avons laissé entrevoir être dès le principe moins marqué dans les premiers que dans les derniers de ces organes et appareils. — Nous avons avancé que d'autres analogies existaient entre l'Affection-Nerveuse et la Fièvre-Lente dont nous traitons : les voici. — Il peut y avoir dans la première de ces Maladies, comme dans la seconde, prédisposition à contracter le mal; mais cette prédisposition émane de la délicatesse, plutôt que de la faiblesse proprement dite, de la trame-génératrice précitée, ainsi encore que de la délicatesse des autres organes ou appareils, et plus particulièrement de ceux qui par leur concours entretiennent sa vie animale; que cet état de susceptibilité soit originellement imprimé à nos fibres ou développé accidentellement en elles. — Les causes les plus puissantes qui déterminent son apparition sont bien aussi les fatigues corporelles, mais surtout le travail du cerveau trop soutenu ou excessif, les préoccupations de l'âme. — Les habitudes les plus contraires à sa prompte disparition s'offrent identiques pour-ainsi-dire, puisqu'elles consistent en l'usage de prolonger le jour très-avant dans la nuit et de se lever trop tard, en la rareté des repas, la qualité peu substantielle et trop énervante de la plupart des aliments, leur quantité en désharmonie avec les besoins ou avec la susceptibilité de l'appareil de la digestion. — Les remèdes qui ajoutent plus ou moins à sa gravité sont presque de la classe de ceux qui produisent cet effet nuisible dans la Fièvre-Lente en question : les adoucissants prescrits tant à l'extérieur qu'à l'intérieur, les bains et tisanes tempérants, les pilules et potions calmantes. — Si, enfin, à l'imitation de la Maladie précédente cette Affection-Nerveuse disparaît quelquefois, grâce à la puissance-médicatrice, par suite de ses efforts naturels seuls, ou aidés du repos du corps et surtout du calme de l'esprit, du contentement du cœur, aidés encore d'une alimentation plus réparatrice; elle ne guérit communément que par la pratique de mœurs moins nuisibles à l'espèce et plus favorables à l'individu, d'une hygiène mieux appropriée à l'organisation des personnes qui en sont atteintes; par la précaution de ménager ses forces musculaires, et principalement de diminuer ses occupations, de ne pas s'exposer à autant de tracasseries; par l'attention de veiller bien moins tard et de se lever de meilleure heure, de faire des repas plus nombreux, de choisir une alimentation fortifiante, d'en pren-

dre une quantité proportionnée aux besoins, aux puissances digestives ; par l'usage enfin, et tant externe qu'interne, d'employer, avec
une sage mesure, les médicaments aromatiques, mais surtout les
médicaments amers.

ARTICLE II.

L'Affection-Nerveuse ci-dessus décrite est tout-à-fait différente de
celle connue sous le même nom et attribuée à une altération, encore
bien obscure, de l'arbre-cérébro-spinal. Cette dernière maladie,
caractérisée par des symptômes autres que ceux relatés, résiste assez souvent aux moyens plus ou moins empiriques qu'on lui oppose,
tandis que l'espèce d'Affection-Nerveuse dont il a été question primitivement, cède toujours à la thérapeutique rationnelle, déduite
de sa nature propre.

Cette seconde erreur de diagnostic signalée, passons à l'étude des
complications le plus fréquemment observées de notre Fièvre-Lente,
à laquelle on comprend que la durée de cette Affection-Nerveuse
peut donner naissance. Ces complications seront étudiées sous les
noms de Gastrite, Entérite, Hépatite.

CHAPITRE III.

GASTRITE.

ARTICLE I.

§ Ier. Les sujets qui portent cette espèce de Gastrite ressentent,
plus fréquemment que dans la Fièvre-Lente décrite, les alternatives
anormales de froid et de chaleur mentionnées; ainsi que celles de
sécheresse et d'humidité à la peau dont la teinte change, en général, plus inopinément aussi. Chez eux, variations plus répétées également dans la quantité et la nuance des urines, comme dans les divers rhythmes du pouls. — Mais la soif et l'appétit de ces sujets
sont autrement anormaux que dans cette Maladie, car, au lieu d'ê-
tre seulement variables, ces sensations peuvent se montrer, soit
nulles, soit excessives, avec une langue mince ou épaisse, pâle ou
foncée, nette ou sale; et elles s'accompagnent de langueurs d'estomac qui, coïncidant le plus souvent avec de la chaleur épigastrique

se calment par l'ingestion des aliments et des boissons, ou se changent par leur présence en pesanteur ; et cela, d'après le degré du mal. Les digestions aussi sont chez eux plus dérangées, puisque lentes et produisant, outre de la salivation, des nausées, et même des vomissements de matières diverses, elles ne se font pas sans affaissement, mais de préférence ballonnement, à l'épigastre ; région qui, en dehors de cet acte, reste, d'après les circonstances, plutôt bombée qu'aplatie, et plutôt insensible que douloureuse. Pour les évacuations intestinales, qui subissent à proportion des anomalies non moins remarquables, elles sont entremêlées de constipation ou de diarrhée. — Ces sujets accusent encore, plus fréquemment aussi que dans la Fièvre-Lente en question, des maux de tête particuliers, des palpitations subites, des oppressions passagères, avec ou sans l'espèce de toux et d'expectoration qui leur est propre ; et ils ont le sommeil bien plus troublé. En outre tous sont maigres et affaiblis à un degré plus prononcé ; et ils endurent une infinité de malaises, communément, il est vrai, sans fixité aucune. Enfin, ils deviennent tristes, peu disposés à travailler, et plus ou moins impressionnables ; sans compter que les femmes voient leurs règles varier encore plus que dans cette dernière maladie, et qu'elles éprouvent presque toutes des pertes-blanches.

§ II. Mais ce groupe des symptômes constitutifs de cette Gastrite n'est pas constamment uniforme chez les diverses personnes affectées de ce mal. Aussi, observe-t-on que le froid existe modéré ou presque glacial, et la chaleur peu sensible ou brûlante pour-ainsi-dire ; que la peau peut acquérir une aridité qui la rende comme chagrinée, ou fournir une sueur qui, au contraire, la laisse lisse et souple ; que la couleur de ce tégument ne diffère guère de la couleur normale, ou devient jaune, olivâtre, nuances qui peuvent passer, momentanément, au pourpre, au violet ; que tantôt rares, tantôt fréquentes, et limpides ou troubles, en général, les urines forment un dépôt glaireux dans quelques cas, sableux dans d'autres ; que petit, lent, mais régulier d'ordinaire, le pouls est par temps fort, précipité et déréglé. — D'autres variétés plus importantes s'offrent également à l'observation. La bouche est sèche, humide ou simplement pâteuse ; ainsi que fade, salée ou avec un goût de sang ; dernier symptôme aussi rare que les précédents le sont peu, *car je l'ai rencontré seulement trois fois, dont une chez la dame d'un proprié-*

taire à Veline, arrondissement de Bergerac. La soif inconnue à quelques sujets, devient pour plusieurs d'entre eux une altération continuelle : *témoin, un conducteur des Ponts et Chaussées demeurant rue Tustal à Bordeaux, un boulanger de la rue Michel-Montaigne et un métayer des Palus d'Enguieux près Fronsac.* L'appétit ne se fait jamais sentir chez certains, parmi lesquels on en trouve que l'instinct de conservation, seul, porte, de loin en loin, à prendre de la nourriture ; *comme cela arrivait à un postillon du Carbon-Blanc, à une dame des Sablières de Libourne et à un jeune artisan de la Grand'Rue à Sainte-Foy*: il se renouvelle, au contraire, à de courtes distances chez d'autres, parmi lesquels on en rencontre qui ne peuvent surmonter la répugnance qu'ils ont pour toute espèce d'aliments et de boissons ; *comme aussi cela arrivait à une jeune femme de la rue Saint-Martin à Bordeaux, à une marchande de Laroche Chalais, à un arrimeur de la rue Louis-Philippe et à une propriétaire sur le chemin de Barrouillet à Libourne.* En outre, tous se plaignent de langueurs d'estomac plus ou moins prononcées et répétées, auxquelles se joint chez plusieurs un poids plus ou moins considérable à l'épigastre avec, assez ordinairement, des pulsations, *ainsi qu'en accusaient un garçon tailleur du Chapeau-Rouge à Bordeaux, un liquoriste de la rue Fon-Neuve à Libourne, un couvreur de près l'hôpital dans cette ville et un marchand de fers à Limoges.* Ces langueurs d'estomac se compliquent chez certains d'une ardeur, comparée par tels d'entre eux à celle que produirait un brasier ; *ainsi encore qu'en accusaient un bijoutier de la rue des Argentiers à Bordeaux, un fonctionnaire public à Soussans du Médoc, un cordonnier de Vayres, un boucher de la Grand'Rue à Sainte-Foy, et le postillon précité.* Pendant que quelques malades voient ceux de ces derniers symptômes dont ils sont plus spécialement affectés, diminuer et même se dissiper tout-à-fait après avoir pris de la nourriture ; la présence des aliments les entretient, même les augmente considérablement chez la plupart, *et en particulier chez chacun de ceux que je citerai dans un instant.* A l'égard des digestions, toujours longues dans cette Gastrite, si elles se bornent, tantôt immédiatement, tantôt plusieurs heures après l'ingestion des aliments ou des boissons, à occasionner chez ceux peu attaqués, outre une salivation parfois aussi abondante qu'insupportable, soit des aigreurs plus ou moins soutenues, *comme en avaient un jeune quincaillier de la rue Sainte-Catherine, un ancien officier de cavalerie à Lugon, près*

Libourne et un propriétaire à Génas de Pellegrüe, soit des renvois plus ou moins réitérés, *comme également en avaient un négociant en rouennerie de la rue des Argentiers à Bordeaux, un épicier de la rue Michel-Montaigne et un clerc d'huissier de la rue des Bouchers à Libourne;* ce sont des tranchées, des vomissements, que ces digestions produisent chez ceux gravement atteints : *nous en fournirons des exemples.* Si les tranchées auxquelles ceux de ces divers malades sont sujets ne reparaissent pas toujours chez quelques-uns à la suite de chaque subtance ingérée, elles ne manquent jamais de la suivre chez tous les autres dont elles peuvent faire de vrais martyrs; *témoin, parmi le bon nombre de ceux que j'ai réussi à soustraire à ces souffrances, un contrôleur des contributions indirectes demeurant rue de Galle et un rentier dont le fils est marchand sur la place du Palais à Bordeaux, plus, une épicière sous les Couverts à Sainte-Foy, une propriétaire à Sablon de Guitres et une institutrice à Lormont.* De même pour les vomissements qui, rares dans quelques cas, mais plus fréquents dans un grand nombre d'autres, sont inséparables de toute ingestion d'aliments ou de boissons, surtout durant la saison chaude; *ainsi que je ne tarderai pas d'en rapporter plusieurs observations.* Aussi variables en nature, les vomissements sont glaireux avec ou sans acidité dans des cas, *notamment chez le boulanger de la rue Michel-Montaigne déjà cité, une modiste de la rue Perigueux, une cantinière du Quartier à Libourne;* et paraissent bilieux avec un goût amer dans d'autres, *notamment chez un boulanger aux Fontaines de cette ville, une marchande à Rauzan ;* mais, en la première ainsi qu'en la seconde circonstances, sans mélange de ces aliments ou boissons, alors même que ces vomissements s'effectuent aussitôt après qu'il vient d'en être pris, ou bien encore dans le courant du repas. Parfois, au contraire, ils se composent presque exclusivement de la nourriture ingérée, laquelle est souvent à peine chymifiée, nonobstant le long séjour qu'elle peut avoir fait dans l'estomac : *exemple, un jeune tonnelier de la rue Fon-Neuve à Libourne, une métayère à Camarsac de Brannes et le rentier de la place du Palais ainsi que le Conducteur des Ponts et Chaussées de la rue Tustal déjà mentionnés.* C'est du sang, mêlé à l'une ou à l'autre de ces matières, ou même pur que chez quelques personnes atteintes de la maladie en question cet organe rejette pendant l'acte digestif : *exemple, la dame de Veline déjà mentionnée aussi.* C'est telle ou telle espèce de substance alimentaire, liquide, mais plutôt solide, dont chez quelques sujets le ventricule se débarrasse de suite ou seulement plusieurs heures après qu'elle a été prise, et malgré l'obstacle que tous les repas subséquents doivent apporter à l'accomplissement de ce phénomène. Je le suivis la première fois que je le rencontrai, il y a une dixaine d'années, avec une attention qui me conduisit à en découvrir la cause physiologique. L'événement était si raisonné de la part de l'estomac dans l'un des cas auxquels je fais allusion qu'après m'en être rendu compte, il me fut possible d'obtenir parfois qu'il l'opérât, pour les solides du moins, conformément à l'expérimentation que j'en fis à plusieurs reprises, *sur le cultivateur de Barau d'Abzac qui en était le sujet*, dans le but de m'assurer si javais justement apprécié la loi qui régit cet acte pathologique. Mais quelles que soient la nature des vomissements, leur rareté ou leur fréquence, ainsi que leur promptitude ou leur lenteur, ils peuvent survenir d'eux-mêmes ou seulement après avoir été provoqués par la volonté des malades. Dans l'une et l'autre circonstances ils peuvent également s'effectuer avec ou sans efforts, et amener un soulagement plus ou moins immédiat et complet, *notamment chez le premier boulanger, la cantinière, la marchande, le cultivateur et le tonnelier un peu plus haut désignés ;* ou bien n'avoir lieu qu'après des souffrances parfois intolérables, lesquelles aussi se dissipent de suite ou persistent plus ou moins, *notamment chez le second boulanger, la métayère, l'employé des Ponts et Chaussées, le rentier, la modiste et la dame de Veline un peu plus haut désignés aussi*. A l'égard du volume que présente le ventre, tandis que l'épigastre de certains sujets conserve un état assez normal, celui de plusieurs est ballonné, résistant plutôt qu'affaissé ; chez quelques-uns il devient en outre bosselé : *exemple, entre autres, un négociant de la rue Poitevine, à Bordeaux*. Mais ce ballonnement, cette rénitence, ces saillies, considérables parfois, peuvent ne pas exister uniquement dans la partie de l'abdomen occupée par l'estomac ; lequel, parfois aussi, *à l'imitation de celui d'un jeune artisan de la rue Guitres à Libourne, et du bijoutier de la rue des Argentiers ainsi que du marchand de fers auxquels j'ai fait allusion à propos d'autres symptômes qu'ils éprouvaient*, fournit alors, pour peu qu'on l'agite, la sensation d'un liquide ballotté au milieu d'une masse de gaz. Ces derniers symptômes s'étendent plus ou moins aux régions voisines, en se continuant même dans l'intervalle des digestions, mais assez généralement sans la douleur qui d'ordinaire les accompagne pendant

la durée de cette fonction. Pour les garde-robes, toujours irrégulières dans cette maladie, elles sont tantôt rares et dures, tantôt
fréquentes et molles ; quelquefois rendues sans trop de difficultés,
mais le plus souvent précédées de grands efforts, *ainsi qu'y étaient
sujettes plusieurs des personnes ci-dessus mentionnées, et en particulier une dame des environs de Sainte-Foy, une autre de la rue du
Loup à Bordeaux.* — Comme cette Gastrite peut ne pas se borner
à ces diverses modifications, quelque nombreuses qu'elles soient, je
vais en rapporter d'autres. Ce sont des douleurs cérébrales qui, rarement habituelles, surviennent de temps à autre ; des battements
de cœur qui, aussi peu constants, se montrent de même par intervalles ; une difficulté de respirer, dont l'apparition a lieu, se dissipe
et revient à des époques plus ou mois éloignées, et se trouve suivie
d'une toux dont les accès, aussi peu réguliers que durables, se font
sans expectoration ou provoquent la sortie de quelques crachats muqueux, glaireux; un sommeil entremêlé de rêves qui peuvent être
aussi multipliés que fatigants. De plus, l'amaigrissement, commun
à tous ces sujets, peut devenir excessif ; et la faiblesse, aussi généralement répandue, ne permet pas toujours à quelques-uns de se livrer au moindre exercice. En outre, divers points de leur être sont
soumis à des sensations qui, aussi supportables que fugaces dans le
plus grand nombre des cas, deviennent dans certains autres des
souffrances d'autant plus pénibles qu'elles durent alors davantage.
Enfin, il peut arriver que la tristesse qui les domine, passe presque
à l'état de morosité ; que le peu de disposition qu'ils ressentent pour
tout travail de corps ou d'esprit, devienne presque de l'incapacité ;
et que la facilité avec laquelle ils sont impressionnés, les rende d'une
susceptibilité aussi désagréable pour eux-mêmes que pour ceux qui
les approchent : sans oublier que les époques menstruelles, presque
toujours retardées et diminuées, sont généralement précédées, accompagnées ou suivies de leucorrhée, même excessive.

§ III. Cette espèce de Gastrite, qui se montre rarement avant
l'âge adulte, qu'une saison pas plus qu'une autre ne tient sous sa dépendance directe, et qui peut durer très-long-temps sans présenter
la gravité qu'elle acquiert fréquemment, n'est pas autre chose que
la Fièvre-Lente décrite, arrivée à ce degré qu'elle influence toute
l'économie, mais particulièrement l'estomac, d'une manière assez
tranchée pour laisser croire primitive cette maladie secondaire. —

Cette complication, car c'en est une plutôt qu'une nouvelle affection ajoutée à la première, provient naturellement de la marche fâcheuse que prend cette Fièvre-Lente lorsqu'elle est négligée et surtout mal traitée ; mais elle se forme avec plus ou moins de rapidité selon certaine prédisposition, en s'accompagnant parfois d'une réaction épigastrique, plus durable, plus prononcée et plus aigüe, d'habitude, que la réaction générale que j'ai noté pouvoir survenir d'une manière insensible dans cette Fièvre-Lente. — Quoique consécutive à l'Affection-Générale que j'ai dit la produire en s'aggravant, cettte Gastrite s'offre pourtant à l'observation plus fréquente, par le motif qui sera exposé plus bas. — De ce qu'elle émane de la Fièvre-Lente en question, il résulte que sa médication doit être la même que celle qui guérit cette Maladie. — Mais, de ce que cette Gastrite ne s'est formée qu'à la suite de l'augmentation des troubles fonctionnels qui constituent cette Fièvre-Lente, il arrive que pour la détruire il faut ajouter à la médication que j'ai avancée être la plus efficace contre cette dernière Maladie.

§ IV. Cette Gastrite est si bien le résultat de la durée et de l'aggravation de la Fièvre-Lente à laquelle je fais allusion, qu'on ne la voit jamais survenir chez les sujets qui n'ont pas été atteints de cette dernière Affection. — C'est précisément parce qu'elle est toujours consécutive à cette Fièvre-Lente que nous disons qu'elle la complique au lieu de dire qu'elle est par elle-même une maladie primitive, indépendante d'aucune autre. — On comprendra facilement que l'augmentation de durée et de gravité de cette Fièvre-Lente, quelles que soient les causes qui l'aient engendrée, puisse et doive amener cette Gastrite, si l'on réfléchit au lien intime existant, à l'état normal, entre tous les organes, entre l'estomac particulièrement et le système organique où siége cette Fièvre-Lente, si l'on réfléchit à l'influence morbide que l'espèce d'altération dont est frappé ce système finit par exercer sur toute l'économie et sur l'estomac en particulier. — Pour le plus ou moins de rapidité avec laquelle cette influence se fait ressentir, cela tient surtout à la prédisposition : une organisation gastrique originairement ou consécutivement débile. — Pour les occasions qu'on trouve d'observer cette Gastrite plus fréquemment que cette Fièvre-Lente, elles dépendent de ce que la dernière de ces affections, se dissipant parfois d'elle-même ainsi que j'ai eu soin de le mentionner, n'exige pas toujours, comme cette espèce de Gas-

trite, l'intervention de l'art. — Mais cette intervention thérapeutique ne peut pas se borner à mettre en pratique la médication de
la Fièvre-Lente ci-devant détaillée ; il est, de plus, indispensable
d'en élever la puissance à la hauteur du mal. Aussi, outre la
précaution que nous avons de prescrire aux personnes affectées de
cette Gastrite quelles doivent être leurs habitudes physiques et
morales, jusqu'à quel degré elles peuvent occuper leur tête, se
hasarder à être impressionnées, et surtout fatiguer leur corps ; nous
précisons davantage à ces sujets quel nombre de repas ils ont à
prendre, les aliments spéciaux dont il est indispensable que ces repas
soient composés et leur quantité exacte, la dose, tant des amers que
des aromates, dont l'usage leur est nécessaire, les moments auxquels
l'administration de ces remèdes est la plus opportune, la durée du
temps pendant lequel ils seront continués, ainsi que les stimulants
qu'il faut quelquefois y associer.

Cette maladie qui, de même que les deux suivantes, peut en se
prolongeant créer mon Affection-Nerveuse, ne doit pas être confondue avec l'inflammation chronique de l'estomac connue sous le
même nom de gastrite. Cette inflammation qu'on sait être primitive, qui
a des caractères tout-à-fait opposés à ceux qui constituent l'espèce de
Gastrite dont il a été question en premier lieu, n'est pas nécessairement améliorée par la disparition de la fièvre qu'elle peut avoir
engendrée.

CHAPITRE IV.

ENTÉRITE.

ARTICLE I.

§ Ier. Les malades atteints de cette espèce d'Entérite, éprouvent
dans quelques-uns des symptômes caractéristiques de la Gastrite
dont je viens de traiter, les différences qui suivent. La soif et l'appétit, tout aussi viciés que dans cette maladie, s'accompagnent, au
lieu de langueurs d'estomac, de malaises intestinaux, plutôt avec que
sans chaleur ; lesquels se calment de suite ou peu après l'arrivée des
aliments ou des boissons dans cet organe, soit pour ne plus revenir
avant que le besoin de prendre de la nourriture se fasse sentir de

nouveau, soit pour se réveiller aussitôt que celle qui a été ingérée chemine le long des intestins. Les digestions, tout aussi pénibles, occasionnent, deux ou trois heures, en général, après l'ingestion de la nourriture, des coliques avec ou sans borborygmes, au lieu d'aigreurs, de rapports ou de vomissements; et la rétraction, mais plus généralement le météorisme qui les suit, au lieu d'occuper plus particulièrement l'estomac, existe surtout à l'ombilic; région qui, ainsi qu'on l'a vu pour celle de l'épigastre dans la Gastrite en ques-tion, peut par intervalles, même en dehors de l'acte digestif, s'af-faisser, mais plus habituellement faire saillie. A l'égard des évacua-tions alvines, encore plus anormales que dans cette maladie, elles ne se font, d'ordinaire, qu'après constipation en s'accompagnant ou non de muçosités, ou par dévoiement suivi ou non d'ardeur res-sentie au dos.

§ II. De même que les symptômes constitutifs de la Gastrite étu-diée ne se montrent pas toujours uniformes chez toutes les person-nes atteintes de ce mal, ceux caractéristiques de cette Entérite of-frent plus ou moins de diversité. Ainsi, la soif est aussi fatigante chez quelques sujets qui, *à l'exemple d'une marchande de la rue Neuve à Libourne et d'un musicien de la rue Sainte-Catherine à Bor-deaux,* parviennent difficilement à l'étancher, que l'appétit se mon-tre impérieux chez quelques autres qui, *à l'exemple aussi d'un cul-tivateur aux environs de Pellegrue et d'un raffineur de la rue Sainte-Croix à Bordeaux,* n'osent pas le satisfaire, tant ils redoutent les souf-frances qu'amène la présence des moindres ingesta dans les intestins. Ainsi, les malaises ressentis dans cette partie des organes abdomi-naux, alors même qu'ils sont vides, à peine perçus par beaucoup de ces malades, deviennent intolérables pour certains, *parmi lesquels je dois ranger un boucher à Saint-Denis-de-Pile, près Guitres et une dame du quai de la Grave à Bordeaux.* Ainsi encore, les coli-ques, occasionnées par la digestion, restent très-supportables pour plusieurs, tandis qu'elles acquièrent de l'intensité chez certains au-tres où elles s'accompagnent, *comme chez la femme, déjà vieille, d'un cultivateur à Rérau des Eglisottes près Coutras et un commis-voya-geur demeurant quai des Chartrons,* de flatuosités dont les dépla-cements subits sont entremêlés de bruits, même assez forts. Ces derniers sujets comparent la douleur qui en résulte à une véritable torsion, que la plus légère pression exaspère : *c'était cette cruelle sensation que ces coliques occasionnaient à un jeune propriétaire aux Lèves près Sainte-Foy.* De plus, pendant que la rétraction, mais surtout le météorisme qui existe avec ces souffrances, se manifeste peu sensible chez quelques-unes de ces personnes ; d'autres ont la région intestinale distendue outre mesure, *témoin, sans compter certaines des personnes déjà citées, le curé d'une des communes du canton de Pujols et la jeune femme d'un jardinier à Quinsac près Bordeaux.* Enfin, tandis encore que les garde-robes n'ont lieu chez tels de ces sujets que de loin en loin, avec excrétion plus ou moins abondante de glaires, *comme en rendaient un ancien tonnelier de la rue Saint-Thomas à Libourne, un cultivateur à Picampeau d'Abzac,* et mêlées même à du sang, *comme en rendaient surtout un propriétaire à la Plagne de Puysseguin près Castillon, un cultivateur de Sablon de Guitres et un marchand de Vayres ;* elles se reproduisent chez tels autres, dix, quinze fois, sinon davantage, dans la journée, et avec des cuissons mordicantes plutôt que sans ce symptôme. *J'ai eu plusieurs occasions d'observer cette fréquence, particulièrement chez une ancienne marchande du quai de l'Isle à Libourne, et ces cuissons sur les trois avant-derniers sujets précités, ainsi que sur une dame demeurant allées de Tourny et la femme d'un tourneur de la rue La Taupe à Bordeaux.*

§ III. Dans cette espèce d'Entérite, laquelle a lieu aux mêmes époques de la vie, reste aussi indépendante des diverses périodes de l'année et peut exister autant d'années que la Gastrite ci-dessus étudiée, comme encore n'atteindre qu'à la longue une intensité égale, ce sont les intestins qui, outre la part que tout le corps y prend, se trouvent plus particulièrement influencés par le degré qu'a atteint la Fièvre-Lente qui l'a précédée. — Cette variété de complication de cette Maladie, un peu moins commune que la variété précédemment étudiée, s'opère, d'une manière aussi naturelle que cette dernière, d'après l'aggravation pure et simple de cette Fièvre-Lente ; mais à son exemple, elle s'établit aussi avec d'autant plus de facilité qu'on y est plus prédisposé. — A son exemple encore elle réclame, pour être guérie, une augmentation de puissance dans le traitement que j'ai préconisé contre cette Fièvre-Lente.

§ IV. Après les détails dans lesquels je suis entré pour prouver que la Fièvre-Lente décrite en premier lieu peut et doit produire en s'aggravant la Gastrite étudiée après elle, lorsque surtout le corps est prédisposé à cette complication, on jugera aisément que cette même Fièvre–Lente ne manquera pas d'amener cette Entérite, plutôt que la Gastrite mentionnée, si, outre l'influence plus directe sur les intestins de certaines des causes qui auront agi, le sujet a cette partie de l'appareil digestif plus faible que l'estomac, que le foie, que tout autre organe encore. — Pour le moins de fréquence avec laquelle se montre cette seconde complication de Fièvre-Lente, elle résulte, non pas seulement de ce que les causes du mal portent moins habituellement leur action sur les intestins, mais aussi de l'importance plus grande que la nature a dévolue à ces organes, dont n'est privé aucun animal. — Ce sont ces mêmes raisons qui nous obligent d'ajouter, pour guérir cette Entérite, à la médication de la Fièvre–Lente qui l'engendre. Aussi, commençons-nous par en augmenter le traitement de l'ensemble des moyens réclamés par la Gastrite que nous avons vu la compliquer plus souvent : il ne nous reste ensuite qu'à approprier l'emploi de ces divers moyens curatifs à la circonstance ; sans oublier de leur associer les astringents lorsque ce nouvel agent devient nécessaire.

ARTICLE II.

Ainsi que la Gastrite sus–étudiée avec laquelle elle coexiste toujours à un certain degré, cette Entérite doit être différenciée de celle constituée par l'inflammation chronique qui, de même que lorsque cette inflammation occupe l'estomac, ne se dissipe pas toujours avec la résolution de la fièvre qui peut lui être secondaire.

CHAPITRE V.

HÉPATITE.

ARTICLE I.

§ Ier. Les sujets qui souffrent de cette espèce d'Hépatite, présentent dans les symptômes de la Gastrite et de l'Entérite étudiées les modifications suivantes. La peau reste sèche, et le teint verdâtre ; les urines sont d'une nuance citrine ; la langue est jaune, et la bouche amère. De plus, il existe au–dessous des fausses–côtes droites, où le foie se loge, de l'embarras, accompagné ou non d'empâtement, de chaleur, et qui se dissipe immédiatement après l'ingestion de la nourriture, pour ne plus reparaître avant que le sentiment, soit de la faim, soit de la soif, ait lieu, ou bien pour se renouveler, avec ou sans vomissements, dès que les parties assimilables des aliments ou des boissons, charriées par l'absorption, traversent cet organe. En outre, la constipation est habituelle.

§ II. Ainsi que les symptômes caractéristiques de la Gastrite et de l'Entérite mentionnées, ceux de cette Hépatite n'ont pas toujours une égale intensité : la sécheresse de la peau peut être à peine sensible ou rendre ce tégument très-rugueux ; sa teinte, plus ou moins verdâtre, peut aller jusqu'à celle cuivrée ; la nuance citrine des urines devient parfois safranée ; et, de même que l'enduit jaune de la langue paraît souvent tout-à-fait vert, de même le goût d'amertume qu'elle transmet, acquiert souvent aussi le degré du fiel. A l'égard de l'embarras existant au foie, il peut, *à l'imitation des caractères que lui sentaient prendre une dame de la rue Jean-Jacques-Rousseau et un propriétaire à Sablon-de-Guitres,* se changer en douleur, même aigüe, avec tension et ardeur même considérables. Ces sensations morbides peuvent, sous l'influence de la digestion, se dissiper en entier, *comme chez un cultivateur de Tripoteau d'Abzac,* ou s'accroître jusqu'à produire des souffrances atroces, plus ou moins prolongées, et déterminées quelquefois par des vomissements, *comme chez un arrimeur de la rue Neuve et un aubergiste du chemin de Périgueux à Libourne.* Pour la constipation, si, au lieu de se borner à durer deux ou trois jours, ainsi qu'elle dure d'habitude dans cette maladie, elle persiste six, douze, dix-huit jours et davantage, *ainsi également qu'elle persistait chez ces trois derniers sujets, mais surtout chez un curé du canton de Blaye, une dame de la place Puy-Paulin à Bordeaux et une autre de La Bastide ;* dans ces cas extrêmes elle se relâche par moment de sa ténacité pour livrer passage à un flux de bile cuite et âcre.

§ III. C'est le foie qui dans cette espèce d'Hépatite, se montrant aux mêmes âges que l'Entérite et la Gastrite dont je viens de traiter dépendant aussi peu qu'elles des saisons, durant tout aussi longtemps et pouvant finir par acquérir la même intensité, se trouve plutôt que l'estomac ou les intestins, influencé par le degré de gra-

vité qu'a atteint la Fièvre–Lente étudiée. — Cette nouvelle variété
de complication, encore moins commune que l'Entérite formant
celle que j'ai placée la seconde, s'opère également, ainsi que celle-ci
et la Gastrite mentionnée, d'une manière analogue et plus ou moins
rapide selon la prédisposition. — De même que ces complications
aussi elle exige pour guérir que leur traitement soit approprié à sa
résistance plus grande.

§ IV. Nous ne croyons pas avoir besoin, après les raisons alléguées pour établir que la Fièvre–Lente produit par son aggravation
les Gastrite et Entérite ci–dessus relatées, de chercher à prouver
qu'il peut se faire que ce premier Etat-Morbide engendre l'Hépatite
en question. — Il suffit, pour que cette nouvelle complication ait
lieu en place de l'une ou l'autre de celles déjà mentionnées, qu'en
sus de l'action plus directe sur le foie de certaines d'entre les causes
du Mal–Général, cet organe soit plus débile que l'estomac, que les
intestins ou tout autre centre considérable de l'économie humaine.
— La rareté proportionnelle de cette troisième complication de la
Fièvre–Lente décrite dépend de ce que le lien qui unit la trame-
cellulo–vasculaire–commune au foie est plus important que celui qui
unit le réseau–organique–élémentaire à l'estomac, aux intestins, etc.
— Pour la puissance de traitement exigée par la résistance intrinsèque de cette Hépatite, on la trouve pour l'ordinaire dans l'usage
méthodique, mais bien plus soutenu, de la médication de cette Fièvre-Lente, augmentée des moyens thérapeutiques composant la médication de la Gastrite et de l'Entérite qui peuvent la compliquer.
Mais quelquefois il faut y remplacer par des purgatifs les astringents
qui, nous l'avons dit, peuvent être quelquefois demandés par la
seconde de ces complications.

ARTICLE II.

A l'exemple de l'Entérite et de la Gastrite dont j'ai donné les
descriptions et avec lesquelles elle coïncide toujours à un degré variable, cette espèce d'Hépatite ne doit pas être confondue avec celle
résultant de l'inflamation chronique du foie; dernière altération à
laquelle se trouve consécutif le trouble fébrile qui peut l'escorter
comme se dissiper sans attendre qu'elle guérisse.

N'arrivons pas à la complication de notre Fièvre-Lente que sa fréquence nous fera signaler en quatrième lieu, avant d'avoir étudié les complications, encore plus communément observées, de notre Affection-Nerveuse : je veux dire la Gastralgie, l'Entéralgie, l'Hépatalgie.

CHAPITRE VI.

GASTRALGIE.

ARTICLE I.

§ Ier. Les personnes atteintes de cette espèce de Gastralgie ressentent, d'une manière encore plus fréquente que dans l'Affection-Nerveuse décrite, les malaises généraux, ainsi que la mobilité du visage, le peu de fixité de l'esprit et l'abattement du moral mentionnés. Elles se plaignent aussi davantage d'embarras au cerveau, de serrements au cœur, d'étreintes à la poitrine avec ou sans le genre de toux et d'expectoration désigné ; et elles ont encore plus d'agitation dans le sommeil. — Mais l'état morbide de l'estomac de ces sujets est bien autrement prononcé, car, loin de se borner à être capricieux, cet organe exprime de l'avidité ou du dégoût, pendant que la langue a un aspect variable, et qu'il existe des tiraillements épigastriques, calmés ou augmentés, selon le degré du mal, par la présence des aliments liquides ou solides. Les digestions aussi sont chez eux bien autrement embarrassées puisque, laborieuses et pouvant produire des éructations, des crampes et même des vomissements, elles n'ont pas lieu sans gonflement, mais de préférence resserrement au creux de l'estomac ; région qui en dehors de ce temps est, d'après les circonstances, plutôt rétractée sur elle-même que ballonnée, et plutôt douloureuse qu'insensible. Pour les évacuations alvines, qui ont lieu non moins pénibles, elles sont suivies d'accablement. — En outre, ces malades, pour la plupart, voient encore plus que dans cette Affection-Nerveuse, leur embonpoint diminuer, leurs forces se perdre, le pouls se dérégler, les besoins d'uriner se renouveler ; et ils sentent, plus fréquemment aussi, les alternatives, déjà relatées dans cette Maladie, de sécheresse et d'humidité à la peau, ainsi que de froid et de chaleur dans une région ou dans toutes celles de l'économie : sans compter que les femmes voient leurs règles varier encore plus que dans cette Affection-Nerveuse, et qu'elles ont presque toutes des pertes-blanches.

§ II. Mais ce groupe des symptômes caractéristiques de cette Gastralgie n'est pas ressenti de la même manière dans chacune de ses parties par tous les sujets qui en sont porteurs. Ainsi, au lieu de rester généraux, les malaises mentionnés se localisent parfois dans une certaine région, où, rares et passagers chez les uns, ils se montrent fréquents et durables chez les autres. Ainsi encore, la mobilité du visage peut n'être pas seulement très–réitérée, mais exister presque continuelle ; la non fixité de l'esprit peut ne pas avoir lieu uniquement à l'occasion de choses futiles, mais s'étendre jusque sur celles de quelque importance ; et l'abattement du moral peut ne pas être modifié par les sensations fortuites, mais même résister aux émotions assez fortes. Pour l'embarras du cerveau, s'il se traduit chez la plupart de ces sujets par de simples maux de tête, sourds et momentanés, il se traduit chez quelques-uns par des douleurs cérébrales, aiguës et persistantes. Pour les serrements au cœur, s'ils se bornent dans la majorité des cas à ralentir ses pulsations, ils vont dans un grand nombre jusqu'à les suspendre momentanément. A l'égard des étreintes à la poitrine, tandis qu'elles se bornent chez la plupart de ces malades à diminuer l'étendue de la dilatation de ses parois d'une façon plus fatigante que grave, il arrive chez certains autres qu'elles la laissent presque impossible et que les mouvements d'expansion ne s'exécutent qu'à la base de cette cavité. A l'égard encore de l'agitation dans le sommeil, tandis qu'elle ne se passe que sur les muscles des membres, du tronc, voire aussi de la face pour beaucoup de ces personnes, elle porte pour quelques-unes sur les muscles de la voix jusqu'à la produire, même assez distincte. — Des particularités bien plus tranchées se remarquent au sujet de l'estomac. Ainsi, au lieu d'être seulement avide, cet organe peut chez certains malades, dont la langue est très–effilée et garnie d'aspérités, se montrer, par instants, vorace à ce degré qu'ils engloutissent une quantité considérable d'aliments ; *comme je l'ai rencontré sur un agent d'affaires de la rue des Carmes et un courtier de la place Royale à Bordeaux.* Il peut se faire encore qu'avec une langue non moins large que mince et presque unie, ces malades éprouvent une aversion telle que l'odeur ou la seule vue de mets naguère goûtés, leur occasionne des soulèvements de cœur ; *comme aussi je l'ai rencontré sur plusieurs de ces malades, particulièrement sur un garçon boucher de la rue Fondaudège et une jeune dame du Chapeau-Rouge à Bordeaux, sur une vieille demoiselle de*

la rue *Périgueux à Libourne*. Notons à cette occasion que les tiraillements épigastriques qui ont été mentionnés, plus ou moins vifs
dans le premier cas, sont souvent remplacés dans le second par une
diminution plus ou moins marquée du sentiment vital dans cette région ; *phénomène que présentaient la femme d'un meunier à Calon de*
Montagne près Libourne, le jeune homme du prolongement de la rue
Saint-Seurin cité à l'Affection-Nerveuse, et quelques autres des per-
sonnes affectées de cette Gastralgie que j'ai réussi à en délivrer. Notons aussi que si dans ce premier cas la présence de la nourriture
ingérée dissipe, ou au contraire change en spasmes, même violents,
ces tiraillements, elle ne fait dans ce second cas éprouver, de long-
temps au moins, aucune sensation, quand surtout elle amène la lassitude générale et particulièrement la faiblesse de tête qui, alors la
suivent assez habituellement : *autre phénomène que présentaient un*
artisan du chemin de Toulouse à Bordeaux, deux jeunes dames, dont
une de Montussan près le Carbon-Blanc, l'autre des environs de
Montguyon, et aussi quelques autres des personnes atteintes de cette
Gastralgie que je suis parvenu à en débarrasser. Outre ces différences dans les troubles fonctionnels communs à l'état de vacuité
et de plénitude de l'estomac, on en observe dans ceux qui sont particuliers aux digestions. En effet, les éructations, momentanées chez
certains malades qui n'y font aucune attention, sont continuelles
pour d'autres qui, *à l'exemple de la femme d'un tonnelier aux Sa-*
blières de Libourne, d'un cultivateur à Saint-Martin-de-Galgon,
d'un boulanger à Saint-Pardon sur Dordogne, et du garçon boucher
précité, ne parviennent à les suspendre qu'en retenant plus ou moins
leur haleine ou en provoquant des bâillements soutenus. Pour les
crampes, à peine sensibles chez les premiers qui les dissipent par
de légères frictions ; elles acquièrent chez les seconds une si grande
intensité qu'afin de se calmer ils sont contraints, *à l'exemple encore*
d'une dame des environs de Saint-Médard, d'une demoiselle de la
rue Périne à Sainte-Foy, et de la jeune dame du Chapeau-Rouge
déjà citée, de se presser fortement la région épigastrique à l'aide des
mains et des bras, voire même contre un meuble. A propos des vomissements, qui sont presque exclusivement formés de matières
alimentaires, lorsque surtout cet acte morbide est peu réitéré, il
arrive que, rares et volontaires dans la majorité des cas, ils se montrent fréquents dans un petit nombre, parmi lesquels il se trouve
des sujets qui, malgré eux, les voient s'effectuer outre mesure,

à l'imitation de ces deux dernières malades, d'une serrurière à Coutras et d'un mécanicien demeurant rue de la Taupe à Bordeaux. Ces
vomissements ont lieu alors, soit plus ou moins immédiatement à la
suite des repas, soit huit dix heures et plus après qu'il en a été pris,
ainsi que je l'ai rencontré, particulièrement dans un cas, chez une
dame propriétaire à la Pluie des Peintures, canton de Coutras, où
ils revenaient tous les jours depuis plusieurs mois, quoique la
nourriture eut été réduite à un bouillon léger : bu dans la matinée,
il était rejeté le soir, après mille angoisses. Ajoutez à tous ces maux
que s'ils existent parfois avec distension, mais plutôt resserrement
peu considérable à l'estomac, ce dernier symptôme, qui peut ne
pas se borner à cette seule région de l'abdomen, acquiert souvent
un degré tel que l'épigastre paraît comme caché sous le diaphragme,
où il était refoulé chez un propriétaire à Luganata de Saint-Laurent près Montpont, et un cultivateur à Ferran de Saint-Hyppolite,
canton de Castillon, ainsi que chez quelques-uns des sujets sus-
désignés pour d'autres symptômes qui étaient plus prédominants.
Ajoutez encore que si en dehors des digestions cette région est tout-
à-fait insensible chez la plupart des malades, elle reste, même alors,
plus ou moins douloureuse chez certains d'entre eux, parmi lesquels il y en a qui sont martyrisés par cette série à peine interrompue de souffrances : témoin, entre autres, de cette persistance du mal
une vieille cuisinière des Chartrons. Quant à leurs évacuations intestinales, seulement très-pénibles et suivies de lassitude dans le
plus grand nombre de ces sujets, elles ne se font pas pour tels ou
tels sans coliques accompagnées d'accablement, même profond : témoin aussi, parmi quelques-uns des malades déjà cités, là demoiselle de la rue Périgueux à Libourne, la femme du serrurier à Coutras, et surtout une propriétaire à Vignonet, près Castillon, un
épicier des allées d'Albret à Bordeaux. — Si encore à toutes ces
particularités se limitaient celles qu'offrent les symptômes de cette
Gastralgie ; mais j'en ai d'autres à signaler. Tandis que la plupart
des personnes frappées de ce mal maigrissent considérablement, il
en est qui prennent assez d'embonpoint. Tandis que la majeure partie sent ses forces se perdre, on en voit qui se trouvent une certaine vigueur, passagère il est vrai. A l'égard de leur pouls, si presque toutes ne l'ont que déréglé, on en rencontre chez lesquelles il a
un rhythme plus ou moins bouleversé. De même pour l'émission des
urines, car si beaucoup de ces malades n'en ressentent que fréquem-

ment le besoin, chez quelques-uns ce besoin est incessant. Pour les alternatives mentionnées de sécheresse et d'humidité à la peau, ainsi que celles de froid et de chaleur d'une partie ou de toute l'étendue du corps, aussi peu multipliées que durables dans la pluralité des cas, elles sont dans les autres non moins continuelles que soutenues. Je dois, enfin, signaler que si quelques-unes des femmes atteintes de cette Gastralgie conservent la régularité normale des périodes et de l'écoulement menstruel, avec et même sans pertes-blanches, toutes les autres, moins favorisées, éprouvent du dérangement dans cette fonction, ainsi qu'une leucorrhée, même excessivement abondante.

§ III. Cette espèce de Gastralgie, qui ne se forme guère qu'après l'âge viril, qu'aucune saison ne tient sous sa dépendance absolue, qui peut exister pendant des années avant d'atteindre le degré d'intensité auquel il lui arrive souvent de s'élever, est à l'Affection-Nerveuse précitée ce que l'espèce de Gastrite étudiée est à la Fièvre-Lente précitée aussi. — Cette complication, car c'en est une également, se produit en effet, de même que la complication de cette Fièvre-Lente portant sur l'estomac, par l'aggravation que j'ai signalé survenir dans cette Affection-Nerveuse lorsqu'elle est négligée ou traitée contrairement à son essence ; et elle s'établit aussi plus ou moins rapidement d'après surtout telle prédisposition, en s'accompagnant quelquefois de réactions à l'épigastre, d'une durée, d'une intensité et d'une acuité plus grandes, pour l'ordinaire, que dans la réaction générale qui peut, comme je l'ai dit, instantanément surgir en l'Affection-Nerveuse désignée. — Il y a encore entre ces deux Maladies cette ressemblance qu'on est appelé plus fréquemment à traiter cette Gastralgie, quoiqu'elle soit moins répandue que cette Affection-Nerveuse. — Un troisième point d'analogie existant entre ces maladies, c'est la nécessité où l'on se trouve, par suite de ce que cette Gastralgie émane de cette Affection-Nerveuse, de la traiter de la même manière, c'est l'obligation aussi dans laquelle on se voit, à cause de l'augmentation de désordres survenus dans les phénomènes constitutifs de cette Affection-Nerveuse, d'ajouter, pour combattre cette Gastralgie avec efficacité, à la puissance de la médication qui, telle quelle, suffit pour guérir cette première Maladie.

§ IV. Il est si vrai que cette Gastralgie résulte de la durée et de l'aggravation de l'Affection-Nerveuse dont je veux parler, qu'elle n'existe chez aucun sujet sans qu'au préalable il ait été atteint de cette dernière Maladie. — Cet ordre de succession que cette Gastralgie suit toujours pour se former, est précisément la raison qui nous la fait dire consécutive à cette Affection-Nerveuse, qui nous la fait appeler sa complication et établir dépendante d'elle. — Il est facile de comprendre que cette Affection-Nerveuse, en augmentant de durée et de gravité sous l'influence d'une cause ou d'une autre, puisse et doive engendrer cette Gastralgie. Il suffit, en effet, de réfléchir à la liaison intime qui existe normalement entre tous les organes, entre l'estomac surtout et le système-organique où cette Affection-Nerveuse siége, de réfléchir à l'action morbide que l'espèce d'altération dont ce système est frappé exerce nécessairement, à la longue, sur l'économie entière et en particulier sur l'estomac. — Si l'influence fâcheuse de cette liaison de rapports et de cette corrélation morbide ne se fait pas toujours ressentir avec la même promptitude, cela provient de la prédisposition : le plus ou moins de délicatesse, soit innée, soit acquise, de l'organe gastrique. — Si l'on a l'occasion d'observer cette Gastralgie plus fréquemment que cette Affection-Nerveuse, l'explication s'en trouve dans le fait de la guérison naturelle de cette dernière maladie, guérison qui, nous l'avons noté, s'opère parfois de cette manière ; tandis que cette Gastralgie ne guérit jamais sans que l'art intervienne. — Mais il ne suffit pas dans cette intervention forcée de la thérapeutique qu'on se borne à faire usage de la médication qui est efficace contre l'Affection-Nerveuse dont il est parlé ; il faut encore ajouter à cette médication. Aussi, indépendamment de l'attention que nous mettons à prescrire aux sujets porteurs de cette Gastralgie les habitudes morales et physiques qui leur conviennent, le degré auquel ils peuvent fatiguer leur corps, et surtout occuper leur cerveau, exposer leur sensibilité ; nous avons encore plus soin de préciser à ces personnes le nombre des repas qui leur sont utiles, les aliments particuliers dont il est indispensable qu'elles composent ces repas et leur quantité au juste, la dose des aromates aussi bien que des amers dont il est nécessaire qu'elles usent, les moments auxquels l'administration de ces remèdes est le plus efficace, le temps pendant lequel durera leur emploi, ainsi que les dérivatifs qui parfois doivent y être associés.

ARTICLE II.

Cette Gastralgie qui, ainsi que les deux maladies suivantes, peut si elle se prolonge créer ma Fièvre-Lente, diffère autant de l'altération–primitive, mais non suffisamment précisée, de l'estomac portant la même dénomination, que nous avons vu l'Affection-Nerveuse dont il est traité dans cet ouvrage, différer de l'altération primitive également, mais non moins obscure, de l'arbre cérébro–rachidien ayant aussi le même nom. Une preuve, entre autres aussi facile à trouver, de la réalité de cette différence se déduit de l'amélioration immédiate qui survient dans la Gastralgie que j'ai décrite, sous l'influence du traitement de l'Affection-Nerveuse qui lui donne naissance ; au lieu que le traitement du trouble général, accidentellement engendré par la Gastralgie des auteurs, n'améliore pas d'une manière essentielle cette seconde espèce de maladie de l'estomac.

CHAPITRE VII.

ENTÉRALGIE.

ARTICLE I.

§ Ier. Les sujets qui souffrent de cette espèce d'Entéralgie, présentent dans quelques-uns des caractères de la Gastralgie étudiée, les modifications qui suivent. Ainsi, leur soif non moins variable, et leur appétit non moins capricieux, que dans cette maladie, s'accompagnent, au lieu de tiraillements épigastriques, de sensations semblables localisées dans les intestins et que dissipe ou accroît la nourriture. Ainsi, leurs digestions, plus ou moins troublées, même dès qu'elles commencent à s'opérer, produisent, au lieu d'éructations, de crampes ou de vomissements, des tranchées ressenties quelques heures après l'ingestion des aliments solides ou liquides ; surtout dans la région ombilicale, où, de même qu'il arrive plus particulièrement pour celle de l'estomac dans la Gastralgie en question, il peut exister, même en dehors de l'acte digestif, une douleur vive, plutôt que de l'insensibilité, et aussi du météorisme, mais plus généralement de la rétraction. Ainsi encore, leurs selles sont bien autrement pénibles que dans cette maladie, puisqu'elles n'ont lieu, le plus souvent, qu'après des besoins répétés et fatigants, puisqu'elles sont suivies, le plus souvent aussi, d'irritations à l'anus soutenues et énervantes.

§ II. Mais, comme cela se passe pour les symptômes constitutifs de la Gastralgie décrite, ceux de cette Entéralgie ne sont pas ressentis par tous les sujets au même degré. En effet, si la sensation de tiraillement, éprouvée dans la région intestinale alors que la faim commande, l'est à un degré peu prononcé pour quelques-uns ; cette sensation acquiert chez la plupart tant d'intensité que certains d'entre eux, *à l'exemple d'un terrassier de la route de Montagne à Puysseguin*, la comparent à un véritable déchirement d'entrailles. En effet encore, si les tranchées, produites par la digestion de la nourriture ingérée à la suite de l'appel instinctif qui en a été fait, sont à peine perçues par quelques-uns de ces malades avant que les aliments soient parvenus dans les intestins, dont la masse est rétractée contre la colonne vertébrale plutôt que météorisée, et que calme toute pression, même forte, *comme chez un roulier de Jussey à Bordeaux et un rouleur de la rue Pomme-d'Or de cette dernière ville* ; ces tranchées, au contraire, sont éprouvées par certains dès que la nourriture atteint l'estomac, et même si violemment que, dans le nombre, j'en ai vu se rouler à terre d'une manière désespérante ; *témoin, la jeune femme d'un cultivateur au Grand-Corbin de Pommerol près Libourne.* De plus, il peut y avoir ces différences dans les symptômes que les souffrances qu'ils expriment, se dissipent rapidement chez ceux de ces sujets les moins affectés ; tandis qu'elles persistent chez tels autres des heures entières, sans même leur laisser un instant de répit, *témoin aussi, une dame de Sauveterre, et celle de de la rue Devise citée à l'Affection-Nerveuse.* Il peut se faire encore que les besoins d'aller à la selle soient aussi rares qu'éloignés des repas chez certaines de ces personnes, qui, *à l'exemple de la vieille femme d'un propriétaire à Goizet de Saint-Denis-de-Pile, et de celle, moins âgée, d'un autre propriétaire à Quinsac près Bordeaux,* gardent à peine souvenance des épreintes que détermine la défécation ; pendant qu'ils sont ressentis aussi fréquents que rapprochés des repas par telles d'entre elles, *ainsi que cela avait lieu, depuis trois ans chez la femme du Grand-Corbin ci-dessus désigné, depuis près de vingt ans chez un négociant de la rue de la Taupe à Bordeaux.* Il peut se faire en outre qu'ils se continuent, même long-temps, après la sortie des fèces, en simulant de nouveaux besoins qui finissent par plonger ces personnes dans l'accablement : *parmi les observations que j'en ai recueillies, la chose se passait de cette manière chez un capitaine caboteur du port de Libourne, et une dame de la rue Francklin à Bordeaux.*

§ III. Cette espèce d'Entéralgie, qui se montre au même âge, reste aussi indépendante des diverses périodes de l'année et peut durer non moins long-temps que la Gastralgie dont il vient d'être traité, ainsi encore qu'acquérir avec lenteur une gravité égale ; cette Entéralgie aussi est à l'affection-Nerveuse ci-dessus mentionnée ce que l'Entérite précitée est à la Fièvre-Lente également mentionnée plus haut. — Ce rapport de similitude se déduit d'abord de ce que cette variété de complication de cette Affection-Nerveuse s'opère, ainsi que celle de cette Fièvre-Lente occupant les intestins, de la manière indiquée en traitant de celle dont peut se former la Gastralgie en question. — Il se déduit ensuite de ce que, proportionnellement à cette Gastralgie, cette forme d'Entéralgie est aussi fréquente que l'espèce d'Entérite décrite. — Il se déduit enfin de ce que, proportionnellement encore à la Gastralgie qui sert de terme de comparaison, elle est aussi rebelle que cette variété de complication de cette Fièvre-Lente.

§ IV. Après les détails dans lesquels nous sommes entré pour établir que l'aggravation de l'Affection-Nerveuse dont il a été traité d'abord, finit par amener la Gastralgie dont il a été traité ensuite ; on ne contestera pas que cette Affection-Nerveuse ne puisse produire, de préférence à cette Gastralgie, l'Entéralgie, sujet de ce chapitre, lorsque telles des causes auront eu plus d'influence sur les intestins, lorsque surtout le malade portera cette partie de l'appareil de la digestion plus délicate que l'estomac, que le foie, que tout autre organe du corps. — Si cette seconde complication de cette Affection-Nerveuse se rencontre moins fréquente que sa complication siégeant sur l'estomac, cela tient à ce que d'ordinaire les causes du mal agissent avec moins de force sur les intestins, cela tient aussi à toute l'importance naturelle du rôle que cette dernière partie de l'appareil digestif remplit dans l'économie de chaque animal. — Cette double difficulté, que l'Affection-Nerveuse doit vaincre avant d'engendrer cette nouvelle complication, rend compte, et de sa ténacité plus grande que celle de la Gastralgie qui sert de terme de comparaison, et de la nécessité où se voit le médecin, non-seulement d'employer le traitement de cette Affection-Nerveuse, augmenté de celui de sa première complication, en l'appropriant à la circonstance, mais encore d'y associer quelquefois les calmants.

ARTICLE II.

Ce que j'ai avancé du peu de ressemblance qu'il y a entre la gastralgie des auteurs et Celle dont j'ai tracé le tableau, est naturellement applicable à leur entéralgie et la Mienne. La plus forte preuve ne s'en trouve-t-elle pas d'ailleurs dans la différence même de nature attribuée à chacune de ces dernières maladies, et dans la facilité avec laquelle mon Entéralgie guérit, comparées à la difficulté qu'on rencontre ordinairement à débarrasser un malade de l'autre? J'ajouterai que mon Entéralgie est toujours plus ou moins concomitante de la Gastralgie sus-étudiée, tandis que celle connue reste ordinairement isolée.

CHAPITRE VIII.

HÉPATALGIE.

ARTICLE I.

§ Ier. Les malades atteints de cette espèce d'Hépatalgie, éprouvent dans les symptômes caractéristiques de la Gastralgie et de l'Entéralgie que je viens de décrire, les différences suivantes. Selon que les sujets se trouvent dans le calme ou dans la souffrance, leur chaleur est abaissée ou élevée, leur visage s'offre abattu ou grippé, leurs envies d'uriner existent éloignées ou rapprochées, leur bouche est remplie de salive ou très-sèche. En outre, ils ressentent au-dessous des fausses-côtes droites, même étant à jeûn, soit une simple gène plus impatientante qu'insupportable, soit une véritable douleur qui, selon le cas, diminue ou augmente, tantôt avec vomissements, tantôt sans vomissements, et un peu moins ou un peu plus de temps après les repas que n'en mettent à se déclarer dans ces maladies les crampes, les tranchées, qui en sont l'expression la plus prononcée. Enfin, ils font des selles rares, qui sont dures et décolorées plutôt que molles et bilieuses.

§ II. De même que les caractères de l'Entéralgie et de la Gastralgie en question, ceux de cette Hépatalgie ne se présentent pas
toujours uniformes. C'est du moins ce que j'ai remarqué à l'é-
gard, d'abord, de l'étendue de la gène ou de la douleur existant aux
fausses-côtes droites, laquelle peut se propager au-delà de cette région, soit vers l'épigastre, soit vers l'ombilic, mais plus communément s'étendre vers le rein du même côté, où elle persiste plus
qu'ailleurs, *par exemple, un cultivateur à Picampeau de Saint-Denis
de Pile;* à l'égard, ensuite, du degré du calme ou de la souffrance
produit par la digestion. Si, en effet, elle dissipe tout-à-fait le mal
chez les malades qui en ont le moins et dans ce but savent bien
manger ou boire; elle s'accroît, au contraire, considérablement
chez ceux qui en ont davantage et dans ce cas n'oublient pas de se
priver d'aliments et de boissons, alors surtout qu'il résulte de leur
usage des vomissements dont les secousses, violentes en général,
n'aboutissent en général aussi qu'à amener quelques mucosités à
peine teintes de bile, *ainsi qu'il advenait, depuis plus de vingt ans,
chez un propriétaire à Chandelame de Goizet près Libourne.* J'ai reconnu également la non uniformité des symptômes de cette Hépatalgie à l'égard encore du moment des repas, rapproché ou éloigné,
dans lequel se produit, soit la diminution, soit l'accroissement des
souffrances; car, si c'est immédiatement, pour-ainsi-dire, après
qu'ils ont été faits qu'elles se dissipent ou qu'elles augmentent chez
tels de ces malades, *entre autres, chez une dame des environs de
Coutras,* ce n'est au contraire que plus ou moins long-temps après
ces repas que l'un ou l'autre de ces résultats a lieu chez tels autres
de ces malheureux patients, *témoin surtout, un arrimeur des Chartrons.* Pour les selles, si leur rareté est remarquable; leur forme
arrondie et petite, leur consistance pierreuse, leur nuance cendrée,
le sont encore plus. *Les selles d'un cloutier, près la poste, à Sainte-
Foy, réunissaient ces derniers caractères.*

§ III. Ainsi que pour l'Entéralgie et la Gastralgie qui précèdent, cette espèce d'Hépatalgie, survenant à la même époque de la
vie que ces deux maladies, aussi peu dépendante qu'elles des saisons, se prolongeant autant d'années, et finissant par atteindre la
même gravité; cette Hépatalgie est encore à l'Affection-Nerveuse
dont il a été traité, ce que l'espèce d'Hépatite décrite est à la Fièvre-
Lente dont il a été traité aussi. — C'est-à-dire que cette troisième

variété de complication de cette Affection-Nerveuse est produite,
comme la troisième variété de complication de cette Fièvre–Lente,
par une aggravation de mal plutôt que par un changement de mal,
et survient avec ou sans prédisposition. — C'est–à–dire encore que
si, comparativement aux premières variétés de complication de cette
Affection-Nerveuse, elle est aussi peu commune que l'est l'Hépatite étudiée à l'égard de ces Entérite et Gastrite, sa ténacité, au
moins égale à celle de ces maladies, réclame une modification du
traitement de l'Affection-Nerveuse qui l'a créée, en rapport avec
le degré de l'altération morbide auquel il a fallu qu'elle parvînt pour
lui donner naissance.

§ IV. Qu'ai–je besoin, après avoir signalé comme je l'ai fait, la
marche suvie par l'Affection–Nerveuse pour engendrer les Gastralgie et Entéralgie ci–dessus étudiées, de prouver que ce premier
Mode-Pathologique peut produire l'Hépatalgie dont il est ici question ? — Je me borne à dire que cette troisième complication apparaît en place de l'une ou de l'autre de celles–là quand les causes les
plus puissantes du Mal–Général portent plus directement sur le foie,
quand surtout cet organe est plus délicatement constitué que l'estomac, l'intestin ou tout autre grand centre de l'économie. — Pour sa
rareté proportionnelle, elle tient à ce que les rapports naturels qui
existent entre le foie et le réseau–organique–élémentaire où siége
l'Affection-Nerveuse de laquelle émane cette nouvelle complication,
sont plus importants que ceux qui existent entre la trame–cellulo-
vasculaire–commune et l'estomac, les intestins, etc. — Si la résistance de cette Hépatalgie est intrinsèquement aussi prononcée que
celle des Gastralgie et Entéralgie auxquelles nous la comparons, cette
résistance propre finit pourtant par céder à l'emploi méthodique du
traitement de l'Affection-Nerveuse qui la crée, du moins lorsqu'il
est accru des agents thérapeutiques composant la médication de ces
dernières complications. Mais ajoutons qu'on est parfois obligé de
remplacer par des laxatifs les calmants que peut exiger l'Entéralgie.

ARTICLE II.

L'analogie que chacun doit avoir reconnue entre cette Hépatalgie et l'Entéralgie et la Gastralgie déjà étudiées, laisse assez évi-
dente la différence qu'il y a entre l'hépatalgie décrite par les au-

teurs et Celle que j'ai signalée à mon tour. Aussi, me garderai-je de lasser l'attention du lecteur à en parcourir des preuves superflues. Je dirai uniquement que tandis que la dernière de ces maladies marche d'habitude isolément et résiste le plus souvent à toutes les ressources de l'art, la première s'associe plus ou moins à mes Gastralgie et Entéralgie, en restant toujours curable.

Etudions à présent la quatrième complication de notre Fièvre-Lente appelée Chlorose ou Pâles-Couleurs, et, à propos d'elle, signalons deux autres espèces pathologiques du même nom, mais aussi méconnues qu'indépendantes de cette Affection-Générale.

CHAPITRE IX.

CHLOROSE
ou
PALES-COULEURS.

ARTICLE I.

§ Ier. Un teint pâle, avec amaigrissement ou bouffissure; une peau terreuse, et rude ou flasque; un abaissement habituel de la chaleur animale; des urines fréquentes, et aqueuses d'ordinaire; un estomac languissant, avec dépravation du goût plus ou moins marquée; une dyspnée continuelle; des palpitations fatigantes, augmentées dans certains cas du bruit-de-soufle pathognomonique de la Chlorose classique; une céphalalgie permanente, accompagnée de bourdonnements, d'insomnie; un sentiment constant de lassitude, avec tendance à l'inaction; une tristesse sans causes appréciables, avec recherche de la solitude; enfin, lorsque le sujet est du sexe féminin, une menstruation non encore établie, supprimée, ou seulement irrégulière; tels sont les traits les plus tranchés de l'espèce de Pâles-Couleurs dont j'entends parler d'abord.

§ II. Mais tous ces Chlorotiques n'offrent pas l'ensemble de ces principaux symptômes à un même degré. Ainsi, pendant que la pâleur du teint est pure et simple chez ceux d'entre ces malades qui ont conservé quelque peu d'embonpoint; elle a une nuance jaunâtre, verdâtre, chez ceux qui sont déjà devenus maigres, et une teinte citron, vert pomme chez ceux qui sont déjà bouffis. Ainsi, tandis que l'aspect terreux de la peau des uns passe au terne-sale par suite de la rudesse des chairs qui peut s'y joindre; il passe au blanc-mat chez les autres par suite de la flaccidité des chairs qui peut l'accompagner. Ainsi encore, le sentiment de froid accusé par tous les Chlorotiques de cette espèce, plus prononcé chez tels et tels, le devient chez d'autres à ce point qu'on peut le confondre avec le froid de la fièvre intermittente : *cette erreur avait été commise, parmi ceux que j'ai traités avec succès, sur trois jeunes filles, l'une couturière à Saint-Loubès, l'autre, de Quinsac, citée à la Fièvre-Lente, la troisième, sans profession et chez ses parents à Laforêt de La Double, canton de Coutras.* N'arrivons pas aux variétés des autres symptômes mentionnnés sans faire remarquer que la bouffissure dont il vient d'être question, reste localisée au visage qu'elle rend plus ou moins volumineux, *comme chez la jeune fille de Saint-Loubès précitée et une cuisinière des Allées Flamans à Libourne;* ou bien s'étend aux pieds, aux jambes, aux cuisses, *comme aussi chez la dame d'un musicien du Grand-Théâtre à Bordeaux, et la servante d'un propriétaire à Saint-Hippolyte de Castillon.* Elle peut même gagner les mains et laisser ces régions œdématiées, *notamment chez la femme d'un tailleur de Vérac, dans le Fronsadais.* Pour les urines, ordinairement fréquentes dans cette Chlorose, si elles sont abondantes dans la plupart des cas, elles peuvent dans quelques-uns être rendues en petite quantité à la fois ; et, si elles conservent assez généralement leur limpidité, elles peuvent par exception perdre plus ou moins leur transparence, *ainsi qu'il arrivait à celles d'une marchande au Fourrat de Libourne, d'une couturière aux Fontaines de cette ville et d'une femme de chambre de la rue du Temple à Bordeaux.* Pour l'estomac, communément débilité dans cette maladie, j'ai à noter qu'il y a des chlorotiques chez lesquels cet organe demande souvent de la nourriture, tout en la rejetant par intervalles; tandis que chez d'autres cet organe éprouve de la répugnance pour l'alimentation, sans toutefois la rejeter nécessairement lorsqu'il a pu en prendre. *Dans la première catégorie se rangeaient la couturière des Fontaines de Libourne que je viens de citer, une femme de chambre de la rue Périgueux dans cette ville, la fille d'un cordonnier à Saint-Loubès et celle d'un autre artisan à Fronsac. Dans la seconde catégorie se rangeaient la dame du musicien au théâtre et la femme de chambre ci-dessus désignées.* Mais cet organe peut ne pas se borner, soit à désirer des aliments, soit à les fuir; il y a encore des cas de ces Pâles-Couleurs dans lesquels il perd la faculté d'apprécier les qualités qui en font des substances nutritives salutaires, d'autres dans lesquels il semble attribuer à tels ou tels corps des qualités nutritives qu'ils ne possèdent pas. Les choses ont lieu de cette manière de la part de cet organe lorsqu'il préfère les mets plus ou moins altérés à ceux qui ont conservé leur salubrité, *particularité que j'ai observée une fois, sur une jeune paysanne, des environs de Libourne, qui mangeait de préférence les fruits pourris;* lorsqu'il a de l'appétence pour le salpêtre, le sel, le charbon et autres matières analogues dont, chose digne de remarque, il opère facilement la digestion. *Exemple, pour la première de ces substances, la dame d'un propriétaire sur le chemin de Catuceau, aux portes de Libourne; pour la seconde, la cuisinière d'un négociant du quai des Salinières à Bordeaux; pour la troisième, la demoiselle d'un propriétaire à Gradignan.* A l'égard de la poitrine, outre l'oppression généralement ressentie dans cette affection, on remarque chez certains de ces Chlorotiques une toux sèche, à la suite de laquelle il s'en trouve qui expectorent des glaires. *M'ont fourni de ce premier fait la cuisinière des Allées-Flamans et la femme du tailleur de Vérac déjà citées, ainsi qu'une demoiselle de Coutras, et la femme d'un cultivateur à Menzac près Saint-Médard-sur-l'Isle. M'a fourni ce second fait, plus rarement observé, la femme d'un cordier à La Bastide de Bordeaux.* De même que les poumons, le cœur, troublé chez tous ces malades, a ses contractions si activées dans quelques cas qu'il bat le double plus vite que normalement : *il avait cette vitesse chez ces deux dernières Chlorotiques et le jeune fils d'un marchand de la Grand'Rue à Libourne, la femme d'un cultivateur à Saint-Laurent de Saint-Emilion, une demoiselle du Pizou et la fille d'un métayer à Quinsac.* Dans d'autres cas ses pulsations, un peu moins fréquentes, sont des plus fortes : *elles atteignaient ce degré chez la marchande du Fourrat plus haut mentionnée.* La tête fournit aussi son contingent de variétés de désordres fonctionnels : habituellement embarrassée, elle peut paraître vide, mais plutôt pleine, *comme chez la fille de l'artisan de Fronsac et la couturière de Saint-Loubès auxquelles j'ai déjà fait allusion, chez une autre couturière de la rue du Collège à Libourne;* légère, mais plutôt lourde, *comme encore chez la servante du propriétaire à Saint-Hippolyte et la femme du cultivateur de Saint-Laurent citées plus haut, chez une jeune fille de Lormont près Bordeaux.*

Ces symptômes se compliquent presque toujours de tintements d'o-
reilles , *notamment chez la cuisinière des Allées-Flamans, la fille
du métayer de Quinsac et la cuisinière du quai des Salinières auxquelles j'ai déjà fait allusion ;* de perte de sommeil, *notamment
chez la femme de chambre de la rue Périgueux , la dame du musicien à Bordeaux et la demoiselle de Gradignan plus haut citées
aussi :* bourdonnements et insomnie que remplace quelquefois un assoupissement peu réparateur ; *ce qui arrivait à la fille de la Forêt
de la Double dont j'ai parlé tout-à-fait en premier lieu, à une demoiselle propriétaire rue Neuve à Libourne.* La lassitude, propre à
toutes les personnes affectées de cette espèce de Chlorose, est comparée par les unes à celle qui résulte accidentellement d'une marche
forcée ; *témoin, la marchande du Fourrat et la demoiselle du Pizou.*
Cette lassitude atteint chez d'autres une intensité qui leur enlève
tout courage, *témoin aussi, la demoiselle de la rue Neuve, la dame
du chemin de Caluceau et la femme du cultivateur à Saint-Laurent ;*
qui les laisse incapables de quoique ce soit, *témoin encore, la femme
du tailleur de Vérac, celle du cordier à La Bastide de Bordeaux et
la dame du musicien.* Ce sont surtout ces dernières personnes qu'on
voit invinciblement portées à une inaction qui ne contraste pas peu
avec la mobilité départie à l'âge dans lequel le plus souvent on observe ces Pâles-Couleurs. La gaîté, si naturelle à l'époque de la vie
où se trouvent la plupart des sujets affectés de cette maladie , peut
avoir fait place à une tristesse plus ou moins profonde ; *exemple ,
celle qui se peignait sur les traits de ceux de ces sujets que je viens
de rappeler, sur les traits aussi de la couturière de la rue du Collège, de la femme de chambre de la rue du Temple à Bordeaux et de
la demoiselle de Gradignan.* Pour le besoin instinctif de se trouver
en société, si prononcé à cet âge, il peut s'être changé en un attrait
plus ou moins irrésistible pour la solitude ; *exemple encore celui qui
s'était emparé du petit garçon, des jeunes filles de la Forêt, de Fronsac, de Lormont et de Quinsac, en question.* Enfin, pendant que ceux
de ces Chlorotiques qui appartiennent au sexe peuvent n'avoir jamais eu de commencement de menstruation, *ainsi que les quatre
jeunes filles mentionnées en dernier lieu et la couturière des Fontaines ;* cette fonction a chez d'autres été supprimée, *comme il était
arrivé à la femme de chambre de Libourne, à la femme du cultivateur
à Menzac de Saint-Médard, à la couturière de Saint-Loubès et à la
cuisinière du quai des Salinières de Bordeaux ;* ou bien elle est de-

venue seulement irrégulière, *par exemple chez la servante de Saint-Hippolyte, les demoiselles de Coutras et de Gradignan, dont il a été question aussi.* Ces différences menstruelles ne doivent pas surprendre, attendu que le retard apporté à l'apparition de cette fonction, pas plus que sa suppression, pas plus encore que son irrégularité, ne constitue point le principe même de cette espèce de Chlorose, qui peut durer nombre d'années comme devenir une des plus graves maladies.

§ III. Elle n'est, en effet, autre chose que la Fièvre-Lente déjà étudiée, mais existant depuis assez de temps pour, à un certain âge et à la faveur d'une certaine constitution organique, au lieu de réagir sur l'estomac, l'intestin, ou le foie comme ci-dessus, laisser la masse entière de la trame-élémentaire, ou du moins celle de ses parties qui se lient le plus directement à la vie de nutrition, dans l'impuissance de continuer à procurer à l'incitateur général, le sang, les qualités indispensables à l'exercice plus ou moins normal de toutes les fonctions et principalement de celle dite menstruelle. — Cette Chlorose qui peut apparaître dans toutes les saisons comme cette Fièvre-Lente, mais qui est moins répandue qu'elle, quoique observée plus souvent, a besoin pour être détruite d'une médication dont le fond, identique à celui qui guérit cette dernière Affection, veut, à l'exemple des Gastrite, Entérite et Hépatite, ses précédentes complications, être secondé par des moyens appropriés à sa résistance plus opiniâtre que celle présentée par cette même Fièvre-Lente, leur matrice, leur tronc-commun, leur agent-producteur.

§ IV. Les rapports naturels qui existent entre tout le système-organique-primitif où siège cette Fièvre-Lente et la masse sanguine, sont trop connus pour qu'on n'admette pas l'influence particulière que nous signalons être produite par la durée de cette Affection-Générale sur cette chair-coulante. — Nous ferons seulement remarquer que la persistance de cette affection doit d'autant plus facilement avoir cette influence sur ce fluide réparateur que ses molécules les plus vivantes ont été employées au développement de chaque point organique : les sujets atteints de cette Chlorose peuvent, en effet, se trouver dans l'âge où le corps se développe ; et ce développement de l'économie peut chez eux ne pas s'opérer proportionnellement à leur somme de résistance, au peu de richesse pri-

4

mitive ou secondaire des globules propres de leur sang. — Si cette Chlorose s'offre plus fréquente que la Fièvre-Lente d'où elle émane, c'est uniquement parce que cette dernière Affection disparaît parfois toute seule. — Cette Chlorose au contraire ne guérit jamais sans une médication qui, si elle est la même que celle dont la puissance triomphe de cette Fièvre-Lente, doit encore être plus active. Pour satisfaire à cette exigence, nous soignons davantage le régime alimentaire, et augmentons la dose des amers comme aussi des aromates ; nous ajoutons au reste du traitement de cette Affection quelques martiaux pour peu qu'il existe bruit de souffle ; et nous précisons bien quand il faut chercher à faire venir les règles si elles n'ont pas déjà eu lieu, quand il faut s'occuper de les ramener si elles ont été supprimées, et comment la fonction menstruelle peut reprendre sa régularité normale lorsqu'il lui est arrivé de l'avoir perdue.

ARTICLE II.

Cette Chlorose qui, en durant, peut produire l'Affection-Nerveuse, ou soit l'une soit l'autre des complications de la Fièvre-Lente étudiées avant la complication de cette dernière Maladie qu'elle même constitue ; cette Chlorose, dis-je, n'est pas la seule qu'on professe à tort venir de la diminution du principe colorant du sang, tout en n'expliquant pas par quelle marche vicieuse de l'économie cette altération du cruor a été opérée : il en est deux autres espèces étrangères à cette cause, et que l'on n'a pas même énoncées. Ce sont les Pâles-Couleurs produites par une certaine soustraction subite du fluide-nerveux, *comme l'étaient celles dont j'ai débarrassé une jeune servante de la rue Montméjan ;* les Pâles-Couleurs aussi produites par une déperdition rapide et soutenue des molécules assimilables des liquides qui concourent, pour une si grande proportion, à la composition de l'organisme, *comme l'étaient, à leur tour, celles dont j'ai guéri une aimable et charmante dame des environs de Limoges, chez laquelle le mal se compliquait d'aménorrhée ancienne de seize mois, une autre dame de la rue de l'Eglise à Libourne, chez laquelle il se compliquait, au contraire, de métrorrhagies non moins anciennes, et une grande et forte femme, mais plus âgée, de la commune de Montussan près le Carbon-Blanc, chez laquelle aussi le mal avait amené un amaigrissement voisin du marasme.* — Je ne donnerai pas une description spéciale de l'une et de l'autre de ces nouvelles Chloroses, tant chacune d'elles diffère peu de la description de la première espèce ci-dessus tracée, alors surtout qu'on en retranche la blancheur mate du teint, la bouffissure du visage, l'œdème du reste du corps, que ces deux autres espèces sont moins disposées à engendrer, et le bruit de souffle qu'on ne retrouve parmi les symptômes ni de l'une ni de l'autre de ces Pâles-Couleurs, du moins dans le principe de leur formation. Mais je dirai qu'elles sont indépendantes de la Fièvre-Lente décrite, à laquelle pourtant elles peuvent donner naissance ; qu'elles sont observées bien moins souvent, la dernière surtout, que l'espèce de Pâles-Couleurs qui lui est secondaire ; qu'enfin, elles restent plus réfractaires que celle-ci, même à une médication parfaitement en rapport avec leur origine particulière. — Cette médication, en effet se compose dans la première de ces autres espèces de Chlorose de la soustraction, plus ou moins complète, des excitants naturels et étrangers du cerveau, ainsi que de l'administration des antispasmodiques, tant externes qu'internes, unis à une alimentation très-substantielle. Cette médication se compose dans la deuxième espèce de ces Chloroses, d'une nourriture encore plus réparatrice et secondée des moyens, tant hygiéniques que pharmaceutiques, propres à restreindre autant que possible les sécrétions naturelles. De plus, nous ajoutons, quand la circonstance l'exige, à l'ensemble de ces agents par l'emploi, en temps opportun, d'autres agents capables, soit de rappeler la menstruation, soit de diminuer sa durée ou son abondance ; et nous précisons si les organes sexuels doivent être tenus dans le repos ou s'ils doivent être livrés à toutes leurs fonctions naturelles.

Etudions, à son tour, la complication de notre Affection-Nerveuse appelée Névralgie, et qui doit occuper ce rang parce qu'elle est relativement plus commune que celles, dues à cette Maladie, qui seront étudiées un peu plus bas. A cette occasion, signalons deux autres espèces pathologiques du même nom qui, indépendantes de cette Maladie-Générale, sont restées également méconnues.

CHAPITRE X.

NÉVRALGIE.

ARTICLE I.

§ Iᵉʳ Une douleur vive, instantanée plutôt que durable, mobile plutôt que fixe, accidentelle plutôt que périodique; existant avec élancements, mais d'ordinaire sans chaleur, ni rougeur, ni tension dans l'organe qui en est le siège; avec mouvement de cet organe naturellement gêné, ou instinctivement enrayé pour éviter les souffrances qui peuvent alors en résulter; avec formication et même torpeur locales pouvant redoubler, même la nuit; et toujours précédée d'un trouble habituel dans la sensibilité générale, l'aspect du visage, l'état de l'esprit..., comme également dans la calorification, les sécrétions, la nutrition...; tels sont les traits les plus tranchés de l'espèce de Névralgie dont j'entends parler en premier lieu.

§ II. Mais tous les malades atteints de cette Névralgie n'offrent pas l'ensemble de ses principaux symptômes à un même degré. En effet, pendant que la douleur, toujours aigüe, reste supportable aux uns, elle devient intolérable aux autres; et, tandis qu'elle ne dure qu'un instant chez telles de ces personnes, elle persiste plus ou moins chez telles autres. En effet encore, au lieu de se présenter mobile, comme dans la plupart des cas, jusqu'à passer avec la rapidité électrique d'un des points de la vie de relation à un ou plusieurs autres de cette même vie, tout en parcourant de préférence les membres inférieurs, les genoux, l'articulation du pied avec la jambe, et aussi les reins, les membres supérieurs, les poignets, l'articulation de l'épaule avec le bras, *ainsi qu'entre autres des personnes atteintes de ce mal que j'ai eu à traiter, la chose arrivait à un cultivateur de Saint-Laurent près Montpont, à un propriétaire du Chalaure près Coutras, et surtout à un couvreur de Bordeaux, vrai martyr sur le compte duquel j'aurai à m'appesantir au chapitre intitulé Etourdissements;* la douleur, dans quelques cas, se fixe davantage sur certaines de ces parties. *C'était de cette manière que la chose avait lieu, pour les premières de ces régions, sur le métayer d'un propriétaire à Coutras ; pour les secondes, sur le maître de chai, de Sainte-Foy, cité à l'Affection-Nerveuse ; pour le creux des jarrets, les parties latérales des jambes, les côtés des pieds..., sur un monsieur de la rue Esprit-des-Lois, à Bordeaux ; pour la région du sein gauche chez une demoiselle du Marché-au-Bois à Libourne, celle du flanc droit chez une dame de la rue de Guitres dans la même ville, et celle du flanc gauche, chez la femme d'un propriétaire à Sainte-Terre de Castillon. C'était de cette dernière manière également que la chose avait lieu, entre les épaules et le long des bras, sur un propriétaire de sous les Couverts à Libourne ; entre les épaules aussi et vers le haut du cou, sur le garçon boucher, de la rue Fondaudège, cité à la Gastralgie ; entre les épaules encore, ainsi qu'au devant de la poitrine dont la Névralgie longeait le côté droit avant de s'arrêter à l'angle correspondant de la mâchoire, chez l'artisan du chemin de Toulouse, cité de même à cette dernière affection.* Cette douleur, survenant de temps à autre, mais sans régularité aucune en général, peut aussi reparaître presque à époques déterminées, chez la femme du moins. Pour l'élancement qui l'accompagne toujours, qu'il soit unique ou multiple, s'il a lieu d'ordinaire sans chaleur, ni rougeur, ni tension, dans le point où on le ressent ; il lui arrive quelquefois de causer plus ou moins d'accélération dans le pouls. Pour la gène, forcément survenue dans les mouvements de la région qu'occupe cette douleur, ou leur suspension qui est prudemment opérée, si, le plus souvent, le premier de ces deux autres symptômes est peu considérable, et le second seulement momentané ; il arrive aussi que cette région ne peut, durant un certain temps au moins, exercer d'action. A l'égard de l'espèce de fourmillement et même d'engourdissement locaux que j'ai noté accompagner encore assez habituellement la douleur pathognomonique de la Névralgie en question ; ces symptômes aussi peu marqués que peu désagréables sur le plus grand nombre des malades qui les ressentent, sont aussi prononcés qu'impatientants chez quelques autres. En outre, tous paraissent d'une irritabilité plus ou moins grande ; laquelle, antérieure à la Névralgie, s'accroît par le fait des souffrances que cette augmentation de maux leur occasionne. Tous aussi ont les traits d'une mobilité habituelle, qui par ces mêmes souffrances se change en un agacement plus ou moins pénible à voir. Tous encore vivent dans une disposition d'esprit qui les rend plus ou moins ennuyeux à ceux qui les entourent et à eux-mêmes, alors, surtout qu'ils sont en proie à quelque exacerbation de leur mal : mais sans qu'à ces seuls troubles se bornent ceux dont sont affectées les fonctions de la vie animale... Les fonctions de la vie végétale, à leur tour, éprouvent également une série de modifications. Les plus saillantes sont : des frissons momentanés, et des bouffées de chaleur passagères ; une peau tantôt aride, tantôt baignée de sueur, et des urines, ou rares, ou abondantes ; enfin, une lenteur de digestion, une maigreur, et un affaiblissement, dont les causes sont pour nous aussi réelles qu'elles semblent inappréciables aux médecins qui ne se sont pas rendu compte de l'influence que finit par avoir sur cette vie végétale la durée de l'Affection-Nerveuse un peu plus haut décrite.

§ III. La Névralgie de l'espèce que je viens d'étudier n'est, en effet, autre chose que cette Affection-Nerveuse, mais existant depuis assez long-temps pour, dans une certaine constitution, au lieu de réagir sur l'estomac, l'intestin, ou le foie comme ci-dessus, influencer la trame-élémentaire d'une ou de plusieurs régions du corps, et même d'un grand nombre de ses régions les plus liées à la vie de relation, de telle sorte que la trame de ces parties se plaigne de cette manière plutôt que de toute autre, et même avec une grande fréquence comme aussi avec une forte acuité. — Cette Névralgie, qui apparaît surtout en été et rarement avant l'âge viril, comme cet État-Morbide-Général, qui est moins commune que lui, quoique assez répandue, a besoin pour guérir d'une médication dont le fond, identique à celui qui détruit cette dernière Maladie, veut, à l'exemple des Gastralgie, Entéralgie et Hépatalgie, ses précédentes complications, être augmenté de moyens appropriés à sa résistance naturellement plus grande que celle présentée par cette même Affection-Nerveuse, leur mère, leur souche-primitive, leur principe-générateur.

§ IV. Les liaisons intimes que la Nature a établies entre le réseau-cellulo-vasculaire commun, siège de cette Affection-Nerveuse, et les divers tissus, organes et appareils qui dans l'économie concourent à l'exercice régulier de la vie animale, sont connues. On admettra donc l'influence particulière que j'indique être produite par la durée de ce Mode-Pathologique sur ces tissus, sur ces organes, sur ces appareils, soit que certaines de ses causes aient plus

spécialement porté sur les parties molles de ces régions, soit que
les masses charnues qui entrent dans leur composition aient une
délicatesse de constitution plus grande qu'aucun autre centre-orga-
nique de cette vie, ou même de la vie de nutrition. — Les observations de cette Névralgie que, comparativement à cette Affection-
Nerveuse, on se trouve plus souvent à même de faire, résultent de
ce qu'il arrive à cette dernière maladie de guérir sans le secours de
l'art ; tandis que la Névralgie en question ne se dissipe jamais sans
l'emploi du traitement, ci-dessus mentionné, de cette Affection-
Nerveuse ; avec addition de quelques dérivatifs cutanés, avec addition aussi dans certains cas des calmants introduits par cette voie.
Il faut, en outre, préciser si les sujets doivent prendre de l'exercice
ou bien garder le repos.

ARTICLE II.

Cette Névralgie qui, si elle dure, peut produire la Fièvre-Lente,
ou soit l'une soit l'autre des complications de l'Affection-Nerveuse qui ont été étudiées avant la complication de cette dernière
Maladie constituée par elle-même, cette Névralgie, dis-je, n'est pas
la seule que l'on confonde avec l'altération matérielle et locale des
nerfs de la vie animale qui, aussi rare et rebelle que la Névralgie
plus haut décrite se montre fréquente et reste facile à guérir, porte
le même nom. Il en existe deux autres espèces, moins communes et
plus réfractaires il est vrai, mais qui sont tout aussi différentes
qu'elle l'est de cette même altération du tissu nerveux de cette même
vie. De ces nouvelles espèces de Névralgie méconnues, l'une tient
à une certaine maladie du cerveau et de son prolongement, l'exaltation de la sensibilité qui leur est particulière, perçue par les nerfs
le plus liés à eux et transmise au dehors à leur manière ; l'autre
tient à une certaine maladie aussi de l'organe où la douleur se manifeste, l'altération de sa propre nutrition, réfléchie sur les nerfs
qui ont le plus de rapports avec cet organe, et jugée d'après leur
mode de sentir. — Ces autres espèces de Névralgies, dont l'origine de chacune n'a seulement pas été indiquée par les auteurs, sont
caractérisées par les mêmes symptômes que la première étudiée ;
mais ces symptômes présentent quelques différences. Ces différences
consistent, pour celle de ces Névralgies provenant de l'exaltation de
la sensibilité de l'arbre-cérébro-rachidien, en ce que le mal se mon-

tre accompagné, plutôt que précédé, du trouble de la sensibilité, du visage, de l'esprit... du trouble aussi de la chaleur, des sécrétions, de la nutrition.... relatés ci-dessus ; en ce qu'il est toujours plus fixe, plus durable, sinon plus intense, soit que les douleurs restent bornées au tronc du nerf, soit qu'elles s'étendent de lui à ses ramifications ; en ce qu'il diminue d'acuité, et même se dissipe entièrement dans la nuit ; en ce qu'il apparaît de préférence sur les nerfs des organes voisins du cerveau, *comme il arrivait, pour le sourcil droit à l'une des demoiselles d'un commis de la mairie à Bordeaux, pour la mâchoire à une jeune dame des allées d'Amour de cette ville, pour la nuque à un curé des environs de Blanquefort ;* enfin, en ce qu'il exige une tout autre médication, et y résiste plus de temps. Les différences qu'à son tour offre celle de ces nouvelles Névralgies émanant de l'altération de la nutrition de l'organe-même où elle siège, proviennent de ce que les symptômes, propres et communs à toutes les trois, paraissent, et seulement alors que le mal a lieu très-intense, suivis, et momentanément encore, plutôt qu'accompagnés, des troubles fonctionnels de la vie de relation et de la vie de nutrition que l'on a vu les précéder dans la première espèce de Névralgie relatée ; de ce qu'ils ne choisissent, pas plus que la seconde, d'époque déterminée ni n'affectent de type régulier ; de ce qu'ils sont moins aigus, plus sourds, mais par contre bien autrement fixes et persistants avec extension de la douleur des rameaux vers le tronc du nerf malade ; de ce qu'ils entraînent nécessairement l'atrophie de la partie du corps où ils existent, si toutefois cette atrophie ne leur est pas antérieure ou ne se forme pas simultanément ; de ce qu'ils bornent encore plus ses mouvements, et se continuent, même augmentent de violence, dans la nuit ; de ce qu'ils occupent de préférence l'épaisseur des organes assez éloignés du cerveau, *comme cela arrivait pour les épaules et la partie correspondante de la colonne vertébrale chez un tonnelier de Fronsac, pour les membres inférieurs sur un meunier à Sainte-Foy et un propriétaire des environs de Castillon, pour la cuisse et la jambe droites à une servante de la rue Venelle, à Libourne, et un musicien de la rue Sainte-Catherine à Bordeaux, chez qui ce membre avait perdu d'ancienne date plus du quart de son volume normal ;* enfin, de ce qu'ils exigent, eux aussi, et encore plus impérieusement, une médication appropriée à leur nature particulière, puis bien plus locale que générale, et y restent autrement rebelles, quoiqu'à l'égal des autres

espèces, ils finissent par céder, *ainsi qu'il est justifié par l'état pré-*
sent de chacun des sujets ci-dessus désignés. — Nous composons le
traitement de la première de ces autres espèces de Névralgies,
laquelle ne se forme guère avant la virilité, mais apparaît plus généralement dans la belle saison, des calmants, tant hygiéniques que
pharmaceutiques, du cerveau et de la moelle-épinière, en les se-
condant, selon la circonstance, par une alimentation très-substantielle ou peu nutritive, et par l'exercice ou le repos du reste du
corps. Nous composons le traitement de la seconde espèce de ces
Névralgies, laquelle ne s'observe pour-ainsi-dire que dans l'âge viril, et se montre en quelque saison que ce soit, mais surtout en hiver, de l'une ou l'autre alimentation générale, aidée, selon encore la
circonstance, de l'exercice ou du repos de l'organe malade, aidée
aussi de l'emploi, local et extérieur, de remèdes nutritifs dont l'action rétablit, moins lentement que si l'usage en était négligé, l'équi-
libre moléculaire de cet organe. A ces simples agents se borne notre
médication tant que la douleur reste supportable : nous attendons
alors la guérison de la Névralgie de leur effet, aussi certain pour
l'ordinaire qu'il peut être lent à se produire. Mais, si les élancements
deviennent intolérables, nous ne remettons plus à calmer les vives
souffrances du patient. Dans ce but nous recourons aux opiacés introduits par la méthode endermique et avec les précautions nécessaires pour éviter de paralyser, momentanément à vrai dire, l'organe
névrosé ; car ce résultat, auquel on ne songe pas assez, est à re-
douter, au moins dans la troisième espèce de ces Névralgies, surtout quand il y a de l'atrophie. — Terminons ce qui a trait à cette
dernière espèce en faisant observer qu'il n'est pas toujours facile,
avant essai de la première partie du traitement dont nous venons
de préconiser l'efficacité, de la distinguer de l'espèce, bien connue,
provenant d'une altération matérielle des nerfs qui concourent à
former la région névrosée.

Arrivons maintenant à deux maladies consécutives à notre Fièvre-
Lente compliquée de notre Affection-Nerveuse, en les classant selon leur ordre de fréquence et avec l'attention de mentionner à
chacun de ces nouveaux chapitres une autre espèce morbide qui est
aussi indépendante de ces Maladies-Générales que faussement appréciée. De ces nouvelles complications l'une est dénommée Hypochondrie ; l'autre, Hystérie.

CHAPITRE XI.

HYPOCHONDRIE.

ARTICLE I.

§ Ier. Les malades porteurs de cette espèce d'Hypochondrie présentent, en général et d'une manière presque permanente, les désordres fonctionnels qui suivent. Ils ont, tour-à-tour, la température du corps abaissée ou élevée; chaque sécrétion diminuée ou augmentée; la sensation de la soif ou de la faim, soit nulle, soit considérable; la digestion lente ou rapide; la circulation ralentie ou précipitée; la respiration soit superficielle, soit profonde, et le plus souvent accompagnée d'une toux et même d'une expectoration plus ou moins tranchées. — Des anomalies non moins successives existent dans la nuance du teint, l'état de la sensibilité, la portée de l'intelligence, la résistance du moral, l'aspect du visage, la force du sommeil. — Mais le ventre en offre encore de plus soutenues puisqu'il y a, habituellement pour-ainsi-dire, dans cette région de la gêne, de la plénitude, de la tension, et même de la douleur avant comme après les repas, avec battements à l'épigastre et même à l'ombilic, ainsi que des bâillements, des flatuosités et des borborygmes, avec aussi une espèce de constriction étendue d'un côté à l'autre des hypochondres et même du flanc droit : dernières anomalies que, dans certains cas, remplace, par intervalles du moins, un sentiment, plus ou moins trompeur, de vide abdominal. — On observe, en outre, de l'amaigrissement, une lassitude générale, et du trouble dans la menstruation.

§ II. Mais cette série des désordres fonctionnels caractéristiques de cette Hypochondrie, n'existe pas toujours au même degré. En effet, l'abaissement de la température est peu sensible ou très-prononcé, surtout aux membres inférieurs et aussi à la chute des reins; et son élévation est à peine marquée ou très-considérable, surtout à l'abdomen et aussi au-devant du thorax. La diminution de la transpiration cutanée rend parfois l'épiderme presque semblable à du parchemin, notamment au dos des mains et jusque sur les avant-bras; et son augmentation peut faire que la sueur ruisselle, pour-ainsi-dire, principalement sur le ventre et jusque sur la poitrine. La diminution encore de la sécrétion urinaire va quelquefois jusqu'à sa suppression à peu près totale, avec besoins non moins renouvelés qu'infructueux d'en évacuer ; et son augmentation aussi peut faire qu'à chacun de ces besoins il en soit rendu en quantité, avec cuissons vives et presque douleurs aiguës. Pour la salivation, pendant que dans des cas elle laisse la bouche d'une sécheresse que ne diminue seulement pas une succion continuelle, dans d'autres elle la remplit d'une humidité que ne parvient pas à tarir une expuition de tous les instants. La soif, assez nulle pour que certains de ces hypocondriaques oublient de boire, même en mangeant, est si considérable chez d'autres qu'ils éprouvent le désir à peu près continuel de la satisfaire, même en dehors des repas. La faim, assez nulle encore pour que tels de ces hypochondriaques ne pensent pas à prendre de la nourriture, même en présence d'une table bien servie, est si considérable aussi chez tels autres qu'ils ressentent presque incessamment le désir de manger, même peu après l'avoir fait. La lenteur avec laquelle certains d'entre eux digèrent, est accompagnée d'une propension plus ou moins grande au repos ; et la rapidité avec laquelle cette fonction s'exécute chez certains autres, les laisse plus ou moins libres d'aller et venir. Tandis que les évacuations intestinales sont si rares chez les uns qu'ils n'en font que de loin en loin, bien qu'ils éprouvent des besoins réitérés de se présenter à la garde-robe, elles sont si fréquentes chez les autres qu'ils vont presque continuellement à la chaise, souvent, il est vrai pour ne rien rendre. A l'égard de la circulation, si dans des cas elle diminue de force et de fréquence à ce point d'être difficilement perçue ; dans d'autres sa force et sa fréquence augmentent à ce point que les personnes étrangères à l'art s'aperçoivent de cette anomalie. Au sujet de la respiration, pendant que dans des cas aussi elle se fait sans que, pour-ainsi-dire, on puisse saisir les mouvements d'élévation et d'abaissement de la poitrine ; dans d'autres elle ne s'exécute pas sans que chacun soit frappé du bruit, sourd ou sifflant, que produit l'air en pénétrant dans cette cavité. Pour la toux qui peut accompagner cette fonction, si, faible et rare chez quelques-uns de ces malades, elle se dissipe peu après son apparition ; forte et répétée chez quelques autres, elle persiste plus ou moins. Pour les crachats qui peuvent résulter de cette toux, s'ils sont difficilement expectorés, même à la suite d'une sorte de raclement de l'arrière-gorge, par quelques-uns encore de ces malades, qui les fournissent semblables à du blanc d'œuf, au milieu duquel nagent parfois des parcelles de matière concrète; ils sont expectorés avec facilité, soit après chaque secousse de toux, soit seulement après une des quintes qu'elle occasionne, par d'autres qui les rendent sous forme de mucosités plus ou moins consistantes. — On observe non moins de différences dans la nuance du teint, qui paraît plombé ou animé; dans l'état de la sensibilité, qui est obtuse ou délicate; dans la portée de l'intelligence, qui s'offre paresseuse ou active; dans la résistance morale, qui reste abattue ou exaltée, et même se pervertit; dans l'aspect du visage qui se montre altéré ou agacé, et plus ou moins étrange; dans la force du sommeil, qui se fait lourd ou léger, et s'accompagne assez ordinairement de rêves plus ou moins bizarres. — Mais le degré des désordres qui se passent dans le ventre est encore plus tranché. Ainsi, la gêne, qui est ressentie dans cette région, supportable pour quelques-uns de ces hypochondriaques chez lesquels elle se dissipe de temps en temps; devient intolérable pour le plus grand nombre chez lequel elle persiste d'ordinaire, en leur faisant éprouver parfois des impressions étranges, *comme il arrivait à un petit propriétaire de Saint-Hippolyte, près Saint-Émilion.* La plénitude qui y existe, simulant chez certains un simple empâtement, si léger même par moments qu'ils l'oublient; ressemble trop chez la plupart à un véritable engorgement, plus ou moins prononcé, pour qu'ils ne soient pas souvent portés à s'en forger une idée chimérique, *ainsi que le faisait un fonctionnaire public, d'un certain âge, à Créon.* La tension qui y règne, assez peu marquée chez tels de ces malades pour qu'ils la comparent à celle qui suit un repas copieux, et ne s'en inquiètent guère davantage, est si considérable chez tous les autres qu'ils la croient produite par la présence d'un être vivant, même d'un corps inerte, et se lamentent comme le comporterait une pareille origine. *Cette interprétation et sa conséquence m'ont été accusées par un jeune homme de Galgon, près Libourne, que je guéris sans qu'il ait eu besoin de vomir le reptile qu'il soutenait avoir dans l'estomac, et par une pauvre mère de famille, à Bordeaux, qui est restée malade pour s'être imaginé qu'elle guérirait, sans continuer à se traiter, depuis qu'elle évacua une petite masse de fil, jadis par mégarde avalée et à laquelle elle avait attribué son piteux état de souffrances.* La douleur qui, sous la forme gravative pour le plus souvent, peut s'ajouter à ces symptômes, est faible et momentanée chez plusieurs d'entre ces sujets qui la dissipent ou tout au moins la diminuent par une pression qu'il peut devenir indispensable de rendre très-grande. Chez quelques-uns, au contraire, elle a une intensité et une persistance qui les plongent dans de véritables tortures; tortures que n'assoupissent pas toujours, *comme chez la demoiselle, de la rue Périne de Sainte-Foy, à laquelle j'ai fait allusion dans la Gastralgie,* les diverses positions qu'ils savent les avoir calmées parfois. C'est surtout dans les cas où cette douleur a lieu que les pulsations, que j'ai dit exister à l'épigastre et même à l'ombilic pendant et entre les digestions, se font sentir avec une fréquence et particulièrement une force qui m'effrayèrent autant au début de ma pratique qu'elles me préoccupent peu depuis que j'en ai l'expérience raisonnée. *La chose avait lieu ainsi chez la femme d'un cultivateur aisé, de Saint-Avis-du-Moiron, près Sainte-Foy, et celle d'un propriétaire aux environs d'Aubterre; chez le marchand de la rue Poitevine, à Bordeaux, cité à la Gastrite.* Pour les bâillements mentionnés, rares dans des cas, mais prolongés de manière à distendre la mâchoire; ils sont courts dans d'autres, mais réitérés de manière à devenir impatientants, *comme chez la demoiselle de la rue Périgueux de Libourne, à laquelle j'ai fait allusion en traitant de la Gastralgie.* Pour les flatuosités, non moins communes que passagères dans des cas, elles se montrent dans d'autres non moins fréquentes que soutenues, *comme également chez une veuve, d'une cinquantaine d'années, propriétaire à Sablon-de-Guitres.* Quant aux borborygmes, peu actifs chez telles de ces personnes, qui en ont seules la conscience, ils se passent si prononcés chez telles autres que, quoiqu'elles fassent pour s'y opposer, ils se traduisent au dehors d'une façon plus ou moins désagréable. *Chez la femme du cultivateur, de Réran-des-Eglisolles, dont j'ai parlé à l'Entérite, ils se traduisaient par des claquements, parfois assez intenses pour être entendus des pièces contigües à celles que cette personne occupait.* A l'égard de l'espèce de constriction abdominale, que, sous la dénomination de cercle, de barre, tous ces malades accusent d'un côté à l'autre des hypochondres, et même vers le flanc droit, j'ai à noter qu'assez peu marquée pour que la plupart la comparent à celle qui est produite par la ceinture d'un vêtement trop juste, elle est si développée pour quelques-uns d'entre eux que ces derniers en assimilent l'effet à celui qui résulterait d'un compresseur mécanique mu avec force. *Cette variété douloureuse de symptôme m'a été offerte par un propriétaire à Saint-Martin-en-Laye, près Guîtres, et par le cultivateur de Pellegrüe cité à l'Entérite aussi.* Mais, quelle que soit l'intensité de ces désordres abdominaux, ils sont dans certains cas, ainsi que je l'ai remarqué, momentanément remplacés par un sentiment de vide ressenti dans cette région d'une manière parfois si complète que tels de ces sujets se palpent instinctivement l'abdomen pour s'assurer si l'absence de sensibilité qu'ils y éprouvent, est aussi réelle qu'elle le leur paraît. *Cette manœuvre, la femme du petit propriétaire de Montussan, déjà mentionnée à l'Affection-Nerveuse, l'exécutait fréquemment.* J'ai en outre à faire observer, à propos de l'amaigrissement dont sont atteints tous ces hypochondriaques, que s'il est peu apparent chez ceux-ci, il va jusqu'au marasme chez ceux-là; *témoin, le cultivateur de Picampeau, déjà cité à l'Hépatalgie; un autre à Paillet, près Cadillac-sur-Garonne.* Je ferai observer aussi, à propos de la faiblesse générale accusée par tous ces malades, que, si elle est peu sensible chez les uns, elle est portée chez les autres à ce degré qu'ils ne peuvent se décider à se traîner quelques pas; *témoin encore, la dame d'un propriétaire à Jugazan de Brannes.* Je ferai observer enfin, à propos du dérangement menstruel ressenti par toutes les femmes en proie à cette triste affection, que, s'il se traduit chez certaines par un ensemble de malaises aussi supportables que passagers, il se traduit chez telles et telles par une réunion de souffrances aussi poignantes que durables, *ainsi qu'entre autres malades, il arrivait à une dame de la rue des Menuts, à Bordeaux.*

§ III. Cette espèce d'Hypochondrie, qui ordinairement n'a pas lieu avant l'âge viril, qui peut se montrer en toute saison, mais avec plus de force dans l'automne ainsi que dans l'hiver, comme durer beaucoup de temps, consiste en l'Affection-Nerveuse et surtout la Fièvre-Lente sus-étudiées, réunies chez un individu à organisation abdominale spéciale, et depuis une époque assez ancienne pour que la masse des organes de cette région en ressente la double influence plus directement que ceux de toute autre région du corps. — Ce résultat pathologique est amené aussi nécessairement que celui qui constitue chacune des complications déjà étudiées de cette Affection-Nerveuse ou de cette Fièvre-Lente, à la suite de l'impulsion vicieuse imprimée à l'une ou à l'autre de ces maladies soit par la nature soit par l'art; mais il est toujours plus long à se produire qu'aucune des altérations vitales constituant ces complications, quelque prononcée même qu'en puisse avoir été la prédisposition. De plus, ce résultat pathologique est proportionellement moins répandu qu'aucune de ces altérations, et il exige, proportionnellement à elles aussi, pour être détruit que leur médication commune ait une puissance plus grande et une application plus soutenue.

§ IV. Après ce qui a été dit sur la nature de l'Affection-Nerveuse et de la Fièvre-Lente précitées, de même que sur leurs causes particulières et générales, originelles ou accidentelles, on ne s'étonnera pas plus de voir ces deux Maladies réunies, à un degré différent il est vrai, chez un même individu, qu'on ne se refusera à admettre qu'ainsi associées elles ne puissent, à la longue, influer sur l'abdomen de ce sujet de manière à ce qu'il se plaigne d'après l'ensemble de la description que nous avons tracée de cette Hypochondrie, alors surtout que cette région de son corps sera plus délicate et aussi plus faible qu'aucune autre. — Le temps que met à s'établir cette première complication de la réunion de cette Affection-Nerveuse et de cette Fièvre-Lente s'explique par la valeur du rôle que remplissent naturellement dans l'économie humaine les organes nombreux qni concourent à composer cette région abdominale; et la résistance que ce nouvel état morbide offre à la médication qui lui est opposée, rend compte de la nécessité où nous nous voyons, non-seulement d'associer, presque en entier, au traitement de la Fièvre-Lente ci-dessus détaillé le traitement de l'Affection-Nerveuse qui aussi a été détaillé plus haut, mais encore d'ajouter à cet ensemble de moyens curatifs. Pour remplir cette dernière obligation, nous les renforçons, selon l'état de l'estomac, des intestins ou du foie, soit par les stimulants ou les dérivatifs conseillés, les premiers à la Gastrite, les seconds à la Gastralgie; soit par les astringents ou les calmants conseillés, ceux-là à l'Entérite, ceux-ci à l'Entéralgie; soit par les purgatifs ou les laxatifs prescrits, les uns à l'Hépatite, les autres à l'Hépatalgie; et nous complétons l'action de ces derniers agents par un emploi, modéré, sur l'abdomen, tantôt d'excitants, tantôt de sédatifs, selon que la vitalité de cette région est engourdie ou exaltée, sans oublier de produire une dérivation indolore sur tout le haut du corps. Enfin, nous avons le soin de continuer beaucoup plus de temps que dans l'Affection-Nerveuse et la Fièvre-Lente qui engendrent cette Hypochondrie, tous ces différents remèdes; sans toutefois qu'il devienne aussi important d'en préciser la dose, d'en régulariser l'administration que pour les autres complications de chacune de ces deux Maladies, complications dont une certaine coïncidence peut ici avoir lieu.

ARTICLE II.

Cette Hypochondrie, que je dirais à peu près commune si je la comparais à la rareté de l'Hypochondrie des auteurs, lesquels encore ont bien des fois confondu l'une et l'autre, doit en être tout-à-fait différenciée quand on veut, comme nous, comprendre sa véritable nature, et la combattre avec avantage. Celle-ci, en effet, toujours primitive, autant qu'on peut le juger d'après les descriptions, irrégulières il est vrai, qui en ont été publiées, reste ordinairement incurable; tandis que la Nôtre, toujours consécutive aux Maladies désignées, cède d'ordinaire, et même moins difficilement qu'on ne l'aurait présumé de prime-abord.

CHAPITRE XII.

HYSTÉRIE.

ARTICLE I.

§ Ier. Les personnes affectées de cette espèce dHystérie, ressentent les mêmes symptômes que ceux éprouvés par les sujets affectés de l'Hypochondrie ci-dessus étudiée, sauf cette différence toutefois que les désordres abdominaux mentionnés chez ces Hypochondriaques, sont remplacés, ou seulement marqués, par de l'ardeur, de la pesanteur et même de la douleur à l'hypogastre, avec élancements à l'intérieur et même à l'extérieur de cette région, ainsi que par des soupirs, des hoquets, de l'étouffement, et par du gonflement, de l'abaissement dans cette même région, avec aussi sensation de boule s'élevant du bas-ventre vers la tête pour redescendre à la poitrine, ou pour s'arrêter au cou en se fixant plus particulièrement à la gorge. Ces derniers troubles fonctionnels, en effet, sont dans l'Hystérie à laquelle je fais allusion, plus saillants que tous les autres présentés par les malades atteints de cette affection.

§ II. Ces symptômes différentiels de cette maladie et de l'Hypochondrie, dont il est question, varient beaucoup chez les diverses personnes qui les présentent à l'observation. Si l'ardeur hypogastrique ressentie par tous ces hystériques, ne porte que rarement les uns à penser à en diminuer le degré ; elle pousse continuellement les autres à essayer d'y réussir : *c'était du moins ce que faisait, sans y parvenir, la dame de la rue Sainte-Catherine, de Bordeaux, citée à l'Affection-Nerveuse, et une autre, mais plus jeune, de la rue Michel-Montaigne.* Si encore la pesanteur, existant dans cette région, reste toujours à peine incommode pour ceux-ci, elle devient très-fatigante pour ceux-là : *témoin, parmi plusieurs que je pourrais mentionner, une femme, assez âgée, de la commune de Saint-Sulpice-de-Faleyrense.* Pour la douleur qui est concomitante, tandis que beaucoup de ces hystériques la supportent sans trop s'en plaindre, au moins ordinairement ; quelques-uns ne l'endurent pas toujours sans jeter des cris déchirants, *ainsi qu'en jetait, malgré elle, une demoiselle de Saint-André-de-Cubzac.* Quant aux élancements qui peuvent avoir lieu à l'intérieur et même à l'extérieur de l'hypogastre, peu sensibles chez quelques-unes de ces personnes qui n'en souffrent réellement que par hasard ; ils sont très-prononcés chez plusieurs d'entre elles qui, pour comble de malheur, les éprouvent très-réitérés, *comme la dame du courtier citée à l'Affection-Nerveuse.* A l'égard des soupirs que poussent ces hystériques, rares autant que légers dans des cas, ils se montrent fréquents autant que profonds dans d'autres, où ils sont quelquefois entrecoupés de sanglots mal étouffés : *cela arrivait encore à la demoiselle de Saint-André-de-Cubzac que je viens de désigner.* A l'égard aussi des hoquets mentionnés, peu communs dans des cas également, mais non moins réitérés que bruyants lorsqu'ils viennent à se manifester ; ils sont presque habituels dans d'autres, mais par bonheur moins successifs et moins fatigants : *la femme d'un maître-papetier à la fabrique de Montfourrat m'en a offert un exemple remarquable.* Au sujet de l'étouffement qui peut suivre ces derniers symptômes, j'ai trouvé qu'à peine sensible dans la majorité des cas, il lui arrivait dans quelques-uns de s'établir assez intense pour amener presque de la suffocation ; *comme chez une marchande à Pessac, laquelle craignait d'étouffer, ainsi que la dame, de la rue Sainte-Catherine, dont j'ai déjà fait mention.* A propos du gonflement que ces malades éprouvent à l'hypogastre, aussi faible que durable chez tels d'entre eux, qui ne s'en préoccupent guère, *témoin la femme du papetier dont je viens de parler*; il se montre aussi développé que passager chez tels autres, qui continuent à s'en inquiéter alors même qu'il s'est dissipé depuis long-temps, *témoin encore, la marchande de Pessac ci-dessus désignée*. A propos aussi de l'abaissement ressenti dans cette région, peu apparent chez quelques-uns de ces mêmes malades, parmi lesquels il y en a toutefois qui, le jugeant très-marqué, cherchent à le dissimuler; il est extraordinairement prononcé chez quelques autres, dans le petit nombre desquels on en voit qui, ne s'en doutant seulement pas, soutiennent même qu'il n'a pas lieu, *ainsi que le soutenait une métayère du village de Goureau à Gensac*, à moins qu'on ne fixe leur attention sur cet état pathologique. Il peut, en effet, alterner chez eux, *comme il alternait particulièrement pour cette malheureuse et pour une autre de la commune de Vayres*, avec une sorte d'élévation, de refoulement en haut, d'une partie ou de la presque totalité des organes qui sont contenus dans l'hypogastre ou en dépendent; impression dont l'étrangeté leur masque celle qu'ils doivent éprouver de l'abaissement en question. Au sujet, enfin, du sentiment de boule s'élevant de cette région vers la tête, pour redescendre à la poitrine, ou pour s'arrêter au cou en occupant surtout la gorge, j'ai à faire remarquer qu'aussi fugace que rare chez certains de ces hystériques qui n'y prennent pas plus garde que s'ils ne l'éprouvaient point; il est aussi durable que fréquent chez la plupart des autres qui, tous en souffrent et s'en tourmentent plus ou moins, mais chacun différemment, pour-ainsi-dire, sous le triple rapport du point de départ, de l'étendue du siége, et du degré de l'intensité de ce symptôme. En effet, les uns sentent l'impression par laquelle il se traduit, partir de la matrice, *comme pour la jeune femme d'un cordonnier à Piron d'Abzac*, ou des parties sexuelles mâles, *comme encore pour un élève en pharmacie à Libourne, et un jeune homme, de la rue Judaïque à Bordeaux, sur le compte duquel j'aurai à revenir en traitant du Spasme-de-Poitrine*. D'autres disent que cette impression leur paraît venir plutôt de la vessie, du rectum, *ainsi que l'accusait la femme d'un tisserand de la rue du Loup à Eymet-de-Bergerac*, ou bien de la masse entière des organes contenus dans le bas-ventre, *ainsi encore que l'accusait le maître de chai désigné à l'Affection-Nerveuse*. Il est même de ces Hystériques qui rapportent le point de départ de ce symptôme à la couche musculaire qui, presque à elle seule, forme l'extérieur de cette région. Ceux-là voient la place qu'il occupe, ne pas dépasser l'abdomen, ou tout au moins le devant de la poitrine; ceux-ci disent que, sous forme moins globuleuse, plus évasée, il s'étend jusqu'entre les épaules pour, de là, gagner la nuque et monter à la tête, *témoin, la femme d'un tonnelier à Lormont*. Il y en a, de plus, chez lesquels cette impression occupe le devant du col où, conservant sa forme arrondie, elle se fixe plus particulièrement à sa partie moyenne, c'est-à-dire laryngienne, *témoin aussi, la femme de Vayres précitée*. Pendant que ce symptôme reste si peu incommode pour tels d'entre ces Hystériques qu'ils ne l'accusent pas précisément plus que tout autre de ceux qu'ils perçoivent; il le devient par fois pour tels autres de ces patients à un degré qui les porte à fixer l'attention du médecin sur son existence, *comme le faisait surtout cette dernière malade*. Il peut, en outre, acquérir chez certains une intensité si grande qu'ils oublient presque leurs autres souffrances pour ne se plaindre que de celle qui les domine alors d'une manière vraiment désolante. Je ne lui ai que trop souvent rencontré cette intensité, entre autres fois sur une jeune mère *femme d'un conducteur de messagerie demeurant rue Saint-Etienne à Bordeaux*, laquelle avait d'ancienne date, mais principalement depuis deux mois, la déglutition embarrassée au point de ne permettre que rarement, et dans la nuit encore, à quelque peu d'aliments solides de passer; au point aussi, chose bien autrement cruelle, de s'opposer à ce qu'une seule gorgée de boisson pût être avalée.

§ III. Dans cette espèce d'Hystérie, que l'on n'observe guère que dans la force de l'âge, qui, si elle n'est soumise à aucune saison, reçoit une influence fâcheuse de l'automne, notamment de l'hiver, et dont la durée peut être soutenue, ce sont les organes génitaux et ceux sympathisant le plus avec eux qui, chez un sujet à organisation génitale particulière, se trouve plus spécialement influencés par la réunion ainsi que la durée de l'Affection-Nerveuse et surtout de la Fièvre-Lente précédemment décrites. — Ce produit morbide, amené par une filiation d'actes anormaux de la plus grande analogie avec ceux qui donnent naissance à l'Hypochondrie ci-dessus, et aussi lent à se former que cette première complication de ces deux Maladies, s'observe presque aussi souvent que cette même complication, et a besoin, comme elle, d'une médication non moins puissante, non moins soutenue.

§ IV. De même que nous l'avons vu dans l'Hypochondrie qui précède, la nature de l'Affection-Nerveuse et de la Fièvre-Lente en
question ainsi que leurs causes suffisent pour faire admettre que ces
Maladies-Générales peuvent se réunir, mais non au même degré,
chez une personne, comme encore qu'elles peuvent, avec du temps,
réagir sur l'Hypogastre de cette personne de telle sorte qu'il traduise
ses souffrances plus ou moins exactement d'après la description
que nous avons donnée de cette Hystérie, notamment si cette région du corps est chez ce sujet plus délicate, plus débile aussi que
toute autre.— De même également que nous l'avons vu dans cette Hypochondrie, la lenteur avec laquelle s'établit cette autre complication produite par la réunion de cette Affection-Nerveuse et de cette
Fièvre-Lente, trouve son explication dans l'importance du rôle qui
est départi dans l'économie, non-seulement aux organes génitaux,
mais aussi à ceux qui ont avec eux le plus de sympathie ; et la ténacité que ce nouvel état morbide présente au traitement à l'aide duquel on le combat, justifie l'obligation où nous sommes, pour le détruire, d'abord d'associer, à peu près complètement, à la médication
de la Fièvre-Lente plus haut relatée la médication de l'Affection-
Nerveuse ci-dessus relatée aussi, ensuite de renforcer cet ensemble d'agents curatifs. Nous cédons à cette dernière nécessité en
ajoutant à ces premiers remèdes l'emploi, sagement mesuré, sur les
organes génitaux, de sédatifs si leur vitalité est exaltée, d'excitants
si cette force primordiale est engourdie, et nous complétons l'action
de ces derniers moyens thérapeutiques en les employant, selon que
le cas le demande, sur la vessie, le rectum ou les autres organes dont le concours forme la région Hypogastrique, sans commettre la négligence de ne pas dériver largement sur les parties supé-
rieures du corps. Enfin, nous recommandons de prolonger davantage que dans l'Affection-Nerveuse et la Fièvre-Lente qui créent
cette Hystérie, l'usage de ces divers remèdes, bien que pourtant il ne
soit pas aussi nécessaire d'établir avec précision leur quantité, les
moments auxquels ils doivent être administrés, que dans l'une ou
l'autre des complications déjà étudiées de ces maladies, complications qui peuvent coexister à quelque degré.

Les mêmes différences qui ont lieu entre l'Hypochondrie ci-dessus décrite et celle des auteurs, existent aussi entre l'Hystérie en question et celle dont ils ont donné la description. Comme il suffit pour les trouver de comparer, avec la moindre attention, l'origine idiopathique de la seconde de ces hystéries et l'origine sympathique de la Première, la presque fréquence de Celle-ci et la rareté de celle-là, le peu de résistance de l'Une et l'incurabilité pour–ainsi–dire de l'autre, je me dispense d'établir, moi–même, ces différences.

Occupons-nous, à leur tour, de deux maladies consécutives à notre Affection–Nerveuse compliquée de notre Fièvre–Lente, en les classant aussi d'après leur fréquence ; sans oublier de mentionner à ces mêmes chapitres une autre espèce morbide aussi indépendante de ces Maladies–Générales qu'elle est faussement appréciée. L'une de ces complications est dénommée Mélancolie ; l'autre, Monomanie.

CHAPITRE XIII.

MÉLANCOLIE.

ARTICLE I.

§ Ier. Les sujets affectés de cette espèce de Mélancolie, offrent les désordres fonctionnels suivants d'une manière aussi générale et permanente que ceux présentés par les Hypochondriaques dont il a été question. Ainsi, ils ont tour-à-tour le teint plombé ou animé ; la sensibilité délicate ou obtuse ; l'intelligence paresseuse ou active ; le moral abattu ou exalté, et perverti ; le visage atterré ou agacé, et morose ; le sommeil lourd ou léger, et ordinairement accompagné de rêves plus ou moins étranges. — Des anomalies non moins successives existent dans le degré de la température du corps, la marche de chaque sécrétion, l'état de la faim et de la soif, la durée de la digestion, l'irrégularité de la défécation, le rhythme de la circulation, l'étendue de l'acte respiratoire. — Mais la tête offre encore plus d'altérations fonctionnelles, attendu qu'il y a dans cette région de l'embarras, de la pesanteur et même de la douleur ayant comme

après le travail, avec battements aux tempes et même à l'occiput ;
ainsi que des tintements d'oreilles, de l'obscurcissement de la vue et
des éblouissements, avec aussi espèce de serrement autour du crâne
et même à son sommet : dernières anomalies que, dans certains cas,
remplace, par intervalle du moins, un sentiment, plus ou moins
trompeur, de vide cérébral. — On observe encore de l'accablement,
un malaise général et du trouble menstruel.

§ II. Mais cette série des désordres constitutifs de cette Mélancolie n'a pas lieu au même degré pour tous les sujets qui en sont atteints. En effet, si la nuance plombée du visage peut aller chez les
uns jusqu'à la lividité ; la rougeur du teint peut aller aussi chez les
autres jusqu'au violet, notamment aux joues et sur les pommettes.
Si encore la délicatesse de la sensibilité est telle chez ceux-ci que la
moindre impression physique ou morale est, d'ordinaire, aussi vivement ressentie que péniblement supportée ; son engourdissement
est tel aussi chez ceux-là que, d'ordinaire également, ils sont presque insensibles aux plus fortes causes d'émotion, alors surtout que
le résultat final ne les touche pas personnellement. Pendant que la
lenteur de l'intelligence de certains les met, momentanément du
moins, dans l'impuissance de saisir avec rapidité les rapports des
choses les plus usuelles, et même de continuer leurs occupations
habituelles, quelle qu'en soit la nature ; l'activité de celle de certains
autres les rend, momentanément aussi, aptes à juger les questions
les plus ardues, et même à commencer des travaux considérables,
soit de corps, soit d'esprit. Pendant encore que l'abattement du moral en jette, quelquefois, dans un désespoir, presque insensé, d'où
peut à grand'peine les tirer, même pour un instant, le médecin qui,
s'étant rendu physiologiquement compte de leurs maux, en apprécie
la réalité au lieu de les taxer d'imaginaires ; son exaltation en pousse,
quelquefois aussi, d'autres à profiter de l'instant de répit que peuvent leur octroyer les angoisses qu'ils endurent, pour, les oubliant
toutes, se laisser inconsidérément aller à des actes, presque déraisonnables, qui en avancent le retour, pronostiqué pourtant par le
médecin auquel l'expérience a appris que ces maladies sont aussi
ataxiques que protéiformes. Tandis que l'accablement du visage
donne à tels d'entre eux un aspect de souffrance inquiète, si prononcé par temps qu'à sa vue on est d'autant plus impressionné que
rien alors ne parvient à le diminuer, ni un sujet de chagrin, ni un

sujet de plaisir; son excitation donne à tels autres un air de susceptibilité morose, dont par temps aussi le degré est d'autant plus douloureux à voir qu'en la circonstance il est accru par la plus faible
sensation, agréable, mais surtout pénible. Tandis encore que l'ap-
pesantissement du sommeil laisse dormir, le jour comme la nuit, au
milieu même d'un véritable tumulte, ceux de ces malades chez lesquels il finit par arriver après une insomnie souvent on ne peut plus
soutenue; sa légèreté ne permet pas de le continuer par le moindre
bruit à d'autres de ces malades chez lesquels il revient, il est vrai,
assez fréquemment, surtout durant le jour, pour les laisser presque en somnolence. Pour les rêves qui accompagnent ce sommeil
chez presque tous ces malades, longs et roulant sur une seule matière dans le premier cas, courts et variant de matière dans le second cas, ils peuvent dans tous les deux être tristes ou gais, et ba-
sés sur des choses naturelles ou surnaturelles, comme aussi se trouver mélangés des unes et des autres de façon à former un ensemble
de la bizarrerie duquel rien n'approche si ce n'est l'irrégularité même
de la fonction organique qui lui donne naissance. — On observe non
moins de différence dans la température propre au corps, qui est
basse ou élevée; dans la marche de chaque sécrétion, qui se passe
avec diminution ou augmentation; dans l'état de la faim et de la
soif, qui reste nulle ou considérable; dans la durée de la digestion,
qui s'opère avec lenteur ou rapidité; dans l'irrégularité de la défécation, qui se fait rarement ou fréquemment; dans le rhythme de la
circulation, qui s'exécute avec ralentissement ou précipitation; dans
l'étendue de la respiration, qui existe large ou restreinte, avec plutôt
que sans toux et même expectoration d'un caractère assez semblable
à celui qu'on leur a vu prendre dans l'Hypochondrie étudiée. — Mais
le degré des désordres qui se passent dans la tête est encore plus
tranché. Ainsi, l'embarras qui est accusé dans cette région, à peine
sensible pour certains de ces Mélancoliques qui le voient disparaître
de temps à autre, est très-marqué pour le plus grand nombre, qui
le sent parfois augmenter, en s'accompagnant même de sensations
anormales, attribuées, dans des cas, à un épanchement sanguin,
comme se l'imaginait un entrepreneur de travaux publics des envi-
rons de Fronsac, et, dans des cas plus communs, à la présence d'une
poche d'eau, *comme se l'imaginaient aussi une cordonnière à Cou-*
tras et la dame d'un employé de l'octroi à Bordeaux. La pesanteur
qui y est ressentie, comparée tout simplement par quelques-uns de

ces malades à celle que produirait une coiffure dont le poids, plus fort qu'à l'habitude, leur semble même par instants diminuer de manière qu'ils n'en soient plus incommodés; est trop considérable chez la plupart, qui l'assimilent à un véritable fardeau, pour qu'ils ne le rapportent pas à une cause extraordinaire, comme l'épaississement des os du crâne, l'induration de rien moins que la totalité de la masse encéphalique, voire même la transformation pierreuse d'une partie du cerveau. *J'en ai rencontré des observations, celles entre autres de deux hommes encore jeunes et d'une femme déjà vieille, qui guérirent, bien qu'à la longue. Ce résultat, je ne l'aurais certes pas obtenu si ces trois personnes eussent été affectées, la première, propriétaire à Saint-Laurent-de-Mucidan, de l'épaississement osseux, la seconde, marchande rue Périgueux à Libourne, de l'induration encéphalique, et la troisième, propriétaire à Saint-Christophe de Saint-Emilion, de la transformation pierreuse de la portion antérieure de l'hémisphère gauche du cerveau, qu'elles s'obstinaient à accuser individuellement.* La douleur qui, plus particulièrement sous forme d'élancements, peut suivre le symptôme de pesanteur, est supportable, autant que rare, pour tels de ces sujets, chez lesquels d'ailleurs elle n'occupe qu'une partie de la tête et cède souvent à une pression qu'ils ne craignent pas d'exercer assez grande lorsqu'ils la jugent nécessaire pour amener le soulagement qu'ils en attendent; *comme savait bien se le procurer un vétérinaire du Chalaure, près Laroche-Chalais.* Cette douleur devient intolérable, autant que fréquente, pour les autres, chez lesquels encore elle envahit toute l'étendue du cerveau et s'accroît, même outre mesure, par la plus faible pression, comme aussi par le plus léger mouvement; *ainsi que la chose avait lieu chez une dame, d'un certain âge, rentière à Coutras.* C'est particulièrement lorsque cette sensation lancinante existe que les pulsations que j'ai noté se passer aux tempes et même à l'occiput, avant aussi bien qu'après le travail, sont éprouvées, *ainsi encore que cela avait lieu chez la femme d'un tonnelier à Vayres et un contrôleur des contributions indirectes à Périgueux,* avec une rapidité et surtout une intensité telles que je ne suis plus surpris de voir les médecins qui n'en ont pas une pratique presque quotidienne, les faire dépendre d'une origine autrement grave que ne l'est celle d'où elles proviennent réellement. Pour les tintements d'oreilles mentionnés, aussi peu fréquents que passagers dans des cas, ils se montrent dans d'autres non moins communs que soutenus, *comme chez un ancien manufacturier, rue Louis-Philippe, à Libourne.* Pour l'obscurcissement de la vue, s'il est rare dans des cas encore, mais prolongé jusqu'à faire naître des appréhensions poignantes, *comme en avait un officier-retraité demeurant rue Michel-Montaigne;* cette lésion de la vue est quelquefois d'une durée courte, mais se réitère alors jusqu'à empêcher qu'on ne se conduise seul, *conséquence qu'elle entraînait pour la dame d'un propriétaire à Vignonet, canton de Castillon.* Quant aux éblouissements, peu marqués chez telles de ces personnes qu'on ne se douterait pas les ressentir, ils ont lieu si prononcés chez telles autres que malgré la précaution qu'elles prennent de les cacher, on s'aperçoit qu'elles les éprouvent : *témoin, un tailleur de la rue Montesquieu.* A l'égard de l'espèce de serrement cérébral dont, sous la dénomination de couronne, de bandeau, tous ces malades se plaignent autour du crâne et même à son sommet, j'ai à noter qu'assez peu vif pour que le plus grand nombre l'assimile à celui qui résulte d'un travail de tête trop soutenu; il est si tranché pour quelques-uns d'entre eux que ces derniers en assimilent l'effet à celui que produirait un étau entre les mors duquel cette masse d'organes serait étreinte : *telle était du moins la comparaison qu'en donnaient un marchand à Fronsac, un tanneur à Montpont, un charcutier de la rue Poudiot, à Bordeaux.* Mais, quelle que soit l'intensité de ces désordres cérébraux, ils sont dans certains cas, ainsi que je l'ai remarqué, momentanément remplacés par un sentiment de vide, ressenti dans cette région d'une manière parfois si complète que tels de ces sujets se surprennent palpant si l'absence de sensibilité qu'ils y éprouvent, est aussi réelle qu'elle le leur paraît : *ce doute était celui dans lequel se trouvait trop souvent un entrepreneur de maçonnerie à Lagomérie-de-Saint-Emilion.* J'ai en outre à faire observer, à propos de l'accablement dont sont affectés tous ces Mélancoliques, que s'il est peu manifeste chez les uns, il va chez les autres jusqu'à les rendre incapables d'entreprendre et même de continuer quoi que ce soit; *impuissance où se voyaient un gendarme de la brigade de Saint-Médard-sur-l'Isle, qui voulait se retirer du service, un jeune couvreur, de la rue du Loup à Bordeaux, qui avait été obligé de laisser son état.* Je ferai observer encore, à propos du malaise général ressenti par tous ces malades, que s'il existe peu sensible chez certains, il acquiert chez d'autres un tel degré que chaque point du corps, pour-ainsi-dire, transmet des impressions désagréables; *comme en endurait d'ancienne date, outre*

la plupart des Mélancoliques auxquels j'ai fait allusion, un cour-
tier de la Place-de-Libourne. Je ferai observer enfin, à propos du
trouble menstruel éprouvé par toutes les personnes du sexe qui ont
le malheur d'être sous le poids de cette Affection, que, s'il se caractérise chez celles-ci par une multiplicité de sensations anormales,
aussi peu étendues et durables qu'elles sont variées, il se traduit chez
celles-là par une série, à peine interrompue, de douleurs dont l'a-
cuité en plonge alors dans une anxiété qui ajoute à leur tristesse habituelle. *Parmi les exemples de ces dernières variétés du présent trou-*
ble menstruel que j'ai recueillis, je puis citer deux dames, d'une
quarantaine d'années, et propriétaires, l'une, sur les Allées Flamans
de Libourne, l'autre, dans la commune de Quinsac, près Bordeaux.

§ III. Cette espèce de Mélancolie, qui d'ordinaire n'a pas lieu
avant la virilité, qui peut apparaître en toute saison, mais avec plus
d'intensité au printemps ainsi qu'en été, comme durer long-temps,
est la Fièvre-Lente et surtout l'Affection-Nerveuse ci-dessus, réunies chez un sujet à organisation encéphalique spéciale et depuis
une époque assez reculée pour que l'ensemble des organes de cette
région en éprouve la double influence plus directement que ceux de
toute autre région de l'économie. — Cet état pathologique, créé, de
même que celui qui forme chacune des complications déjà mentionnées de cette Fièvre-Lente, de cette Affection-Nerveuse, ou bien de
ces deux maladies à la fois, par la fausse direction donnée à l'une, à
l'autre, ou bien encore à toutes deux, mais toujours plus lent à se
constituer qu'aucune des altérations vitales formant ces complications; cet état pathologique, dis-je, est relativement plus rare qu'aucune de ces altérations, et réclame, relativement à elles aussi, pour
guérir une médication d'une action et d'une durée proportionnées aux
modifications profondes que l'organisme a eu à supporter pour atteindre le degré de désordres fonctionnels qui constituent l'espèce
de Mélancolie dont il est question.

§ IV. Je ne crois pas plus nécessaire de répéter ici que cette Fièvre-Lente et cette Affection-Nerveuse peuvent exister réunies, à un
degré différent toutefois, chez un même individu, que de justifier
comment, ainsi associées, ces deux Maladies finissent par influer
sur l'encéphale de ce sujet de manière à ce qu'il se plaigne d'après
l'ensemble de la description que nous avons tracée de cette Mélan-

colie, alors surtout que cette région de son corps est plus faible et
aussi plus susceptible qu'aucune autre. Qu'ai-je besoin également
de répéter que la longueur du temps employé à la formation de cette
première complication de la réunion de la Fièvre-Lente et de l'Af-
tion-Nerveuse dont je veux parler, se trouve justifiée par la valeur
relative du rôle que remplit dans l'économie la masse organique qui
concourt à la composition de la région encéphalique! — Je me bornerai à dire que la résistance offerte par ce nouvel état morbide à la
médication qu'on y oppose, explique l'obligation où nous sommes,
non-seulement d'associer presque en entier au traitement de l'Affection-Nerveuse ci-dessus détaillé le traitement de la Fièvre-Lente
qui aussi a été détaillé plus haut, et certaines parties de la thérapeutique des précédentes complications de l'une ou de l'autre de ces
Maladies-Générales eu égard à la concomitance pathologique dans
laquelle peuvent se trouver certains autres organes; mais encore
d'ajouter à cet ensemble de moyens curatifs par l'usage, modéré, sur
la tête, tantôt de stimulants, tantôt de calmants, selon l'état obtus
ou exalté de cette région, et sans négliger de produire une dérivation indolore sur la totalité des parties inférieures du corps. Je dirai
aussi que nous continuons plus long-temps que dans ces maladies
ces différents remèdes, en ayant le soin, d'après les circonstances,
soit de laisser cette même région soumise à l'influence de ses excitants directs ou indirects et naturels ou étrangers, soit de la soustraire à leur action, alors plus ou moins nuisible.

ARTICLE II.

Cette Mélancolie, que je dirais presque fréquente si je la comparais à l'extrême rareté de la mélancolie des auteurs qui bien des
fois les ont confondues ensemble, doit en être totalement différenciée si, à notre exemple, on veut saisir sa nature propre et la
traiter avec succès. Celle-ci, en effet, toujours primitive, à le juger du moins par les descriptions, peu exactes il est vrai, qu'on en
a publiées, reste généralement incurable, tandis que la Nôtre, toujours consécutive aux Maladies mentionnées, cède en général et
même moins difficilement que tout d'abord on ne se le serait imaginé.

CHAPITRE XIV.

MONOMANIE.

ARTICLE I.

§ Ier. Dans cette première espèce de Monomanie, les individus qui la portent accusent les mêmes symptômes que ceux offerts par les sujets affectés de la Mélancolie qui précède ; avec cette différence toutefois que les désordres cérébraux existant chez ces Mélancoliques sont moins prédominants chez ces Monomaniaques que les goûts et les sentiments étranges, les impressions et les idées déréglées, les passions et les penchants dépravés, les déterminations et les actes dangereux dont ils sont susceptibles. Mais ces aberrations sensitives, intellectuelles, morales ou affectives, sont bornées chez ces malades à ce degré qui n'empêche pas la réflexion de les leur démontrer déraisonnables, sans que pourtant elle soit assez puissante pour faire qu'ils ne s'y laissent pas aller momentanément, qu'ils les maîtrisent pour toujours, qu'ils les dominent entièrement.

§ II. Ces symptômes, distinctifs de la Monomanie dont je veux parler et de la Mélancolie en question, se rencontrent aussi rarement identiques chez les diverses personnes qui en sont atteintes qu'il est commun de les voir conserver leur caractère primitif chez chacun des sujets qui les offrent à l'observation. Cette règle, déduite *à priori* de ce qu'il est difficile de réunir plusieurs et seulement deux individus en santé qui sentent, pensent et agissent de la même manière, est confirmée par l'expérience clinique de la première de ces maladies, du moins en ce qui résulte de ma pratique particulière, sur les faits seuls de laquelle je m'appuie dans tout le cours de cet ouvrage. En effet, parmi les Monomaniaques que j'ai eu à traiter se sont trouvés les suivants : Une nouvelle accouchée, *de la commune de Saint-Jean-de-Blagnac*, qui, après une grossesse pénible, une parturition laborieuse, et quelques jours d'un allaitement rendu trop douloureux par de profondes gerçures aux seins pour être continué, avait conçu la pensée que si sa fille mourait en nourrice, elle serait la cause de ce malheur. Cette idée étrange, combattue d'abord victorieusement par la raison de cette tendre mère, lui avait, peu à peu, résisté davantage, malgré la belle santé dont jouissait le nourrisson, et plus tard l'avait maitrisée presque complètement. On avait espéré que le retour de l'enfant au milieu de la famille influencerait d'une manière favorable cet état désolant; mais il en avait, au contraire, augmenté l'intensité par la fatigue de soins au-dessus de la résistance d'un être aussi délabré que l'était cette pauvre jeune femme. Sa Monomanie datait d'un an passé quand elle me fut on ne peut plus heureusement confiée. — Une autre jeune femme, *de Saint-Sulpice-de-Faleyrense.* Celle-ci, à la suite de plusieurs semaines de veilles et d'angoisses occasionnées par la maladie qui ravit à son affection le moins âgé de ses deux garçons, s'était imaginé que Dieu le lui avait retiré pour la punir d'avoir eu des regrets d'être enceinte; regrets que légitimait assez l'appréhension de couches dangereuses pour sa propre existence. Cette pensée, aussi étrange que celle qui se rattache à la Monomanie qui précède, était parvenue, en trois ans, à dominer cette infortunée à ce point qu'après la diminution graduelle de ses forces et de sa vigilance naturelles, elle avait fini par oublier son ménage, son mari, le fils qui lui restait, par se négliger elle-même jusqu'à ne manger que très-rarement. Cet oubli du sentiment de ses devoirs et de la conscience de ses besoins était arrivé à un degré si prononcé que les remontrances, que ses parents ne pouvaient parfois s'empêcher de lui adresser, ne l'impressionnaient guère plus. Telle était la triste position de cette personne lorsque j'en commençai le traitement qui, à la longue, fut suivi d'un succès complet. — Le troisième exemple de Monomanie de cette espèce, que je citerai, me fut fourni par une demoiselle, *des environs de Libourne.* Après avoir vu sa fraîcheur d'adolescente se perdre rapidement par l'effet de l'impression indicible qu'elle éprouva quand elle faillit se noyer dans la rivière qui borde sa commune, cette demoiselle vivait depuis quelques mois avec l'idée que cet accident pouvait bien être l'indice surnaturel de sa fin prochaine. Cette pensée qu'elle s'était gardé de communiquer tant qu'elle en avait compris le ridicule; qu'elle avait dissimulée avec encore plus d'attention dès qu'il lui était arrivé de soupçonner qu'on s'en moquerait; qu'elle n'avait confiée à sa mère d'abord, puis à l'amie intime, que lorsqu'elle ne s'était plus senti capable d'en avoir, seule, le triste secret; qu'enfin, elle avait divulguée, alors qu'elle s'y fut identifiée pour-ainsi-dire,

avec un abandon qui ne contrastait pas peu avec le mystère qu'elle
en avait fait auparavant ; cette croyance absorbait presque toutes
les facultés de cette autre Monomaniaque à l'époque où je me trouvai chargé de lui donner des soins qui la refirent à peu de chose
près. — Je citerai en quatrième lieu une jolie et honnête fille de
simples artisans, *du canton de Brannes*. Mariée à un riche cultivateur dont elle avait cru devoir partager les rudes travaux pour com-
plaire à sa nouvelle famille, certes bien éloignée d'exiger une occupation autant au-dessus de ses forces que différente de ses habitudes
sédentaires, cette personne s'étant trouvée dans l'obligation, d'a-
bord, de les suspendre à cause des malaises que lui occasionna une
grossesse presque immédiate, et de les abandonner, plus tard, à la
suite d'une fausse couche qui ne lui laissa pas la possibilité de les
reprendre, avait fini par s'imaginer que des gens aussi vaillants,
aussi sobres que ses nouveaux parents, ne resteraient pas long-
temps sans taxer de paresse l'impuissance dans laquelle elle était
de travailler comme eux, sans, peut-être, regretter sa nourriture,
qu'elle-même se reprochait de ne pas gagner. La crainte de s'entendre adresser ces reproches, le dernier surtout, toujours présent à
l'esprit de cette pauvre jeune femme, l'absorba bientôt si complètement qu'elle résolut de ne plus se nourrir. Mais elle s'aperçut encore plus promptement qu'on ne vit pas sans manger ; elle ne tarda
pas non plus à réfléchir que se priver volontairement de nourriture
jusqu'à mourir d'inanition, est, sinon une lâcheté aux yeux de la
société, du moins un crime au point de vue religieux. Aussi cette
infortunée resta-t-elle aux prises avec le fol amour-propre qui lui
avait fait prendre la résolution de ne pas être à charge aux parents
de son mari, avec la conscience qui lui défendait d'attenter à sa
vie, qu'elle rapportait à l'Être-Suprème. La perplexité dans laquelle
elle vivait, depuis déjà du temps, l'avait on ne peut plus détériorée
au physique et au moral lorsque je fus chargé de reconstituer cette
organisation, dont je réussis à changer tout le désordre en une santé
qui, d'abord chancelante, s'est ensuite tout-à-fait consolidée. Cette
jeune femme, en effet, a repris les travaux de la campagne et les
supporte sans inconvénient. — Une paysanne, *des environs de Saint-
Émilion,* formera le cinquième des exemples que j'ai à rapporter de
cette espèce de Monomanie. Cette femme, vieillie avant l'âge, plus
encore par les soins d'un fort ménage que par les fatigues des
champs, commença, après l'allaitement, trop prolongé, de son der-

nier enfant, par ressentir pour son mari, dont elle reconnaissait
n'avoir qu'à se louer, un éloignement changé plus d'une fois en
aversion insurmontable, et finit non-seulement par ne plus éprouver aucune affection pour cet enfant, qu'elle avouait être le moins
désagréable possible, mais encore par se surprendre, de loin en
loin il est vrai, avec l'horrible penchant à le détruire! Quand, il y
a trois ans de cela environ, cette mère, plus à plaindre qu'à blâmer
aux yeux du médecin physiologiste, me fut amenée, elle était, depuis plusieurs mois, je ne dirai pas dans les tortures que la situa-
tion de son esprit paraîtrait devoir faire endurer, car, chose pour
nous aussi simple qu'elle peut pour d'autres être extraordinaire,
l'infortunée s'en préoccupait à peine ; mais bien dans une position
qu'un rien pouvait rendre justiciable de lois pénales dont la révi-
sion ne tardera pas d'avoir lieu, si toutes les maladies mentales
sont, à l'exemple de celles dont je traite ici, étudiées sous leur véritable jour. Il me semble encore aujourd'hui voir cette Monomane,
les forces chancelantes et l'air morne, se traîner péniblement vers
ma demeure, non côte à côte avec son mari, plein d'un dévouement
trop rare, mais à distance de lui, comme elle me confia plus tard
avoir fait route sans grand espoir de guérison. J'avoue que ce résultat me fut aussi long que difficile à obtenir, à cause de l'impossibilité où je me trouvai, à plusieurs reprises, de réunir autour de
cette malade toutes les conditions indispensables à un succès plus
prompt. — Au nombre de ces Monomaniaques, enfin, comptait un
tout jeune homme, *du canton de La Réole,* d'une constitution naturellement débile, et, de plus, usée par l'étude à laquelle il s'était
adonné avec une ardeur inconsidérée. Après s'être senti, tout-à-
coup, un jour, la tête si bouleversée qu'il ne put se lever de dessus
le fauteuil où, à la suite d'un abattement profond, il venait d'être
pris de convulsions, d'abord rares, puis fréquentes, et terminées
par quelques heures d'un sommeil agité, ce jeune homme était
resté sous le poids de cette secousse, qu'il se rappela, plus tard,
n'avoir pas été la première de ce genre qu'il eut éprouvée, mais
à un léger degré. Depuis lors, en effet, outre ses traits toujours
altérés, sa parole devenait parfois embarrassée et même expi-
rait sur ses lèvres entr'ouvertes. Il pleurait par moments; riait
dans d'autres ; et répondait étrangement alors aux plus simples
questions. Alors aussi, paraissant isolé, quoiqu'au milieu de ses
proches que son état attristait seuls, car il ne semblait pas, lui, en

comprendre tout le trouble, il conversait à part soi. Ainsi, à la littérature, dont il balbutiait quelques passages, il adjoignait les mathématiques; et, sans plus de discernement, associait des idées mondaines à des idées religieuses. Il parlait aussi antiquités, chemins, canaux, matières dont antérieurement il s'était occupé avec quelque distinction; citait également des faits historiques, qu'il dénaturait; traçait sans régularité des lignes, ou bien en simulait avec les bras, avec les jambes, dont il ne pouvait maîtriser tous les mouvements. Il faisait ces diverses choses sans ordre, par saccades; tantôt avec calme, tantôt avec agitation. Ensuite, il retombait dans l'accablement taciturne qui séparait les crises dont je viens de tracer une faible esquisse. Sa position, qui avait résisté jusqu'à l'époque où je me rendis auprès de lui, était désespérée; néanmoins par mes conseils fut recouvrée, et moins lentement encore que je ne l'avais présumé, la rectitude première de son esprit, en même temps qu'ils lui apprirent la règle de conduite hygiénique qu'il doit tenir pour ne pas être exposé à le perdre de nouveau. — On voit d'après ces faits qu'ainsi que nous l'avons annoncé, l'état morbide de nul de ces Monomaniaques ne se ressemblait quand ils commencèrent à recevoir nos soins. On voit aussi d'après ces observations qu'ainsi que nous l'avons annoncé également, cet état morbide conserva chez chacun d'eux son aspect primitif jusqu'à ce qu'ait commencé d'agir le traitement qui, approprié à leur différence, finit par en triompher.

§ III. Dans cette espèce de Monomanie qu'on peut observer,avant l'âge mûr comme après cette phase de la vie, qui, indépendante de quelque saison que ce soit, ne laisse pas d'être fâcheusement influencée par le printemps, par l'été surtout, et dont la durée peut être grande, ce sont une ou plusieurs régions de l'encéphale qui, chez une personne à organisation cérébrale particulière, se trouvent plus spécialement influencées par la réunion ainsi que la durée de la Fièvre-Lente et surtout de l'Affection-Nerveuse déjà étudiées. — Ce produit morbide, créé par une filiation de phénomènes pathologiques d'une analogie frappante avec ceux qui donnent naissance à la Mélancolie précédemment décrite, mais plus lent à s'établir que cette nouvelle complication de ces deux Maladies, s'offre à l'observation bien moins souvent que cette même complication, et demande, comme elle, une médication encore plus active, encore plus prolongée.

§ IV. Il n'est pas plus nécessaire ici qu'il ne l'a été à la Mélancolie qui précède, d'établir que cette Fièvre-Lente et cette Affection-Nerveuse peuvent exister réunies, mais non au même degré, chez une personne; comme encore que ces Maladies, ainsi réunies, peuvent à la longue réagir sur une ou plusieurs régions de l'encéphale de cette personne de telle sorte qu'il traduise ses souffrances, plus ou moins exactement, d'après l'un ou l'autre des exemples que nous avons cités de cette Monomanie, notamment si ce sujet a cette région ou ces régions du cerveau plus débiles et aussi plus susceptibles que telle ou telle autre région cérébrale, qu'aucun autre centre organique. Il n'est pas plus utile également d'établir que la lenteur, avec laquelle se forme cette autre complication résultant de l'association de cette Fièvre-Lente et de cette Affection-Nerveuse, s'explique par l'importance relative du rôle dévolu aux diverses régions des hémisphères cérébraux. — Je dois seulement dire que la ténacité, présentée par ce nouvel état morbide au traitement à l'aide duquel on l'attaque, prouve que nous avons raison, pour la détruire, d'abord d'associer, à peu près complètement, à la médication de l'Affection-Nerveuse plus haut relatée la médication de la Fièvre-Lente ci-dessus relatée aussi, et certaines parties de la thérapeutique des précédentes complications de l'une ou de l'autre de ces Maladies eu égard au consensus pathologique dans lequel peuvent se trouver certains autres organes; ensuite de renforcer cet ensemble d'agents curatifs en employant, avec prudence, sur les parties de la tête qui recouvrent la région ou les régions de l'encéphale dans lesquelles siège cette Monomanie, des calmants si la vitalité en est surexcitée, des stimulants si cette force primordiale est devenue obtuse : mais sans commettre l'oubli de dériver largement sur le bas du corps. J'ajouterai, en terminant, que nous prolongeons davantage que dans ces Maladies l'usage de ces divers remèdes, avec le soin, d'après les circonstances, de soustraire cette région ou ces régions du cerveau à l'incitation qu'y produit l'exercice même des fonctions qui en dépendent, l'exercice aussi des organes des sens, voire encore de ceux du reste de la vie animale, ou bien avec le soin de laisser cette région ou ces régions, sièges du mal, plus ou moins soumises à l'influence de ces derniers excitants.

6

ARTICLE II.

Les mèmes différences qui existent entre la Mélancolie dont il vient d'être traité et celle dont la description a été donnée par les auteurs, ont lieu aussi entre la Monomanie ci-dessus étudiée et celle qu'ils ont décrite. Comme pour s'assurer de ces différences, il suffit d'établir avec quelque attention une comparaison entre l'origine sympathique de la Première de ces monomanies et l'origine idiopathique de la seconde ; entre la rareté de celle-ci et la fréquence, pour-ainsi-dire, de Celle-là ; entre la presque incurabilité de l'une et la résistance bien moins marquée de l'Autre ; je laisse ce simple travail au lecteur qui ne me croira pas sur parole. — Mais aussi je dois prévenir que cette seconde espèce de Monomanie, quoique connue, n'est pas toujours traitée comme le demande chacune de ses variétés principales, témoin la suivante. Un cultivateur, *d'une des communes du canton de Coutras,* aisé, adulte et marié, avait, de tout temps, fait abnégation de sa propre volonté pour se plier aux exigences d'une mère impérieuse à l'excès ; aussi, bientôt après la mort de cet autre lui-même, se trouva-t-il incapable de se conduire seul. Sa vie, en effet, semblait purement automatique : il la passait dans une indolence presque complète. Était-il couché ; il restait au lit. Était-il levé ; il ne se couchait plus. Il ne songeait ni à se vêtir, ni à se déshabiller ; pas même à se nourrir. Le besoin d'uriner le forçait-il de penser à le satisfaire, il y employait un temps, qui, sans exagération aucune, dépassait des heures entières si c'était à la selle qu'il se trouvait contraint d'aller. Seul dans sa chambre, d'où il ne sortait guère plus, ou bien accroupi au coin du foyer commun, ayant la tète penchée en avant et les bras accoudés sur les genoux, à quoi rêvait-il? Impossible de le deviner; lui-même ne le savait probablement pas : on s'apercevait seulement qu'il se grattait sans cesse les mains, dont la face dorsale était garnie de déchirures. Quittait-il momentanément sa retraite, il était préoccupé, avait les yeux hagards, et paraissait vouloir cacher un objet qu'il craignait qu'on ne lui dérobât ou en chercher un qu'il croyait lui avoir été soustrait. Une de ses connaissances entrait-elle, il ne faisait nulle attention à elle, à moins qu'il ne la craignît. Parfois, pourtant, il avait un air soucieux et semblait faire des efforts considérables. Ainsi, on le voyait s'agiter avec difficulté et on

l'entendait se dire brusquement, lorsque par hasard il voulait prendre une détermination : Allons, va ; allons, marche ; marche donc...
Tel était cet homme quand on me manda auprès de lui. Rien, jusqu'alors, n'avait pu le changer : en trois mois, je le mis à même
de ne plus être une nullité absolue. Pour atteindre ce résultat, voici
comment je m'y pris. D'abord, je remplaçai, pour-ainsi-dire, sa volonté par la mienne ou par celle des personnes commises à sa sur-
veillance, tout en l'obligeant à exécuter les actes qui lui étaient
commandés. Ensuite, j'exigeai, matériellement, de lui qu'à mon imitation ou à celle de ses surveillants il se commandât, aussi impérieusement qu'il était possible de l'obtenir, à chacun de ces mêmes
actes. Plus tard, je me bornai à le pousser du geste, de la voix, et
même seulement des yeux à satisfaire à ses besoins, à ses fonctions,
ou au peu de désirs qu'il pouvait paraître éprouver. Mais cette thérapeutique morale fut secondée par la pratique des grands principes
de l'hygiène si négligés de nos jours.

Abordons une complication de notre Fièvre-Lente plus rare que
celles qui, parmi les précédentes, résultent de cette Affection pure et
simple : je veux dire les Douleurs-de-Tête. En même temps, fixons
l'attention sur une espèce pathologique de même dénomination et
non moins mal appréciée.

CHAPITRE XV.

DOULEURS-DE-TÊTE.

ARTICLE I.

§ Ier. Les Maux-de-Tête de l'espèce de ceux dont je parlerai d'a-
bord, se traduisent par des douleurs frontales, superficielles ou
profondes, et primitivement intermittentes, mais ensuite continues.
Elles sont légères ou intenses, momentanées ou bien durables, et
sourdes le plus souvent, mais aiguës quelquefois. Elles sont aussi
calmées ou accrues, d'après le degré du mal, par le travail d'esprit,
et même par les fatigues physiques. A ces douleurs se joignent de la
diminution dans la puissance de l'intelligence, l'étendue de la mémoire, la portée de la vue, la finesse de l'ouïe, la délicatesse du toucher,
ainsi que de la somnolence ; à moins que le sujet qui les accuse, ne

se trouve en proie à un accès de souffrances. A ces douleurs se joignent aussi du ralentissement dans le rhythme de la respiration et
de la circulation, ainsi que de l'accablement musculaire ; à moins
encore que le malade ne se trouve agité par un surcroît de mal. —
En outre, ces symptômes sont toujours précédés d'un trouble, presque permanent, dans la chaleur animale, la sueur, les urines, la
digestion, etc., lequel a une existence bien antérieure à la leur ; ils
sont encore suivis fréquemment d'un trouble, non moins habituel,
dans la sensibilité générale, la physionomie propre aux personnes
qui les présentent à l'observation, etc.

§ II. Ces caractères distinctifs de ces Maux-de-Tête ne sont pas
uniformes chez tous les sujets. En effet, la douleur, au lieu de borner son siège à la partie moyenne du front, de ne pas s'élever au-
delà de sa zône sus-orbitaire ; peut occuper toute l'étendue de cette
région, et même en dépasser les limites, *ainsi que chez la plupart
des personnes atteintes de ces Maux-de-Tête auxquelles je vais faire
allusion, car je ne cite dans tout le cours de cet ouvrage que les personnes les plus gravement affectées d'entre celles que j'ai eu à traiter.*
Au lieu aussi de rester assez extérieure pour que les malades qui
l'éprouvent, la localisent dans les téguments dont cette partie du
corps est revêtue ; il arrive à cette douleur de devenir intérieure à
ce point qu'ils l'accusent dans les os que ces téguments recouvrent,
comme le faisait une épicière de la rue Périne à Sainte-Foy, et même
dans la fraction du cerveau qui leur correspond, *comme le faisaient
aussi le marchand de la rue Périgueux désigné à la Mélancolie et un
petit propriétaire au port de Castillon.* Au lieu encore de ne se montrer que de loin en loin, ainsi que dans le principe de sa formation,
il n'est pas rare de voir cette sensation exister permanente, et, le
plus souvent, avec redoublements ; *manière d'être qu'elle avait chez
un cultivateur à Saint-Pey d'Armès près cette dernière ville, et chez
la femme du métayer des Palus de Saint-Loubès citée à la Fièvre-
Lente, ainsi que chez la propriétaire de Jugazan citée à l'Hypochondrie.* Cette douleur, plutôt que de persister supportable, même lorsque son état, le plus ordinaire, de simple tension, de simple
embarras, de simple empâtement, se change en état, accidentel, de
pulsations, d'élancements, de déchirements ; peut se développer
atroce, *ainsi qu'elle le devenait chez un jeune arrimeur du Port de
Libourne.* Plutôt aussi de ne se montrer que pour se dissiper rapi-

dement, cette douleur persiste plus ou moins, *comme chez la jeune fille d'un tonnelier de Vayres*. Plutôt encore de ne se conserver que peu aiguë pendant toute sa durée, cette sensation revêt de prime-abord un caractère d'acuité qu'elle ne quitte guère, *comme aussi chez la femme d'un pêcheur à Vignonet, près Castillon*. C'est lorsque ces Maux–de–Tête sont bornés à la région frontale, moyenne ou sourcilière, ne dépassent pas l'épaisseur des tissus mous qui recouvrent ces parties, ne reviennent que rarement; ou bien quand, en conservant leur caractère bénin de tension, de gêne, d'empâtement, ils restent légers, passent avec rapidité, sont peu vifs; que l'exercice, et même l'étude, les diminue, les dissipe, alors encore que l'action musculaire, que l'occupation intellectuelle, est assez soutenue : *la chose arrivait ainsi, pour l'exercice à un tonnelier de Bègles près Bordeaux, pour l'occupation de tête à un professeur distingué à Libourne*. C'est lorsque ces Maux–de–Tête occupent la totalité du front, et surtout gagnent ses parties voisines, correspondent aux os, et surtout au cerveau, se font sentir continuels, et surtout avec exacerbations; ou bien quand, en se changeant en pulsations, élancements, déchirements, ils deviennent insupportables, sont durables, se conservent intenses; que les occupations intellectuelles, et même l'action musculaire, les augmente, les redouble, alors encore que le travail d'esprit, que celui de corps, est peu prolongé : *ce résultat avait lieu, pour le travail de tête chez un jeune négociant de la rue Sainte-Catherine, pour la fatigue du corps chez une bouchère de la rue de Guîtres et le petit garçon d'une marchande de la rue Neuve à Libourne*. J'ai dit qu'à ces douleurs se joignaient de la diminution dans la puissance de l'intelligence, l'étendue de la mémoire, la portée de la vue, la finesse de l'ouïe, la délicatesse du toucher, ainsi que de la somnolence. Chez ces malades, en effet, le cerveau devient paresseux, impropre à méditer; la mémoire perd de son étendue, se montre infidèle; l'œil s'affaiblit, se trouble même; l'oreille n'est plus sûre, s'endurcit presque; le toucher s'émousse, erre parfois; et le besoin de dormir devance l'heure habituelle, se prolonge au-delà du réveil accoutumé, se fait ressentir dans le courant de la journée; *de même qu'entre quelques-uns de ces malades, cela se passait à l'égard de la ménagère d'un vieux célibataire à Saint-Genès*. Mais, ces sujets sont-ils surexcités par un surcroît de mal, la scène peut changer, momentanément toutefois : ainsi, il arrive alors que les facultés intellectuelles deviennent puis-

santes, que les souvenirs se retracent exacts, que chaque sens recouvre sa rectitude première ; état, accidentel, d'éréthisme qui re-
cule le moment où de coutume vient le sommeil, qui ne le laisse
pas toujours calme ; *de même encore qu'entre autres exemples, cela
se passait aussi à l'égard d'une jeune boulangère de Castillon.* J'ai
dit également qu'à ces douleurs s'ajoutaient du ralentissement dans
le rhythme de la respiration et de la circulation, ainsi que de l'accablement musculaire. Chez ces sujets, en effet, l'inspiration est
incomplète, l'expiration se passe inaperçue ; les mouvements du
cœur sont faibles, rétrécis, avec plutôt que sans de la dyspnée ; et
le besoin de repos, celui d'inaction, se réitère, a lieu permanent
pour-ainsi-dire ; *comme, parmi quelques autres sujets, l'éprouvait
la jeune femme d'un cultivateur, aisé, à Bellefon de Brannes.* Mais,
ces malades se trouvent-ils en proie à un accès de souffrances, les
choses peuvent prendre une allure opposée, pour un temps limité à
vrai dire : ainsi, il arrive alors que la poitrine dilate ses parois, active ses mouvements ; que le cœur élargit ses cavités, précipite ses
contractions, et pour l'ordinaire avec un certain sentiment de bien-
être, durant lequel les forces générales sont moins affaissées, se
relèvent même pendant quelques instants ; *comme encore, parmi
d'autres exemples, l'éprouvait aussi la femme de chambre de la
dame d'un négociant sur le quai des Chartrons.* — Pour être moins
saillante que dans les symptômes précédemment étudiés, la non
uniformité du trouble, presque continuel, qu'on observe dans la
chaleur animale, la sueur, les urines, la digestion des malades atteints des Douleurs-de-Tête de l'espèce de celles en question, n'en
existe pas moins réelle. La preuve, c'est qu'ils éprouvent des frissons passagers ou assez persistants, légers ou prononcés, tantôt
généraux et tantôt partiels, ou bien des chaleurs non moins variables eu égard à leur durée, à leur intensité, aux régions du corps
sur lesquelles elles se font ressentir ; c'est que leur peau paraît sèche, aride même, ou bien humide, ruisselante, par intervalles ;
c'est que leur vessie se contracte, rarement ou fréquemment, pour
rendre beaucoup ou peu d'urine, soit claire, soit trouble ; c'est qu'enfin, leurs organes digestifs appètent par moments, repoussent dans
d'autres, les aliments, les boissons, substances sur lesquelles ils
agissent d'une manière plus ou moins anormale, tant pour en pré-
parer l'assimilation intime que pour en rejeter les résidus impropres
à la nutrition. Même remarque à propos du peu d'uniformité qui a

lieu dans le trouble, non moins constant, qui se passe dans la sensibilité générale, dans la physionomie propre aux personnes af-'fectées de cette espèce de Douleurs-de-Tête ; car, délicate ou obtuse, étendue ou restreinte, cette sensibilité les laisse, à un degré qui varie, impressionnables, insensibles ; car, mobile ou impassible, agitée ou calme, cette physionomie traduit assez exactement l'état plus ou moins maladif de leurs nerfs, de leur esprit, de leur âme.

§ III. Pour apprécier et traiter cette espèce de Douleurs-de-Tête comme elle veut l'être, il faut, après avoir jugé exactement l'État-Morbide déjà décrit (la Fièvre-Lente) dans lequel se trouve, depuis plus ou moins de temps chez les sujets porteurs de ces Douleurs-de-Tête, la fraction de la trame-élémentaire-générale départie à la vie végétale ; il faut, dis-je, se rendre un compte non moins exact de la modification que cet État-Maladif imprime toujours, mais surtout chez ces personnes, à la composition intime du cerveau ainsi qu'à la vitalité des organes le plus liés à ce dernier. Il est indispensable, en outre, de préciser la modification que cette lésion secondaire du cerveau peut, à son tour, imprimer à la partie du réseau-générateur dévolue à la vie animale ; dernier résultat que cette altération cérébrale produit souvent, en la circonstance présente, et d'où provient mon Affection-Nerveuse comme complication la plus naturelle de ces Maux-de-Tête.

§ IV. Nous avons vu comment la Fièvre-Lente décrite agissait sur l'estomac, les intestins, le foie ou la masse sanguine, chez certains sujets, pour créer la Gastrite, l'Entérite, l'Hépatite ou la Chlorose étudiées après elle ; comment ce premier Mode-Pathologique, en s'associant l'Affection-Nerveuse décrite, agissait sur l'abdomen ou sur l'hypogastre de certains autres sujets pour amener l'Hypocondrie ou l'Hystérie étudiées après ces Maladies-Générales. C'est par une filiation analogue de phénomènes que cette Fièvre-Lente finit par produire les Douleurs-de-Tête dont il est question dans ce chapitre. Les personnes qui en sont atteintes, en effet, souffrent plus ou moins anciennement de cette Fièvre-Lente avant d'éprouver ces Maux-de-Tête : ils n'apparaissent que lorsque la partie du système cellulo-vasculaire-général entrant dans la texture du cerveau est, par suite d'une débilité native ou acquise, plus affectée que toutes les autres fractions de ce système entrant dans la composition des organes qui, de même que le cerveau, reçoivent des deux vies une influence égale à celle qu'ils exercent sur l'une et l'autre vie. — De la manière dont se forment ces Douleurs-de-Tête qui peuvent, pour-ainsi-dire, attaquer tous les âges comme se montrer dans les diverses saisons, il résulte que leur médication doit être celle de la Fièvre-Lente qui les engendre, mais long-temps soutenue et aidée de plus de repos du corps, de plus de tranquillité du cerveau avec diminution de ses stimulus extérieurs, aidée aussi de quelques calmants locaux et même de quelques dérivatifs généraux, administrés surtout pendant les crises.

ARTICLE II.

Il y a une autre espèce de Douleurs-de-Tête, moins répandue que celle-là mais aussi méconnue, car bien moins encore que cette première espèce, elle provient des altérations matérielles du cerveau dont les auteurs les font dépendre l'une et l'autre. — Cette seconde espèce, caractérisée par des douleurs cérébrales analogues à celles détaillées ci-dessus, mais plus fixes dans leur siège, plus précises dans leur étendue, ne paraît ni précédée d'un trouble presque habituel dans la vie de nutrition, ni suivie d'un trouble non moins permanent dans la vie de relation; mais elle est accompagnée, momentanément, d'un désordre bien plus considérable dans les fonctions de ces deux vies. — Cette seconde espèce de Maux-de-Tête, dont une variété principale prend le nom de MIGRAINE, s'offre primitive au lieu d'être secondaire. — Cette origine inverse de l'origine de la première espèce, rend cette dernière plus rebelle, sans l'empêcher pourtant de céder à un traitement analogue, mais d'une action plus permanente et d'une durée plus longue. *Elle y céda en effet, dans le nombre des personnes que j'ai guéries de ces douleurs, chez un commis d'une administration publique de la rue de Guîtres à Libourne, lequel les avait continuelles depuis sept ans, et chez l'intelligent domestique d'une riche propriétaire de la même ville, lequel les éprouvait fréquemment, depuis près de deux ans, sous forme de Migraine on ne peut plus violente.* Ce traitement, qu'on doit suivre non-seulement pendant les accès, mais encore en dehors de ces accès, consiste surtout à augmenter ou à diminuer la nourriture selon que le malade est faible ou fort, et à faire de

l'exercice ou à prendre du repos selon que le malade vit dans l'i-
naction ou dans l'habitude de fatiguer. Mais il faut, momentanément, seconder ces moyens de la cessation complète des fonctions
des sens et du cerveau ; il faut les seconder pareillement de l'application, momentanée aussi, de sédatifs sur la totalité de la tête ou
sur la partie de cette région la plus douloureuse, et de l'emploi,
temporaire encore, de dérivatifs sur les pieds et les jambes.

Abordons maintenant une complication de notre Affection-Nerveuse plus rare que celles qui, parmi les précédentes, sont dues
purement et simplement à cette Maladie : je veux dire le Spasme-
du-Cerveau-et-des-Sens. Nous profiterons de la circonstance pour
appeler l'attention du lecteur sur une autre espèce pathologique
qui, portant cette dénomination, est restée aussi mal appréciée.

CHAPITRE XVI.

SPASME-DU-CERVEAU-ET-DES-SENS.

ARTICLE I.

§ Ier Dans cette première espèce de Spasme-du-Cerveau-et-des-
Sens les malades, dont la tête est habituellement embarrassée, mais
davantage le jour que la nuit, supportent toujours mal, mais d'une
manière plus ou moins marquée selon le degré que l'affection a atteint,
la réflexion, la lumière, les sons, les odeurs, même le mouvement.
Avec cet état morbide il peut parfois exister, selon encore l'intensité
de la maladie, des élancements, des bourdonnements, des éblouissements, accompagnés ou non d'évanouissement et même d'agitation musculaire. — De plus, l'ensemble de ces symptômes, constants ou éventuels, est généralement précédé par une sensibilité délicate, un sommeil léger et souvent agité, de l'accablement, etc.; il
est aussi suivi par des digestions lentes, de l'amaigrissement, etc.

§ II. Ces phénomènes varient beaucoup chez les diverses personnes qui les éprouvent. Ainsi, l'embarras de tête que toutes ressentent constamment, comparé par la plupart à un sentiment de pesanteur, localisé dans tout le crâne, l'est par un petit nombre à une
sorte de constriction, exercée à son sommet, à ses parties latérales

ou à la nuque, régions qui peuvent paraitre pressées de dedans en
dehors, comme étreintes d'arrière en avant. A ces deux impressions,
perçues ensemble ou séparément, se réunissent même chez quelques-unes de ces personnes des pulsations, des battements ; *augmentation de mal qui avait lieu pour une marchande de la rue Montesquieu, et pour une dame de Galgon.* Ainsi, pendant que tels de ces
malades restent capables d'une certaine contention d'esprit ; tels
autres ne le fixent qu'à grand'peine. Il y en a même qui ne peuvent se permettre la plus légère attention sans s'exposer à souffrir
considérablement, *comme il arrivait à un naturaliste distingué des
environs de Sauveterre, à un jeune littérateur émérite de la ville de
Libourne.* Ainsi encore, tandis que certains d'entre eux supportent
sans trop de difficultés l'action, réunie ou séparée, d'une lumière,
d'un son, d'une odeur, d'intensité ordinaire ; certains autres ont la
vue, l'ouïe, l'odorat, d'une susceptibilité qui est pour eux une source
de sensations aussi désagréables qu'incessantes ; *témoin, un riche
propriétaire des environs de Pellegrue, qui ne pouvait plus se livrer
à sa passion pour l'horticulture, témoin également, une jeune dame
de la rue Palais-Galien, laquelle ne pouvait prendre le sommeil
avant que les personnes habitant les maisons contiguës à la sienne
fussent couchées, car elles percevait leurs allées et venues de manière à en être tenue éveillée, malgré tout son désir de dormir.* Ce
sont particulièrement ces derniers malades chez qui la marche, voire
même le simple mouvement d'une région du corps, celle du cou notamment, devient douloureuse, presque intolérable : la simple action
de redresser les cheveux, comme celle de les coucher dans un sens
opposé à celui qui leur est accoutumé, ajoute encore aux souffrances
de certains de ces mêmes malades. J'ai, en effet, été consulté par
bon nombre de ces sujets, parmi lesquels il s'en trouvait qui, pour
peu qu'ils s'efforçassent de braver l'impression fâcheuse résultant de
l'exercice de leur cerveau, de leurs sens, ou de leurs muscles, sentaient la tête se perdre, les yeux s'enfoncer dans leurs orbites, le
nez se reserrer et comme se raccourcir, les oreilles se crisper tant à
l'intérieur qu'à l'extérieur. *De ce nombre étaient une fruitière, rue
Sainte Foy, dans la ville de ce nom, une jardinière à Catussau de
Pomerol.* J'ai même traité et guéri de ces sujets chez qui le cerveau
un sens, ou une partie de la peau, ne se bornait pas, alors, à
faire éprouver des désordres du genre de ceux mentionnés, mais
allait jusqu'à présenter un pervertissement de fonction. En effet,

plusieurs avaient des idées bizarres ; l'un d'eux , voyait, de l'œil droit, les objets renversés ; quelques-uns sentaient des odeurs étranges , comme celle de crapaud , de serpent ; quelques autres entendaient des voix surnaturelles, comme celles de Dieu, du diable ; certains enduraient à la plante des pieds, au gras des bras, ou en tels autres points de la surface cutanée, une espèce de fourmillement, de reptation, on ne peut plus incommode. *Parmi eux, comptaient la femme d'un petit propriétaire à Saint-Christophe de Castillon , le pompier des Allées-d'Albret dont j'ai déjà parlé aux Névralgies.* Ce sont encore ces derniers malades chez qui existent les élancements, les bourdonnements, les éblouissements, que j'ai noté accompagner parfois, avec ou sans syncope, même avec agitation musculaire , cette espèce de Spasme-Cérébral-et-Sensorial. Ces élancements se font ressentir seulement aux tempes, ou bien aux tempes et aussi dans les sourcils : ils se prolongent même jusque sur le derrière des oreilles, *comme chez une marchande du cours d'Aquitaine.* Des mâchoires et du devant du cou , où ils peuvent siéger encore, il arrive qu'ils s'étendent sur le derrière de cette région, pour, de là, monter vers la nuque, ou descendre sur le haut des épaules, *comme aussi chez le curé d'une des communes limitrophes de Blanquefort.* Ces bourdonnements ont lieu passagers, faibles et bornés aux régions auditives, ou bien continuels, intenses et étendus à la presque totalité de la tête : dans ces derniers cas, ils peuvent empêcher les personnes qui les éprouvent de suivre une conversation, d'autant mieux que leurs interlocuteurs sont obligés de la tenir à voix basse; et aussi les rendre comme hébétées, car, si elles conservent la faculté de juger assez sainement, elles ne paraissent guère jouir de cet avantage. *Ces effets pénibles étaient ceux que ces bourdonnements amenaient chez une jeune laitière à la Paillette de Libourne.* Les éblouissements, à leur tour, existent momentanés, légers et localisés dans les organes visuels seulement, ou bien durables, prononcés et occupant la tête presque en entier : dans ces dernières circonstances, ils peuvent être aperçus par les personnes qui entourent les malades, car ceux-ci ne sont pas toujours maîtres de cacher l'impression fâcheuse qu'ils leur occasionnent, *ainsi qu'il arrivait à la dame d'un notaire du canton de Coutras.* Cette impuissance où se trouvent ces derniers malades, peut encore exister bien qu'il ne soit résulté de cet accroissement de mal, ni convulsions, *comme en avait la femme d'un cultivateur des Billeaux près Li-*

bourne, ni défaillance ou syncope, *comme aussi en ressentait un jeune tonnelier des Grandes-Allées dans cette ville*, pas même de ces vacillations, *qu'offrait un cultivateur, aisé, de Galyon, près Fronsac*, de ces tremblements, *qu'aussi présentait la dame de rue Saint-Etienne citée à l'Hystérie*; tous symptômes si communs quand ces éblouissements sont assez marqués. — Je pourrais rapporter quelques autres phénomènes auxquels ils donnent naissance; mais, l'occasion d'en parler devant se présenter au chapitre des Etourdissements, je passe immédiatement aux variétés des symptômes dont les uns précèdent, dont les autres suivent la formation de cette espèce de Spasme-du-Cerveau-et-des-Sens. Parmi les premiers s'offre, d'abord, la sensibilité, qui, toujours délicate chez ces malades, l'est à un si haut degré, parfois, chez quelques-uns qu'ils sont alors facilement agités, impatients, ainsi que tristes, inquiets, et même d'une grande mobilité. Cette mobilité qui contraste assez avec leur faiblesse habituelle, ne leur permet pas de rester long-temps en place, les pousse au contraire à aller, venir, à changer d'occupation, chercher des distractions nouvelles. Ils agissent ainsi jusqu'à ce que, plus souffrants qu'auparavant, ils comprennent de nouveau le besoin du repos, de la solitude, et particulièrement de l'obscurité dans laquelle ils ne manquent pas de se placer, à moins qu'elle ne réveille en eux le sentiment de la peur, comme j'en ai vu qui éprouvaient cette terrible complication. S'offre, ensuite, le sommeil qui, presque toujours léger, l'est à ce point chez quelques-uns aussi de ces malades qu'il s'interrompt sous l'influence du moindre bruit, du plus faible mouvement imprimé à leur couche, du plus léger attouchement d'une partie de leur corps. Conserve-t-il, accidentellement, plus de résistance, une autre anomalie l'attaque : il devient troublé par des rêves multipliés, incohérents; lesquels, parfois, ne se dissipent pas avant que le malaise qu'ils paraissent procurer à ces patients, porte à les y soustraire par un réveil ordinairement, alors, assez difficile à obtenir. Ce sont surtout ces derniers sujets chez qui l'accablement, commun à tous, est des plus apparents; car ils semblent comme affaissés sous leur propre poids; car on les voit ne se décider qu'avec peine à se livrer à quelque occupation, à faire tant soit peu d'exercice; car ils restent volontiers immobiles, et plus ou moins absorbés en eux-mêmes, dans le premier lieu où ils se trouvent, sur le premier siège où ils se sont laissé tomber pour-ainsi-dire. Parmi les seconds de ces symptômes comptent des digestions lentes, accompagnées d'appétit et de soif déréglés, de tension à l'abdomen, de dérangement dans les garde-robes, etc.. A eux aussi se rapporte l'amaigrissement dont ces malades sont atteints à un degré qui peut devenir extrème.

§ III. Pour juger et combattre cette espèce de Spasme-du-Cerveau-et-des-Sens comme elle l'exige, il est, de même que pour les Maux-de-Tête ci-dessus étudiés, indispensable, après s'être rendu un compte exact de l'Etat-Maladif déjà étudié aussi (l'Affection-Nerveuse) qu'éprouve, depuis un temps plus ou moins long également chez les personnes affectées de ce Spasme-du-Cerveau-et-des-Sens, la fraction de la trame-élémentaire-commune départie à la vie animale; il est indispensable, dis-je, d'apprécier avec non moins d'exactitude l'influence que cet Etat-Morbide exerce en général, mais particulièrement chez ces sujets, sur la composition intime de l'encéphale, ainsi que sur la vitalité des organes le plus liés à ce dernier. Il faut, en outre, préciser l'influence que cette lésion de l'encéphale peut, à son tour, exercer sur la partie du réseau générateur dévolue à la vie végétale; dernier résultat que cette altération amène souvent dans une circonstance semblable à celle-ci, et d'où provient ma Fièvre-Lente comme complication la plus naturelle de ce Spasme-Cérébral-et-Sensorial.

§ IV. Nous avons dit de quelle manière l'Affection-Nerveuse étudiée influait sur l'estomac, les intestins, le foie ou le tissu-primitif de certaines régions du corps, chez telles personnes, pour amener la Gastralgie, l'Entéralgie, l'Hépatalgie ou la Névralgie décrites après elle; de quelle manière ce premier Mode-Pathologique, en s'associant la Fièvre-Lente étudiée, influait sur l'encéphale entier ou sur certaines de ses régions, chez telles autres personnes, pour créer la Mélancolie ou la Monomanie décrites après ces Maladies-Générales. C'est par des phénomènes d'une filiation analogue que cette Affection-Nerveuse finit par produire le Spasme-Cérébral-et-Sensorial dont il est question dans ce chapitre. Les sujets qui en sont atteints, en effet, éprouvent plus ou moins anciennement cette Affection-Nerveuse avant de souffrir de ce Spasme-du-Cerveau-et-des-Sens : il n'apparaît que lorsque la partie du système cellulo-vasculaire-général entrant dans la texture de l'encéphale est, par suite d'une délicatesse native ou acquise, plus affectée que toutes les autres fractions de ce système concourant à la composition des organes qui, de même que l'encéphale, reçoivent des deux vies une influence égale à celle qu'ils exercent sur l'une et l'autre vie. — De la marche que suit pour se former ce Spasme-Cérébral-et-Sensorial qui peut, pour-ainsi-dire, sévir sur les personnes de tout âge comme apparaître dans les diverses saisons, il résulte que sa médication doit être celle de l'Affection-Nerveuse qui l'engendre, mais plus prolongée et secondée d'un grand repos, d'un calme presque absolu avec sous-traction aussi complète et soutenue que possible des stimulus les plus directs du cerveau et des sens, secondée encore d'antispasmo-diques locaux, comme de dérivatifs généraux, assez réitérés, même en dehors des redoublements du mal.

ARTICLE II.

Il y a une autre espèce de Spasme-du-Cerveau-et-des-Sens, moins commune que celle-là, mais non moins méconnue, puis-qu'elle est encore plus éloignée que cette première espèce de dé-pendre des altérations matérielles de l'encéphale dont les auteurs les font provenir l'une et l'autre. — Cette seconde espèce, caracté-ri ée par des symptômes encéphaliques et sensoriaux analogues à ceux sus-détaillés, mais d'un siège plus fixe, d'une étendue plus précise, ne paraît ni précédée d'un trouble presque permanent dans la vie de relation, ni suivie d'un trouble aussi habituel dans la vie de nutrition ; mais elle est accompagnée, momentanément, d'un dé-sordre bien plus grand dans les fonctions de ces deux vies. — Cette seconde espèce de Spasme-du-Cerveau-et-des-Sens, dont une va-riété principale se nomme NÉVRALGIE, diffère de celle que je viens de décrire par son origine qui est primitive. — Cette origine opposée à celle de la première espèce, rend cette dernière plus difficile à gué-rir, sans faire toutefois qu'elle résiste à un traitement analogue, mais plus permanent dans son action et plus long dans sa durée. *N'y résistèrent pas du moins, parmi les Spasmes-Cérébraux-et-Sen-soriaux de ce rang pour lesquels j'ai été consulté, celui d'une dame de la rue Sainte-Catherine à Bordeaux, qui souffrait depuis plu-sieurs années, celui aussi d'un propriétaire dans le Fronsadais.* —Ce traitement, qu'il faut mettre en pratique pendant les accès ainsi qu'en dehors de ces accès, consiste principalement à augmenter ou à di-minuer l'alimentation d'après l'état de débilité ou de force du corps, et à exercer les muscles ou à les reposer d'après l'inaction dans la-

quelle on passe sa vie ou la fatigue musculaire qu'on a l'habitude
de supporter. Ces moyens doivent être secondés de la suppression totale et très-soutenue des fonctions des sens et du cerveau, voire
même de la pensée ; ils doivent être secondés aussi de l'emploi, durable plutôt que momentané, de stupéfiant, appliqués non–seulement sur le crâne en entier, mais encore sur les régions de la face
correspondantes aux sens, et de l'administration de dérivatifs réitérés sur toute la surface cutanée.

Revenons à des complications, soit de notre Fièvre–Lente, soit
de notre Affection–Nerveuse, ou bien de ces deux Maladies à la fois,
mais le plus souvent consécutives à d'autres complications de ces
États–Morbides–Généraux isolés ou réunis ; et, à ces divers chapitres, ne manquons pas de relater une ou deux autres espèces de
maux ayant le même nom avec une essence différente. Ces complications sont au nombre de trois et appelées Convulsions, Étourdis-
sement, Paralysie.

CHAPITRE XVII.

CONVULSIONS.

ARTICLE I.

§ Ier. Une agitation constituée par la contraction et le relâchement
alternatifs et involontaires d'un nombre plus ou moins grand des muscles de la vie de relation, avec ou sans perte de connaissance ; cette
agitation musculaire se montrant passagère ou prolongée, fréquente
ou rare, accidentelle ou périodique, légère ou intense ; et toujours
précédée de douleurs cérébrales plus ou moins habituelles, de difficulté plus ou moins marquée à supporter le travail de tête, l'exercice des sens, la fatigue du corps, comme aussi d'un trouble plus
ou moins apparent dans les fonctions de la vie de nutrition ; tels
sont les principaux caractères qui distinguent l'espèce de Convul-
sion dont j'entends parler en premier lieu.

§ II. Mais, si ces caractères communs à toutes ces Convulsions
permettent de les ranger dans la même classe de Maladies, malgré
la différence qu'elles offrent dans la durée de leurs accès, dans la

fréquence ou la rareté de leur retour et son plus ou moins d'irrégularité, ainsi que dans la gravité de leurs crises ; les formes plus ou moins particulières qu'elles prennent, obligent d'en créer des genres dont les plus répandus, comme les plus tranchés, portent les noms de TREMBLEMENTS, CATALEPSIE, CHORÉE ou DANSE-DE-SAINT-GUY, ÉPILEPSIE ou MAL-CADUC. Je ne décrirai pas ces divers Types-Morbides, connus de tout le monde, mais j'en relaterai des observations choisies parmi les principaux cas de chacun de ces types que j'ai eu occasion de traiter avec succès. — Les observations par lesquelles je commence ces citations ont rapport à celui de ces genres dit TREMBLEMENTS. La première me fut fournie par une petite fille, *des Billeaux, près Libourne,* la seconde par un arrimeur, *de cette ville,* ayant une cinquantaine d'années, la troisième par une jeune femme, *du chemin de Catusseau, près Pomérol,* la quatrième par une autre femme, *de cette commune,* mais âgée. Bornés chez la petite fille à l'avant-bras gauche, et chez l'homme à tout le bras droit, ces Tremblements occupaient chez la femme la plus jeune le membre supérieur droit encore, ainsi que celui inférieur du même côté, et chez l'autre femme la totalité des deux bras. Rares dans le premier de ces cas où ils ne surgissaient que pendant le sommeil, et dans le troisième où ils avaient lieu seulement durant le jour, ainsi que pour les deux cas suivants ; ils étaient fréquents dans le quatrième, et continuels dans le second. Anciens de onze mois chez la jeune femme, et de dix-sept chez la petite fille ; ils l'étaient chez la femme la plus âgée de trois ans au moins, et chez l'arrimeur de quinze à seize. — Des deux exemples de CATALEPSIE dont j'ai conservé des notes, l'un me fut présenté par une enfant de cinq à six ans, *fille d'un tonnelier aux Sablières de Libourne,* l'autre par une dame de trente-cinq à quarante, *de Sainte-Foy.* Le premier, qui datait de treize mois environ, était constitué par l'impuissance complète qu'éprouvait ce jeune sujet à imprimer, par sa seule volonté et même par sa volonté aidée des mains, le moindre mouvement à ses membres inférieurs ; tandis qu'ils se plaçaient, et, chose caractéristique, se maintenaient tout-à-fait immobiles dans la position, quelle qu'elle fut, qu'il m'avait plu de leur donner, soit en les y transportant en totalité, à droite, à gauche, en haut, en bas, en avant, en arrière, soit en la leur faisant prendre d'eux-mêmes par la pression que j'exerçais sur tel faisceau musculaire, voire même sur tel muscle particulier. L'autre de ces deux Catalepsies, qui comptait une

durée de plus de deux ans et demi, était caractérisée ainsi qu'il suit :
La malade, après avoir éprouvé quelques spasmes généraux, bientôt suivis de pandiculations, de bâillements, se sentait fléchir les
jarrets si elle était debout, les reins si elle se trouvait assise, puis,
tombant dans un accablement physique et moral, pendant lequel,
presque insensible au toucher, ne voyant pas du tout, n'entendant
que confusément, mais étant capable de quelques mouvements du
tronc, des cuisses, aussi lents que bornés, elle paraissait réfléchir,
puis s'adresser la parole ou bien converser avec des personnes autres que celles présentes, par monosyllabes et comme en s'écoutant
parler. Durant cet état, à forme magnétique, donnait-on aux bras
de cette dame, à ses doigts, une position quelconque, ils la conservaient jusqu'à la fin de l'accès qui durait demi-heure et plus. Les
paupières de cette infortunée, élevées ou abaissées à ma volonté, res-
taient aussi telles quelles, mais bien moins de temps. Pour ses jambes, elles ne se prêtaient presque pas à cette manœuvre automatique. Mais, si le sujet de la première de ces observations de Catalepsie
jouissait de la plénitude de ses facultés cérébrales, tout en ne pouvant pas s'opposer à ce que l'on agit en maître absolu sur ses membres inférieurs, le sujet de la seconde ne semblait avoir nulle conscience de ce qui se passait en lui lors des crises, assez rapprochées,
qui minaient sourdement sa forte constitution primitive ; il n'en
gardait du moins aucun souvenir. — Je ne rapporterai qu'un exemple de CHORÉE ou DANSE-DE-SAINT-GUY, pris sur une toute jeune
femme, *des environs de Libourne,* mais d'une constitution délicate.
Cette personne se présenta à moi avec l'aspect, les mouvements et les
gestes pathognomoniques suivants : physionomie étrange, progression
vacillante, espèce de claudication, agitation presque continuelle du
visage dont, par temps, les yeux ont une mobilité insolite, les joues se
contractent et se relâchent convulsivement, les narines s'ouvrent et se
ferment aussi anormalement, les lèvres se crispent pour ensuite devenir flasques, malgré la volonté de la malade qui en a la parole embarrassée au point de ne fournir que difficilement et d'une manière
interrompue les renseignements que je lui demande sur l'apparition
de son mal, les causes qu'elle peut présumer l'avoir occasionné, la
marche qu'il a suivie, la médication qu'on y a opposée ; et, cela, avant
même que je lui aie présenté un siège, tant j'ai hâte de saisir le principe
de sa désagréable affection. Une fois assise, des soubresauts, fréquents, du torse, et une impossibilité, momentanée, de tenir les mem-

7

bres dans le repos, surtout les membres inférieurs qui brusquement s'agitent, puis s'allongent et finissent par rester immobiles, comme paralysés, ajoutent aux désordres musculaires éprouvés par cette pauvre créature. Elle se plaint en outre de difficulté à boire, à manger, car ses mains dirigent maladroitement le verre qu'elle veut approcher de la bouche, car ses mâchoires opèrent peu librement sur les aliments qu'elle ne réussit pas toujours du premier coup à y introduire. Des larmes qu'elle finit par ne pouvoir retenir en m'entretenant de sa triste position, qui date de cinq mois, achèvent de la dépeindre. — Trois d'entre les sujets que j'ai guéris d'Epilepsie ou Mal-Caduc et dont jai conservé un souvenir assez exact pour ne pas commettre d'erreur en les citant, se trouvaient dans une position encore plus malheureuse. L'un deux, en effet, *propriétaire auprès de Libourne*, jeune et forte femme, mais délabrée par l'ancienneté de son affection, se sentait, de temps en temps, l'estomac défaillir tout-à-coup, la tète se perdre, les jambes fléchir, le corps s'affaisser, pour, le plus souvent, reprendre de suite ses sens et se redresser sans paraître se rendre compte de ce qu'elle avait éprouvé, ou bien pour, d'autres fois, tomber étendue sur le sol, où elle restait le visage pâle et convulsé, les yeux à demi-ouverts et mobiles, mais les membres comme morts, durant quelques minutes, avant de revenir à elle, sans avoir aucune conscience de ce qui s'était passé, mais très-accablée. L'autre de ces trois Epileptiques, *du canton du Carbon-Blanc*, marin de profession et âgé de vingt-six ans, petit de taille, mais bien pris, brun de peau, et sec et nerveux, était subitement renversé sans connaissance, à intervalles de trois à quatre semaines, depuis deux ans et sept mois qu'il avait éprouvé la première attaque de son mal. Une fois à terre, il y restait, d'abord raide, sans mouvement, le teint plombé et la respiration gènée; puis, de la salive, accumulée, durant cette première période, dans sa bouche, transsudait peu-à-peu entre ses dents fortement serrées les unes contre les autres, pour s'arrêter sur ses lèvres, en ce moment tremblotantes. Alors, aussi, ses membres se convulsionnaient assez vivement, surtout les bras, qu'on retenait pourtant sans être obligé d'employer une grande force. Alors, encore, la circulation s'activait, le visage reprenait sa nuance naturelle, un peu plus terne toutefois. Enfin, cet infortuné entendait, confusément il est vrai, rouvrait les yeux, et revenait à l'existence, en ne conservant, fort heureusement, qu'une idée confuse du danger qu'il avait couru de la perdre pendant plusieurs minutes, qu'une lassitude qui se dissipait le jour suivant, et une physionomie empreinte du cachet propre à cette maladie, lequel ne s'effaçait pas aussi rapidement. Chez la troisième personne, atteinte de Mal-Caduc, dont j'ai à tracer l'histoire, les accès, mensuels d'abord, puis plus rapprochés, et enfin presque quotidiens, qu'elle endurait, offraient un tableau de cette affection encore plus affreux. C'était une femme, *marchande aux Sablières de Libourne*, de trente-deux ans et d'une organisation primitivement aussi robuste que détériorée ultérieurement par l'intensité de sa cruelle maladie, ancienne de treize années. Au moment d'avoir une attaque, cette personne, qui pour comble de malheur est pauvre, éprouvait un frisson subit, pâlissait et tombait comme frappée de la foudre. Bientôt elle se roulait à terre, s'agitait ou se raidissait, et grinçait les dents. Puis, ses yeux, précédemment entr'ouverts et roulants, devenaient fixes; sa poitrine paraissait serrée et son visage violacé. Après que ces symptômes avaient duré une dizaine de minutes, tout ce temps! ses lèvres se couvraient d'écume, parfois sanguinolente, son teint s'animait, et les mouvements convulsifs qu'elle faisait depuis le début de l'accès, se calmaient graduellement. Enfin, après un moment de calme apparent, cette infortunée revenait à la raison, en conservant de tout ce désordre une espèce d'engourdissement et comme de la stupeur, avec accablement général et aussi pesanteur de tête, d'une durée variable.

§ III. Les Convulsions de l'espèce de celles dont je viens de citer quelques exemples sont, plus fréquemment qu'on ne le soupçonne, la suite, soit des premières Douleurs-de-Tête décrites ci-dessus, soit du premier Spasme-du-Cerveau-et-des-Sens décrit ci-dessus aussi, ou bien encore de ces deux maladies à la fois, existant, depuis toujours assez long-temps, chez un sujet à fibre cérébrale particulière. — De ce que ces Convulsions ont cette origine, on comprend qu'elles demandent la même médication que les maladies dont elles proviennent, mais aussi que cette médication doive être augmentée de moyens d'une puissance relative à leur résistance conséquemment plus grande.

§ IV. Les médecins qui méditeront sur l'influence que peut finir par produire sur la vitalité de la masse encéphalique la persistance, soit des Maux-de-Tête, soit du Spasme-Cérébral-et-Sensorial dont il vient d'être traité en premier lieu, ou bien de ces deux affections réunies, alors surtout que la fibre du cerveau est débile ou délicate, ou bien qu'elle participe de ces deux caractères ; ces médecins ne se refuseront pas à admettre que ces Convulsions ont l'origine que nous leur attribuons. — Bornons-nous donc à indiquer l'augmentation de traitement que réclame leur résistance intrinsèquement plus considérable que celle de l'une ou de l'autre, et même des deux affections qui les produisent. Cet accroissement de médication consiste à tenir les malheureux qui endurent ces maux dans une abexcitation complète et soutenue, même en dehors des crises qui les assaillissent ; à leur faire prendre chaque jour des calmants et des antispasmodiques ; à entretenir presque aussi fréquemment chez eux une dérivation générale, mais modérée pour éviter qu'elle ne devienne cause nouvelle de Convulsions ; enfin, à combiner pendant les accès du mal les mesures les plus propres à ce que le patient ne se blesse pas, ou en tombant, ou en s'agitant.

ARTICLE II.

Il est une autre espèce de Convulsions, plus rare que la première, mais aussi mal appréciée quant à son origine, car, bien moins encore que celle-ci, elle provient des altérations organiques du cerveau qui, d'après les auteurs, donnent naissance à toutes les deux. Cette seconde espèce de Convulsions qui, si elle se montre à toutes les époques de l'année, ne sévit guère qu'après l'adolescence, comporte des genres analogues à ceux de l'espèce précédente. Elle se traduit même pour chacun d'eux par des symptômes également analogues à ceux qui, réciproquement, traduisent cette première espèce ; mais ils sont plus intenses, plus durables, et se manifestent sans qu'ait précédé l'altération, soit des organes intellectuels ou sensitifs, soit des organes digestifs, que nous avons pris le même soin de signaler toujours antérieure à l'apparition des Convulsions de cette première espèce, que nous en mettons à dire cette lésion souvent consécutive à la persistance de cette seconde espèce de Convulsions. — Avons-nous besoin d'ajouter qu'au lieu d'être secondaire, comme la première décrite, elle est au contraire primitive ? Il nous suffit de faire observer que cette origine, essentiellement différente, la laisse plus réfractaire, sans s'opposer pourtant à ce qu'elle résiste à la médication qui guérit la première espèce de ces Convulsions. Mais pour que ce résultat s'opère, *ainsi que la chose arriva chez la dame de rue Sainte-Catherine, citée au second Spasme-du-Cerveau-et-des-Sens et qui était affectée, d'ancienne date, d'un Tremblement Général, comme chez une jeune et belle demoiselle, dont j'ai promis de taire la résidence, et qui était Épileptique depuis plus de dix-sept mois,* il faut proportionner la partie du traitement qui a rapport à l'alimentation d'après la faiblesse ou la force, soit originelle, soit acquise, de la constitution entière du malade, au lieu de toujours l'augmenter ; il faut encore établir la fraction de ce traitement qui a rapport à l'action musculaire selon que le malade a l'habitude de l'exercice ou du repos, au lieu de le tenir indistinctement dans l'inaction, même en dehors des redoublements de son mal.

CHAPITRE XVIII.

ÉTOURDISSEMENTS.

ARTICLE I.

§ Ier. Dans cette première espèce d'Étourdissements, les malades ont généralement, et même pendant la nuit, la sensibilité obtuse, la tête lourde, les idées lentes, le regard sans expression, avec affaiblissement de la vue, de l'ouïe, de l'odorat, avec aussi la parole difficile et le toucher engourdi plus ou moins, ainsi que bien d'autres troubles fonctionnels qu'il n'est pas indispensable de relater. Ils voient aussi par moments, qui peuvent être éloignés, ou rapprochés et même fréquents, les objets qui les environnent tourner, leurs jambes se refuser à les porter, et leur tête se perdre à ce point qn'ils n'osent faire un pas sans craindre de tomber, à ce point aussi qu'ils tombent même s'ils ne parviennent à se cramponner à quoi que ce soit de résistant.

§ II. De même que pour les espèces méconnues des Maladies-Chroniques qui précèdent, l'ensemble des principaux symptômes caractéristiques des Étourdissements en question varie à l'infini. En effet, pendant que l'état obtus de la sensibilité de tels de ces sujets ne s'oppose pas à ce qu'ils soient sensiblement impressionnés par les mille et une causes naturelles dont chaque individu bien portant éprouve plus ou moins vivement l'influence ; celui dans lequel vivent tels autres d'entre ces sujets est si prononcé que les plus fortes cau-

ses d'émotion les trouvent impassibles, alors surtout que les conséquences, quelque fâcheuses qu'elles en puissent devenir, n'attaquent
pas directement leurs intérêts. Pendant aussi que l'embarras et la
pesanteur de tête que ceux-ci ressentent, ne sont pas assez marqués pour les empêcher de se livrer à quelque occupation, de va-
quér à leurs affaires importantes, durant un certain temps au moins;
ces symptômes ne laissent pas même à ceux-là la faculté de réfléchir, de penser, fût-ce aux choses les moins sérieuses, les plus futiles. Ce sont particulièrement ces derniers malades dont les idées,
lentes chez la plupart des personnes atteintes de cette affection, ont
lieu, le plus souvent, difficiles, embrouillées, sans enchaînement
aucun. Ce sont aussi ces mêmes malades dont le regard, sans expression chez la plupart encore de ces personnes, paraît, parfois,
hébété, stupide même. Pour l'affaiblissement de la vue que j'ai dit
être éprouvé par la généralité de ces patients, peu sensible chez les
uns qui n'en jugent guère que lorsqu'ils veulent fixer un objet de
petit volume, lire un caractère minuté ou écrire de grosseur ordinaire; il est si considérable chez d'autres qu'ils ont, momentanément à vrai dire, de la difficulté à se conduire seuls. Pour l'affaiblissement aussi de l'ouïe, que l'on rencontre moins fréquemment
que celui des yeux, léger chez un bon nombre de ces patients qui
le reconnaissent seulement quand le son qu'ils écoutent est intrinsèquement faible ou éloigné; il est plus apparent chez certains d'entre eux qui, par temps même, n'ont pas du tout l'air d'entendre
qu'on leur parle, alors toutefois qu'ils peuvent présumer que l'on
s'adresse à une autre personne de la société. Pour l'affaiblissement encore de l'odorat, en général plus rare que celui de l'ouïe, que celui
de la vue surtout, s'il existe à peine chez le plus grand nombre de
ces mêmes malades qui, de plus, ne s'en aperçoivent que de loin en
loin; il devient assez fort, de fois à autre, chez quelques-uns pour
les empêcher d'apprécier sainement, alors, les odeurs les plus
usuelles comme les plus franches. A l'égard de la difficulté que ces
malades ont communément à parler, tandis qu'elle se borne chez
ceux-ci à les priver de prononcer distinctement certains mots; elle
va chez ceux-là jusqu'à leur interdire, même habituellement, de
tenir une conversation tant soit peu soutenue. A l'égard en outre de
l'engourdissement que ces mêmes malades ressentent dans le toucher, tandis encore qu'il a lieu chez tels d'entre eux d'une manière
aussi peu marquée que passagère, il reste chez tels autres continuel

pour-ainsi-dire et prononcé jusqu'à les obliger d'employer les yeux à rectifier les erreurs qu'ils ne savent que trop être commises par le sens dont je signale présentement l'altération. Quant aux différences individuelles que peuvent offrir les autres troubles fonctionnels, soit de la vie animale, soit de la vie végétale, dont j'ai cru suffisant de mentionner la coïncidence dans le tableau général des principaux symptômes caractéristiques de cette espèce d'Étourdissements, on conçoit combien, eux aussi, ils doivent varier, sans que j'aie besoin de m'y appesantir. Il est plus nécessaire que je le fasse à propos des variétés des désordres les plus pathognomoniques de ces Étourdissements, qui terminent ce tableau général : ce sont d'ailleurs les plus nombreuses et les plus saillantes. — En effet, si, par moments, pour ceux de ces sujets les moins affectés, tout est confus autour d'eux ; ceux d'entre eux qui le sont davantage, voient les objets qui les environnent tourner avec plus ou moins de rapidité. Il y en a même qui croient tourner également ; *comme, entre autres cas, cela arrivait à une dame, de la rue Tronqueyre, presque chaque fois qu'elle se hasardait à sortir de la maison où elle vivait en recluse, ainsi qu'à une jeune femme, de la rue Périgueux à Libourne, qui n'avait pas quitté sa chambre depuis plus de deux ans lorsque j'entrepris de lui rendre l'aplomb qu'elle croyait perdu pour toujours.* Si encore, par moments aussi, ceux de ces sujets les moins attaqués sentent leurs jarrets faiblir plus ou moins ; ceux qui le sont à un degré supérieur trouvent, les cas n'en sont pas très-rares, que leurs jambes se refusent tout-à-fait à les porter. Il y en a même à qui elles semblent près de se rompre ; *par exemple, chez une toute jeune dame de la place Puy-Paulin, à Bordeaux, qui n'osait pas, alors, s'y supporter ; par exemple encore, chez un employé de la Mairie de cette ville, qui, dans cette appréhension poignante, se faisait suivre d'un pliant avant que je le guérisse.* Mêmes différences dans l'intensité avec laquelle ces personnes voient, par temps, leur tête se perdre. Pendant, en effet, que les moins malades en restent quittes pour des éblouissements forts et durables ; celles qui le sont un peu plus, se sentent comme étourdies, sans pourtant cesser d'avoir la conscience de l'existence, que d'autres, atteintes de ce mal à un degré plus élevé, perdent plus ou moins et même pour des heures entières. *La chose se passait de cette première manière et très-fréquemment chez une marchande ambulante de Libourne, si elle ne trouvait pas à s'accroupir au milieu des allants*

*et des venants ; et aussi chez la dame, de rue Palais-Galien, citée
au premier Spasme-du-Cerveau-et-des-Sens, alors même qu'elle avait
le temps de s'asseoir, de se laisser glisser sur un canapé. La chose
avait lieu de la seconde manière chez une jeune femme, des Palus
de Moulon, qui, après s'être réveillée, tombait bientôt dans un assoupissement d'où rien ne parvenait à la tirer durant les plusieurs
heures qu'il persistait. Cet assoupissement cédait de lui-même, tantôt
après convulsions, tantôt sans convulsions, en laissant cette malheureuse sans nulle conscience d'une maladie qui datait de quatre ans,
revenait régulièrement chaque jour, à la même heure, de la même façon, et qui, par intervalles, en été notamment, se répétait une seconde, une troisième fois dans le courant de la journée.* Pendant encore
que les moins malades de ces personnes peuvent supporter l'action de
ces éblouissements sans avoir besoin de chercher un appui, même en
marchant ; celles qui le sont davantage se trouvent forcées, fussent-
elles arrêtées et même assises, de s'accrocher à un corps solide
pour éviter de faire une chute, que d'autres, atteintes à un plus
haut degré, subissent forcément. *Sont témoins de ces pénibles résultats, un marchand de bois, du quai de la Monnaie à Bordeaux,
qui avait cessé de se rendre à bord des bateaux pour ne pas être exposé à culbuter dans la rivière ; la jeune femme d'un cultivateur,
aisé, d'Abzac, qui ne pouvait se traîner du foyer à son chevet sans
choir sur les mains, sur les genoux ; un couvreur, des allées d'Albret à Bordeaux, lequel, de longue date, ne se risquait pas à sortir
sans s'aider d'un bras ami, lequel, malgré ce soutien intelligent,
tombait trop souvent comme frappé* D'APOPLEXIE ! *et que j'ai remis à
même, depuis plus de deux ans, de monter sur les toits, de s'y occuper à un travail qu'il avait perdu l'espoir de reprendre jamais.*

§ III. Les Étourdissements de cette espèce ont la même origine,
simple ou double, que les Convulsions en premier lieu détaillées ;
origine à laquelle ajoutent encore ces Convulsions alors qu'elles
préexistent à ces Étourdissements, ainsi que cela arrivait chez
quelques-uns des malades que j'ai eu occasion de citer en décrivant
les variétés des symptômes principaux de cette dernière affection.
— On conçoit, puisque ces Étourdissements sont dus à ce principe,
que leur médication doive être la même que celle qui guérit les affections qui les produisent, mais aussi qu'il soit nécessaire de renforcer cette médication à l'aide de moyens d'une puissance propor-

tionnée à la résistance naturellement plus grande qu'ils offrent toujours.

§ IV. Ainsi que pour les Convulsions de la première espèce étudiée, on admettra aisément que ces Étourdissements résultent de
l'influence exercée sur une masse encéphalique, débile ou délicate,
ou bien participant de ces deux caractères, par la continuation, soit
des Douleurs-de-Tête, soit du Spasme-du-Cerveau-et-des-Sens dont
il a été question également en premier lieu, ou bien de la réunion
de ces deux Affections, comme aussi de la coïncidence de ces mêmes Convulsions. — Nous n'avons donc qu'à indiquer l'augmentation de traitement réclamée par ces Étourdissements à cause de
leur résistance intrinsèquement plus considérable que celle de l'une
ou de l'autre, et même de ces deux Affections qui, avec ou sans le
concours de l'espèce de Convulsions déjà signalée, finissent par les
produire. Cet accroissement de médication consiste à tenir les malheureux qui endurent ces maux dans une abexcitation encore plus
complète et soutenue que ceux attaqués des Convulsions dont je
viens de parler, sans toutefois les laisser faire un usage aussi habituel de calmants et d'antispasmodiques par la crainte d'anéantir entièrement le peu de vitalité qui leur reste, sans encore exercer de
dérivation aussi fréquente et générale; mais en leur recommandant
quelles précautions ils doivent prendre, soit pour éviter les chutes
dont ils sont menacés, soit pour ne pas se blesser quand ils n'auront
pu les prévenir.

ARTICLE II.

Il est une autre espèce d'Étourdissements, plus rare que la première, mais non moins mal appréciée, puisqu'elle est encore plus
éloignée que celle-ci de dépendre des altérations organiques de l'encéphale, desquelles les auteurs avancent qu'elles proviennent l'une
et l'autre. Cette seconde espèce d'Étourdissements qui, si elle apparaît à toutes les époques de l'année, n'attaque guère les personnes
non encore viriles, se traduit par les mêmes symptômes; mais ces
symptômes communs sont plus prononcés, plus soutenus, surtout
pendant le jour, et apparaissent sans qu'ait, au préalable, existé
l'altération de l'intelligence, des sens et de la digestion que nous n'a-
vons pas plus manqué de signaler toujours antérieure à l'apparition
des Étourdissements de cette première espèce, que nous ne man-

querons ici de dire cette lésion souvent consécutive à la persistance de cette seconde espèce d'Étourdissements. — Ajouterons-nous, après cette observation, que ceux-ci diffèrent des premiers décrits en ce qu'ils ont une origine inverse, c'est-à-dire primitive? Bornons-nous à faire remarquer que par cela même ils se montrent plus réfractaires que ces derniers au traitement qui les guérit. Toutefois, pour le voir triompher de cette résistance plus grande, *ainsi que cela m'est arrivé sur un jeune homme, conducteur des Ponts-et-Chaussées à Libourne, et malade depuis long-temps,* il suffit que la partie de ce traitement qui a trait à la nourriture soit établie selon que le malade est faible ou fort, au lieu d'être toujours augmentée ; que la fraction de ce traitement qui a rapport à l'action musculaire soit proportionnée d'après l'habitude que peut avoir le malade de vivre dans l'inaction ou de prendre beaucoup d'exercice, au lieu de le tenir continuellement en repos ; et que la dérivation soit plus fréquente, plus générale.

CHAPITRE XIX.

PARALYSIE.

ARTICLE I.

§ Ier. Les caractères de l'espèce de Paralysie dont j'entends parler d'abord consistent en une diminution, plus ou moins grande, de la faculté de sentir, en une diminution aussi, et plus ou moins grande également de la faculté de se mouvoir. Ces altérations existent séparées, mais plutôt réunies, et d'une manière passagère, mais plutôt continue, dans une région, limitée ou étendue, du corps des personnes précédemment affectées de lésions analogues à celles déjà plusieurs fois mentionnées dans la vie de nutrition ou dans la vie de relation, comme encore dans l'une et l'autre à la fois, avec même prédominance de quelqu'une des complications de ces lésions déjà mentionnées aussi.

§ II. Les variétés de cette Paralysie sont nombreuses, tant à l'égard de la région qui s'en trouve le siège qu'à l'égard du degré auquel le mal est arrivé. En effet, il peut occuper telles ou telles des parties les plus extérieures de l'économie, mais de préférence celles qui sont éloignées du cerveau, comme les mains, les bras, les membres inférieurs surtout, voire aussi la vessie, le rectum et même les organes sexuels. En effet encore, il peut s'être borné à diminuer, soit la sensibilité, soit la contractilité de ces parties, ou ces deux facultés à la fois; ou bien être allé jusqu'à les éteindre presque complètement, soit de prime abord, soit plus tard. J'ai recueilli plusieurs exemples de chacune de ces variétés; j'en extrais les suivants : La vie ne se traduisait guère dans l'avant-bras et la main du côté droit chez une dame âgée, *propriétaire à Saint-Agnan-de-Fronsac*, que par des picotements, continuels durant le jour, rares durant la nuit. La vie aussi ne se manifestait guère, non plus, dans la jambe et le bras gauches d'un ancien débitant de vins, *sur le quai de la Grave à Bordeaux*, que par des fourmillements, continuels encore pendant le jour, mais nuls pendant la nuit. Chez un jeune cultivateur, *des Palus de Condac, près Libourne*, les jambes et les cuisses ne devenaient sensibles que sous une forte pression, laquelle, exercée sur les pieds de ce sujet, n'amenait pas toujours ce résultat. A cette perte presque complète de sentiment se joignait chez la sœur d'un capitaine de la Vieille-Garde, *en cette ville*, la perte du mouvement dans tout le bras droit. Le cinquième exemple de cette espèce de Paralysie que je citerai, était constitué par la difficulté où se voyait la jeune femme d'un petit propriétaire, *aux environs de Lussac*, de remuer les membres inférieurs, à partir des lombes : son degré était tel que cette personne, qui gardait le lit, n'y parvenait pas à les changer de place sans s'aider des mains. Datant de six semaines dans le quatrième de ces faits, le mal durait depuis sept mois dans le dernier, et remontait à treize dans le premier, à un an et demi dans le troisième, à deux ans et cinq mois dans le second, avant que les personnes qui l'enduraient pour en avoir été traitées sans succès, me chargeassent de le guérir. J'y parvins, mais non pas sans les difficultés inhérentes à la nature même de cette espèce de Paralysie, plus répandue qu'on ne s'en doute.

§ III. Elle est, en effet, le résultat, tardif, mais inévitable pour une certaine constitution, de l'ancienneté tantôt de la Fièvre-Lente, tantôt de l'Affection-Nerveuse plus haut décrites, ou bien de la réunion de ces deux Maladies; lesquelles, au lieu de produire ou après avoir produit, selon les circonstances, soit la Gastrite, l'Entérite, l'Hépatite, la Chlorose, soit la Gastralgie, l'Entéralgie, l'Hépatalgie, les Névralgies, que j'ai dit être leur conséquence, voire même ces affections réunies, mais à un degré différent, ou encore l'Hypochondrie et l'Hystérie, la Mélancolie et la Monomanie, comme également les Douleurs-de-Tête, le Spasme-du-Cerveau-et-des-Sens, les Convulsions, les Etourdissements, que j'ai signalé leur être consécutifs, ont particulièrement attaqué un ou deux des éléments de l'existence dans une seule ou dans plusieurs régions du corps non indispensables à la conservation du reste de l'économie. — Ajoutons, après avoir dévoilé l'origine généralement méconnue de cette espèce de Paralysie, que, si elle en reçoit toujours un cachet de résistance parfois considérable, cette résistance, quel qu'en soit le degré, cède à la médication des deux Maladies Générales qui ont engendré cette lésion, pourvu toutefois qu'on proportionne la puissance de cette médication à l'état pathologique qu'il lui faut vaincre pour amener cette guérison.

§ IV. Nous avons vu comment notre Fièvre-Lente et notre Affection-Nerveuse arrivaient, en restant séparées ou en se réunissant, à altérer la vitalité générale de telle sorte que, selon surtout la prédisposition individuelle, il en résultât l'une ou l'autre, sinon plusieurs, des espèces morbides qui occupent le premier rang dans chacun des chapitres qui précèdent. C'est par la même succession de phénomènes que ces deux Modes-Pathologiques arrivent à altérer, tantôt séparément, tantôt à la fois, la sensibilité et la contractilité de tissu dans les muscles des régions du corps les moins nécessaires au maintien de son existence. — Quant à la prédisposition sous l'influence de laquelle cette Fièvre-Lente et cette Affection-Nerveuse créent cette Paralysie, elle est d'une nature semblable à la prédisposition qui conduit la durée et l'aggravation de l'une ou de l'autre de ces Maladies-Générales, et même de toutes deux à se compliquer aussi diversement qu'il vient d'être rappelé. Elle consiste, en effet, en une débilité ou une délicatesse des muscles dont il est question, soit innée, soit acquise, et même en ces deux caractères réunis. — Si de la prédominance intrinsèque de ces caractères dans les fibres musculaires qui sont le siège de cette première espèce de Paralysie, il résulte que cette nouvelle complication se produise avant plutôt qu'après celles précédemment étudiées; leur prédominance relative devient, toutes choses égales d'ailleurs, cause de ce que l'on a isolément une Paralysie du sentiment ou du mouvement, tandis que ces deux fractions du principe vital s'altèrent ensemble lorsque c'est à un égal degré qu'elles sont disposées à subir cette double anomalie. — Je n'ai pas besoin, après ces explications, de donner celle de la résistance toute naturelle que cette Paralysie oppose au traitement à l'aide duquel on cherche à la vaincre; mais j'ai à indiquer que ce traitement doit, outre les différents moyens dont l'administration guérit la Fièvre-Lente et l'Affection-Nerveuse, leur agent producteur, outre aussi certains des moyens dont l'usage détruit telle ou telle complication de ces Maladies déjà mentionnée, être renforcé de l'emploi, presque continuel, d'excitants et de nutritifs locaux et extérieurs, ainsi que secondé par un exercice ou un repos en rapport exact avec le degré d'appauvrissement vital qu'ont atteint les muscles dans lesquels siège cette Paralysie. Ajoutons que si ce mal peut attaquer les personnes de tout âge, il ne sévit communément qu'après l'adolescence, et que son apparition a lieu en toute saison.

ARTICLE II.

Il y a une seconde Paralysie, moins fréquente, mais tout aussi inconnue que la précédente. Elle est caractérisée par les symptômes propres à cette dernière espèce; mais, si ces symptômes peuvent, à son exemple, siéger indistinctement sur une ou plusieurs des régions extérieures du corps, ils occupent de préférence les régions voisines du cerveau, comme les mâchoires, les joues, les lèvres, surtout les organes des sens, et ils sont précédés, en place des altérations fonctionnelles que j'ai dit leur être antérieures dans la Paralysie de la première classe, par les Douleurs-de-Tête ou le Spasme-du-Cerveau-et-des-Sens de la deuxième classe ci-dessus étudiée, comme encore par ces deux affections à la fois. — Cette seconde Paralysie, qui ne se forme guère avant la virilité, mais apparaît surtout dans l'été, résulte en effet, soit de ces Maux-de-Tête, soit de ce Spasme-Cérébral-et-Sensorial, ou bien de la réunion de ces maladies, lesquelles, au lieu de créer, selon les circonstances, les Étourdissements ou les Convulsions de cette même classe que j'ai noté en recevoir naissance, comme aussi l'une et l'autre affection ensemble, enlèvent à telle ou telle autre partie du cerveau une certaine dose de la double influence qu'à l'état normal ce centre-nerveux exerce sur tous les organes de celle des deux vies à laquelle il préside. — Ce n'est qu'après être parvenu à acquérir la connaissance de la véritable nature de cette nouvelle Paralysie, dont une variété simple ou double est dénommée MYÉLITE, que j'ai pu en débarrasser : 1° un jeune clerc d'huissier, *à Libourne*, dont la moitié gauche de la face était privée, depuis onze semaines, de mouvement volontaire, surtout durant le jour, lorsque l'inefficacité de premiers soins le porta à réclamer les miens; 2° un vieil entrepreneur de travaux publics, *des environs de cette ville*, qui outre la difficulté qu'il éprouvait, depuis cinq mois, à remuer le bras et la jambe du côté droit, déjà amaigris et même œdématiés, avait la langue embarrassée et ne pouvait pas toujours retenir ses excréments; 3° une dame, encore fraîche, laquelle après avoir eu le bonheur de guérir de l'impossibilité complète, mais récente, où elle s'était trouvée de mouvoir les membres inférieurs par suite de la cause physiologique de cette seconde espèce de Paralysie, dut, plus tard, à l'application que je pus faire de l'appréciation rigoureuse de cette même cause, de sentir sa langue, tout-à-fait inerte depuis quelque temps, recouvrer assez rapidement toutes ses facultés. — Pour obtenir cet heureux résultat, il faut agir au sujet de l'alimentation générale, de l'exercice ou du repos de toute l'économie, et surtout des fonctions du cerveau et des sens, comme dans les Maux-de-Tête et le Spasme–Cérébral–et–Sensorial qui donnent naissance à cette seconde espèce de Paralysie; il faut agir au sujet des excitants et des nutritifs, locaux et extérieurs, conseillés contre la Paralysie de la première espèce étudiée, comme dans cette même Paralysie. Que, toutefois, on ne compte pas autant sur l'action de ces derniers moyens que sur les mouvements qu'on doit faire exécuter fréquemment et d'une manière la plus large possible à la partie du corps qui peut avoir perdu la faculté de les produire à elle seule, et qu'on n'oublie pas que de la persévérance avec laquelle on emploiera ces divers agents thérapeutiques, dépendra un succès, dont sans elle ils ne seraient pas suivis.

ARTICLE III.

Je connais une troisième espèce de Paralysie que caractérisent encore les symptômes propres à la première mentionnée; mais avec cette différence qu'au lieu d'occuper indistinctement toutes les régions du corps, ils siègent bien plutôt sur celles qui exercent de grands mouvements, comme les membres, sur celles aussi qui, les choses étant égales d'ailleurs, fatiguent le plus, comme le cou, les reins ; mais avec cette différence encore qu'ils sont dépourvus des lésions fonctionnelles de la vie végétale et de la vie animale qui les précèdent dans cette première espèce, dépourvus aussi des altérations fonctionnelles de l'encéphale qui leur sont antérieures dans l'espèce de cette maladie que j'ai placée en seconde ligne. — Ces désordres primordiaux sont remplacés dans cette troisième Paralysie par une diminution du volume de la région qu'occupe le mal, lésion en l'espèce toujours antérieure à la perte du mouvement et du sentiment ; tandis qu'en la seconde espèce de Paralysie étudiée cette atrophie est consécutive, alors qu'elle a lieu, à l'abolition de ces facultés ; tandis que cette atrophie complique aussi rarement la première que la complique l'œdématie, si communément observée en cette troisième Paralysie par suite de son origine. — Elle la tire en effet d'un trouble moléculaire que je dois dire constitué par l'altération de nutrition de l'organe qui en est affecté, comme noter aussi ancien que permanent, assez borné plutôt que très-étendu, et primitif, c'est-à-dire indépendant de la Fièvre-Lente et de l'Affection-Nerveuse qu'on a vu créer la Paralysie de la première espèce, indépendant aussi des Douleurs–de–Tête et du Spasme-du-Cerveau-et-des-Sens qu'on a vu également produire la Paralysie de la seconde espèce. — Cette troisième, non moins inconnue, mais bien plus rare que les deux précédentes ; toujours plus complète que la première, mais moins complète que la seconde ; qu'on ne rencontre d'ordinaire que dans l'âge viril ; qui se montre, quelle que soit la saison, mais plutôt dans la saison rigoureuse ; et qui peut avoir été précédée de la troisième espèce des Névralgies étudiées, met plus de lenteur qu'elles deux à se former, reste plus réfractaire qu'elles deux aussi, même à une médication rationnelle. — Cette médication consiste à agir, généralement, par une alimentation substantielle ou peu nutritive, et par de l'exercice ou du repos, selon les circonstances ; à agir surtout, localement, par des excitants et des nutritifs encore plus actifs et plus soutenus que dans les Paralysies déjà étudiées. Ce sont ces agents qui, aidés toujours des mouvements, restreints autant que peu réitérés, auxquels doit être soumise la région malade, aidés aussi quelquefois de l'emploi, sagement combiné, des suppuratifs, ont fini par rendre la liberté d'action au membre inférieur gauche d'un menuisier, *de rue Michel–Montaigne*, où elle était presque abolie depuis sept mois, et à la même région du corps, mais du côté droit, chez le musicien, *de rue Sainte-Catherine*, cité à la troisième espèce de

Névralgie et malade depuis plus long–temps, ainsi qu'aux membres inférieurs, à partir des lombes, chez le propriétaire, *des environs de Castillon*, malade depuis deux ans au moins et cité également à cette troisième espèce de Névralgie, laquelle précède toujours et plus ou moins anciennement la Paralysie de ce dernier rang. — Ne terminons pas ce qui a trait à cette lésion sans faire observer qu'il est aisé, surtout quand on ne peut obtenir du patient tous les renseignements nécessaires à l'établissement d'un dignostic précis, de la confondre avec la paralysie, très–bien connue, provenant d'une altération matérielle des nerfs qui entrent dans la composition de la région paralysée ; mais l'erreur ne tarde pas à être levée par le traitement que nous venons de préconiser.

Ces complications, à origine double et même multiple, étant étudiées, occupons–nous de nouveau à de plus simples, qui seront dues, les unes à notre Fièvre–Lente, les autres à notre Affection–Nerveuse ; et pensons à relater dans ces divers chapitres, qui seront successivement intitulés Anévrisme–du–Cœur–et–des–Troncs–Artériels, Angine–de–Poitrine, Catarrhe–Pulmonaire, Hémoptysie, Asthme, Phthisie, une, deux et trois autres espèces de maux ayant, chacune, une essence différente quoique étant, toutes, réciproquement désignées sous le même nom.

CHAPITRE XX.

ANÉVRISME
DU-CŒUR-ET-DES-TRONCS-ARTÉRIELS.

ARTICLE I.

§ Ier. Dans cette première espèce d'Anévrisme–du–Cœur–et–des–Troncs–Artériels les malades, dont l'estomac est dérangé plus ou moins et même la tête embarrassée, dont le visage est plutôt terne que jaune ou violacé, accusent, plutôt aussi par intervalles que d'une manière continue, des mouvements désordonnés dans la région du cœur, au creux de l'estomac, aux parties latérales du cou ou dans tout autre point du corps, avec ou sans douleur précordiale, avec ou sans infiltration des jambes et bouffissure de la face.

§ II. Ces mouvements, qui sont classés sous le terme genérique d'Anévrismes, et prennent la dénomination plus particulière de palpitations quand ils se passent dans le cœur, de battements lorsqu'ils ont lieu au tronc cœliaque ou épigastrique, de pulsations si c'est dans les carotides ou dans telles autres artères principales qu'ils se manifestent, varient beaucoup selon les sujets qui en sont atteints, ainsi que les phénomènes secondaires qu'ils occasionnent plus ou moins nécessairement d'après, soit leur ancienneté, soit leur intensité, ou seulement l'organisation propre de ces sujets. J'en ai traité, en effet, chez lesquels ces mouvements anévrismatiques étaient rares autant que faibles ; d'autres, *et particulièrement une vieille couturière près de l'église Saint-Jean a Libourne, un ancien officier demeurant rue Michel-Montaigne, une dame, âgée, propriétaire à Néac, une autre, propriétaire aussi, à Galgon*, qui les avaient fréquents autant que forts et durables. Il s'en trouvait même, parmi le nombre, chez lesquels ils existaient presque continuels et redoublaient par la plus légère émotion, par la moindre fatigue, au point d'être perçus à travers les vêtements, d'empêcher ces malades de proférer une seule parole, de les arrêter presque dans leur marche, *comme chez une couturière de la rue Clément à Bordeaux, un abbé du Séminaire dans cette ville, un marchand de la Grand'Rue à Libourne, une dame aux Sablières de cette ville*. J'ai traité aussi de ces sujets chez lesquels ces mouvements anévrismatiques se passaient sans complication apparente, quelles que fussent la rareté ou la fréquence de leur retour, la durée plus ou moins prolongée de leur période, la légèreté ou la violence de leur action ; d'autres encore, *dont deux dames, l'une de La Réole, l'autre de Libourne et un élève au collège de la Sauve près Bordeaux*, qui, momentanément, les voyaient suivis de malaises précordiaux, de dyspnée mais pure et simple. Il en était en outre, parmi le nombre, chez lesquels ils avaient lieu, momentanément aussi, compliqués de douleurs cardiaques plus ou moins vives, d'oppressions plus ou moins suffocantes, *comme en éprouvaient une demoiselle, Allées-Orléans, à Bordeaux, un jeune propriétaire à Puysseguin-de-Lussac, la dame de la rue Saint-Dominique, citée à l'Affection-Nerveuse*; et qu'accompagnait une toux, sèche le plus souvent, mais parfois humide, et même suivie de crachats striés de sang, *ainsi que l'offrirent à mon observation un cultivateur, aisé, de Saint-Sulpice-de-Falyerense près Libourne, et la couturière de la rue Clément précitée*. J'ai traité pareillement de ces Anévrismatiques

8

dont les chairs conservaient un degré de volume et de consistance
assez normal, malgré l'intensité qu'avait acquise leur affection ;
pendant que d'autres présentaient un état œdémateux des pieds seulement, des membres inférieurs en entier, de ces membres encore,
du ventre et des mains, voire même des joues et aussi des paupières, sans que cette complication se soit opposée à ce que je les guérisse après un délai plus ou moins long : *exemple, entre autres, de
ces guérisons, celle, presque inespérée, d'un vieillard, ancien fonc-
tionnaire-public à Sainte-Foy, qui m'en a exprimé sa reconnais-
sance par une de ces lettres aussi honorables pour le malade que
flatteuse pour le médecin.* Rapportés plus spécialement au cœur par
quelques-unes de ces personnes, *le marchand et la couturière de Libourne, la dame de Néac et celle de Galgon, le jeune abbé,* ces mouvements anévrismatiques l'étaient aussi à l'estomac par plusieurs
d'entre elles, *l'ex-officier, le cultivateur, l'élève de la Sauve, la demoiselle des Allées-Orléans, la dame de la rue Saint-Dominique.* C'é-
tait encore le long du cou qu'un petit nombre, *la dame des Sablières,
celle de La Réole, le vieillard de Sainte-Foy,* et en outre dans les
principales artères que l'une de ces personnes, *le propriétaire à
Puysseguin,* les accusaient.

§ III. L'on n'apprécie exactement la nature de cette espèce d'A-
névrisme qu'en tenant compte de l'influence qu'à la longue produit
sur le cœur ou sur les troncs artériels la durée de la Fièvre-Lente
ci-dessus décrite ; et l'on ne traite convenablement cette même espèce
d'Anévrisme qu'en ayant connaissance de la médication de la Fièvre-
Lente. J'ai constaté cette nécessité maintes fois ; car cette nouvelle
complication de cette Maladie est presque aussi fréquente que sont
répandues celles de ses complications siégeant sur l'estomac, les intestins, le foie ou le cerveau, et dont nous avons traité dans les articles premiers des chapitres auxquels elles ont donné leur nom.
J'ajouterai que cet Anévrisme qui peut, en se prolongeant, créer ces
altérations gastriques, intestinales, hépatique ou cérébrale, mais
particulièrement notre Affection-Nerveuse, sévit à tout âge, en toute
saison.

§ IV. L'influence que nous attribuons ici à la Fièvre-Lente en
question, sera facilement admise par ceux qui se seront pénétrés de
la nature propre de cette Affection-Générale, du genre de constitu-

tion qui dispose à la contracter, des causes qui l'occasionnent, des circonstances qui l'entretiennent, de la médication qui la détruit.... Ils comprendront très-bien en effet, qu'en s'aggravant, cette Fièvre-Lente doit détériorer toute l'économie, et que cette détérioration peut être ressentie par le cœur ou les troncs artériels plutôt que par tels ou tels des organes ou appareils d'organes qui, en traduisant ce mal à la faveur de la prédisposition qu'ils avaient à le contracter, ont donné naissance à telle ou telle autre des complications de ce Mode-Pathologique étudiées précédemment. — Pour la constitution particulière qui conduit le cœur, les troncs artériels, à réfléchir de la sorte le trouble fonctionnel dans lequel notre Fièvre-Lente a plongé tout le corps, elle est du même genre que celle qui conduit les organes ou les appareils d'organes que je viens d'énumérer à réfléchir, d'après leur manière de sentir, cet état anormal de l'économie : une débilité, une faiblesse, innée ou acquise, des tissus du cœur, des grosses artères, la constitue. — Même analogie au sujet du traitement que réclame cette nouvelle complication : elle cède, ainsi que cèdent les précédentes, à l'emploi du traitement de cette Fièvre-Lente. Mais il amène ce résultat d'autant plus rapidement qu'on ajoute aux moyens curatifs dont nous avons vu qu'il se compose, l'administration locale et extérieure des préparations fortifiantes, la précaution d'éviter tout ce qui peut refouler le sang vers le cœur, vers les troncs artériels, ou l'y faire séjourner plus de temps qu'il ne doit le faire.

ARTICLE II.

Je connais une seconde espèce d'Anévrisme, du Cœur au moins. Cette autre espèce, caractérisée par un teint généralement pâle et des palpitations plutôt intermittentes que continues, avec sensibilité délicate, cerveau impressionnable, et même digestions anormales, mais rarement œdème des extrémités ; cette autre espèce, dis-je, est un peu plus rare, mais tout aussi mal appréciée que la précédente, car elle ne provient pas plus que celle-ci d'une augmentation, d'une diminution ou d'une dégénérescence de tissu. — Son essence se dévoile tout-à-fait différente au médecin qui a médité sur la liaison intime de l'organe central de la circulation avec l'organe central de l'innervation ; et son traitement se déroule à la pénétration de ce médecin aussi manifeste en théorie que son application devient puissante contre l'action morbide de cette corréla-

tion naturelle du cœur et du cerveau. *La chose m'est encore arrivée
de cette manière, il y a peu de temps, sur un propriétaire à
Sainte-Radegonde, et dont le neveu demeure à Bordeaux rue Saint-
Esprit. Ce malade était miné, depuis plusieurs années, par des palpitations qu'une fausse interprétation de leur nature et de leur médication avait rendues presque continuelles de très-éloignées qu'elles
se montraient avant qu'il ait eu recours à l'art.* — Cette seconde espèce d'Anévrisme, qui se montre surtout dans la saison chaude et
chez les personnes viriles, provient de l'influence exercée sur l'organe central de la circulation par le cerveau chez les sujets qui,
affectés des Douleurs-de-Tête et surtout du Spasme-Cérébral-et-
Sensorial dont il a été parlé en second lieu, ont, toutes choses égales d'ailleurs, le cœur plus impressionnable qu'aucun autre organe
ou appareils d'organes. — Pour sa médication, elle est la même que
celle de ces Maux-de-Tête et de ce Spasme-du-Cerveau-et-des-Sens;
mais elle doit être augmentée de l'emploi général, et local aussi,
des préparations sédatives; mais elle doit encore être secondée de
la précaution mentionnée à la première espèce d'Anévrismes, et qui
consiste à éviter autant que possible tout refoulement du sang vers
le cœur, tout séjour prolongé de ce fluide dans cet organe.

ARTICLE III.

Il existe une troisième espèce d'Anévrisme du Cœur, sinon des
Troncs-Artériels, qui a pour caractères les plus tranchés, un visage
décharné ou bouffi, et d'une couleur violacée, lie de vin même,
ainsi que des palpitations continuelles, avec redoublements réitérés,
avec, à la longue, gonflement inévitable des extrémités et même du
ventre. — Si cette nouvelle espèce, qu'il arrive d'observer à toutes
les périodes de l'année et de la vie, mais plus généralement en hiver
comme dans un âge avancé, est on ne peut mieux connue à l'égard
de l'altération matérielle qui la forme, cela n'empêche pas qu'elle ne
soit presque aussi faussement jugée que les deux espèces précédentes à l'égard, et de la cause première qui, à force d'agir, l'occasionne, et de la médication, en rapport avec cette même cause, que
ce mal réclame pour, au lieu de résister le plus souvent, finir quelquefois par céder. *Sont témoins de ce résultat, non moins difficile
que lent à obtenir, quelques-uns des Catarrheux et des Asthmatiques
le plus gravement atteints, auxquels je ne tarderai pas de faire al-*

lusion en traitant de ces dernières Affections-Chroniques, et notam-
ment un carrier d'Asques, près Saint-André-de-Cubzac. — J'ai dit que
l'altération de tissu qui constitue cette dernière espèce d'Anévrisme
du cœur était très-bien connue. Elle consiste en effet en un amin-
cissement, avec dilatation, des cavités droites de cet organe. Pour
sa cause première, elle n'est pas appréciée avec la même justesse.
Sans doute, l'on a raison d'avancer que ce désordre matériel est
créé d'une manière directe par le sang qui, rapporté de toutes les
parties du corps par les veines-caves, pénètre dans l'oreillette et
le ventricule droits avec plus de rapidité et d'abondance qu'il ne sort
de ces cavités pour pénétrer dans des poumons, dont le parenchyme
ne s'est dilaté qu'imparfaitement. Mais on a tort de ne pas faire remarquer que cette diminution dans l'épanouissement des cellules
pulmonaires résulte, soit de l'affaiblissement qu'y produisent les
secousses habituelles d'une toux sèche ou catarrhale, comme encore
de l'obstruction partielle qu'y occasionnent la sécrétion constitutive
de ce catarrhe, soit du défaut d'action des muscles respirateurs, et
même de ces deux causes réunies. — La préexistence de ces dernières causes de l'Anévrisme en question sur celle d'où l'on professe
qu'il émane primitivement est importante à connaître, surtout par
rapport au traitement. Au lieu, en effet, de se borner à diminuer
la masse sanguine, qui d'ailleurs ne doit pas l'être dans tous les cas,
il faut exercer une dérivation telle que la presque totalité de la peau
soit congestionnée avec autant d'activité que de durée, et ne pas
oublier de réunir à cette dérivation les agents thérapeutiques que
l'on trouvera plus bas conseillés contre le Catarrhe et l'Asthme que
nous avons dit concourir, séparément ou simultanément, à engendrer cette troisième espèce d'Anévrisme.

CHAPITRE XXI.

ANGINE-DE-POITRINE
ou
SPASME-PECTORAL.

ARTICLE I.

§ Ier Cette première espèce d'Angine-de-Poitrine consiste en une
constriction angoissante du thorax, survenant d'une manière brusque, mais le plus souvent après augmentation de l'agacement ner-

veux, de l'inquiétude vague, des pandiculations réitérées, des malaises particuliers, de la lassitude générale et de bien d'autres symptômes ressentis d'habitude par les sujets qui sont prédisposés à souffrir cette forme de Spasme-Pectoral. Elle a lieu plus ou moins intense, superficielle plutôt que profonde, et passagère ou durable, en s'accompagnant d'un degré variable de dyspnée avec ou sans toux, de palpitations de cœur, d'embarras cérébral, ainsi que de beaucoup d'autres troubles fonctionnels ; conséquences inévitables des désordres éprouvés par les principaux organes de l'économie.

§ II. Cet ensemble des traits caractéristiques de cette Angine-de-Poitrine est rarement uniforme. En effet, tantôt la constriction et l'angoisse par lesquelles la scène s'ouvre, sont bornées à une seule région du thorax, comme sa partie antérieure, sa partie postérieure ou bien l'une et l'autre à la fois, ou simplement les régions claviculaires, sternale, celles situées entre les épaules, sous les omoplates, soit réunies, soit séparées. Tantôt, au contraire, ces premiers symptômes occupent toute l'étendue de la poitrine et même en dépassent les limites ; en haut, pour gagner le cou qui en est étreint, les mâchoires qui en sont comme paralysées ; en bas, pour se propager à l'épigastre et même à l'ombilic, aux reins et jusqu'aux hanches. Si, dans des cas, ces symptômes sont légers, restent extérieurs et passent vite ; si, dans d'autres, ils sont plus marqués, pénétrent jusqu'à l'intérieur et durent davantage ; il y a des cas aussi où ils se montrent intenses, attaquent profondément les tissus et persistent long-temps. Parfois la gêne de la respiration consiste en une simple oppression, sans la moindre toux ; parfois aussi elle passe à l'état de dyspnée assez grande, avec plutôt que sans une toux saccadée et impatientante ; d'autres fois encore elle revêt le caractère de la suffocation, même imminente, en s'accompagnant d'anxiété extrême, d'une toux de nature pareille à celle qui a lieu dans la circonstance précitée, mais bien plus fatigante et suivie de l'expectoration de quelques mucosités glaireuses, striées ou non de sang. Pour les palpitations de cœur, elles se traduisent, dans des circonstances par des mouvements sans douleur sensible, dans d'autres par des secousses. soit larges, soit concentrées, mais toujours fortes sinon très-vives ; il est des circonstances encore où elles se font tumultueuses, avec cardialgie violente, atroce même. L'embarras de tête que ces malades éprouvent en même temps, peu marqué chez les uns, est si

prononcé chez les autres que, dans le nombre, on en voit dont le
cerveau se trouve pris au point de ne leur plus permettre de se rendre compte des souffrances qu'ils endurent, notamment des troubles gastriques, intestinaux, musculaires et autres qui se passent réellement en eux. La preuve de la réalité de ces derniers troubles, c'est qu'ils se manifestent au dehors par des éructations, des
vomissements, par des borborygmes, des vents et aussi des selles
involontaires, par des soubresauts des extrémités, des bonds des
membres entiers, par des convulsions même ; c'est qu'ils se manifestent encore par une sueur froide, localisée au front, sur les joues
qu'elle peut baigner, ou étendue au devant de la poitrine, entre les
épaules sur lesquelles elle peut ruisseler ; par une incontinence d'u-
rine plus ou moins opiniâtre. Ces nouveaux désordres, à vrai dire,
se dissipent peu après l'apparition de la crise qui les a occasionnés,
mais non pas toujours sans que les patients qui ont eu à les supporter, n'en conservent irrésistiblement un souvenir qui fait leur désespoir. Il était du moins de cette triste nature celui qui se peignait
sur le visage pâle et terne, sur la physionomie visiblement décompo-
sée de ceux de ces malades les plus affectés qu'à l'égal d'un vieillard,
ancien employé de la Préfecture de Bordeaux, j'ai eu la satisfaction de guérir de cette maladie. Les mêmes sentiments sinistres se
réfléchissaient sur les traits amaigris et attérés de deux jeunes gens, *l'un peintre à la place d'Aquitaine, l'autre forgeron à
la rue de Lormont,* lesquels, en proie depuis plusieurs mois à des
accès foudroyants de cette espèce d'Angine-de-Poitrine, en appréhen-
daient continuellement le retour. Il était redouté avec raison par ces
dernières personnes, et surtout par le jeune homme, *de la rue Judaïque,* mentionné à l'Hystérie, lequel maintes fois, pendant les
cinq années qu'il fut soumis à ce mal cruel, avait touché aux portes de la tombe.

§ III. La nature de cette espèce d'Angine-de-Poitrine, généralement couverte d'un voile épais, apparait complètement au médecin qui tient compte du résultat que finit par amener sur l'ensemble de la poitrine la durée de l'Affection-Nerveuse ci-dessus
décrite ; et la médication de cette même Angine-de-Poitrine, sujet
aussi général d'erreurs nuisibles, est moins difficile à trouver
pour le médecin qui connaît les moyens curatifs de cette Affection-
Nerveuse. J'ai eu occasion, comme je l'ai fait pressentir, de m'as-

surer de cet avantage plusieurs fois, quoique cette nouvelle complication de cette maladie soit plus rare que ne le sont celles de ses complications étudiées sous les dénominations de Gastralgie, d'Entéralgie, d'Hépatalgie, ou de Spasme–du–Cerveau–et–des–Sens aux articles premiers des chapitres de cet ouvrage dans lesquels il en a été question. J'ajouterai que cette Angine-Pectorale qui, de même que la première espèce de Catarrhe-Pulmonaire, d'Hémoptysie et d'Asthme dont il va être traité, peut, si elle se prolonge, créer ces altérations vitales de l'estomac, des intestins, du foie ou de l'encéphale, mais particulièrement notre Fièvre-Lente, se montre à toutes les phases de la vie et de l'année.

§ IV. L'influence que nous attribuons ici à l'Affection–Nerveuse dont il a été traité, découle des mêmes raisons que celles qui ont fait admettre l'influence exercée sur le cœur ou les troncs artériels par la Fièvre–Lente dont il a été traité aussi. — Mais, pour que la détérioration générale produite par cette Affection–Nerveuse, soit ressentie de la manière indiquée par la poitrine plutôt que par tels ou tels des organes ou appareils d'organes qui, attendu la prédisposition existante, ont fait naître l'une ou l'autre des complications de cet État–Morbide étudiées antérieurement, il est indispensable que cette vaste région du corps ait primitivement ou secondairement une délicatesse, une susceptibilité, plus marquée qu'aucun autre des grands centres qui concourent à le composer.— Chercherons-nous à prouver, après les considérations dans lesquelles nous venons d'entrer à propos de la nature de cette première espèce de Spasme–de–Poitrine, qu'à l'exemple des précédentes complications de notre affection–Nerveuse, elle cède au traitement de cette Maladie? Nous nous bornerons à noter que sa guérison le suit avec d'autant moins de lenteur qu'on associe aux remèdes dont on a vu qu'il est formé, l'emploi local, et même général, des antispasmodiques, ainsi que la précaution d'éviter tout ce qui peut fatiguer la poitrine, gêner la respiration et la circulation.

ARTICLE II.

La pratique m'a conduit à reconnaître une seconde espèce d'Angine-de-Poitrine dont les symptômes, analogues à ceux relatés, mais d'une durée plus soutenue, ont un siège aussi étendu que celui du Spasme–Pectoral précédent, mais plus intérieurement situé. —

Cette autre espèce d'Angine-de-Poitrine qui sévit surtout en été et dans la virilité, qui se montre tout aussi rare que l'espèce décrite en premier lieu, n'est pas plus que celle-ci la cònséquence des altérations de tissu du cœur, des poumons, des plexus nerveux ou d'autres organes pectoraux dont on la fait dépendre. — Pour s'élever à sa véritable essence, il faut avoir précisé les rapports que les organes contenus dans la cavité pectorale ont avec le cerveau; et, pour en formuler le traitement rigoureux, il faut, au lieu de le baser sur ces prétendues altérations, que celui généralement adopté engendre trop souvent, le déduire naturellement de ces mêmes rapports. Lorsqu'il est établi d'après ces données, son action, bien que lente à cause de l'origine même du mal, n'en devient pas moins toujours efficace, *comme, entre autres malades, sur un curé des environs de Blaye, un riche propriétaire de la commune de Sauveterre, une marchande de meubles, rue Saint-Emilion, à Libourne; personnes chez lesquelles le moindre saisissement, la plus faible tension d'esprit, amenait cette seconde espèce d'Angine-de-Poitrine.* — Les médecins, qui connaissent toute l'influence qu'à l'état normal l'encéphale exerce sur la poitrine en général et sur ses diverses parties, ne se refuseront pas à admettre que cet organe puisse agir de manière à ce que la totalité ou une fraction de cette vaste cavité se plaigne plus ou moins exactement d'après l'ensemble du tableau que nous avons tracé de cette deuxième Angine-Pectorale; du moins chez les personnes qui, atteintes de la seconde espèce des Maux-de-Tète et surtout du Spasme-du-Cerveau-et-des-Sens étudiée, ont, toutes choses étant égales d'ailleurs, cette région plus impressionnable qu'aucune autre. — Ces médecins accepteront avec la même facilité que le traitement qui guérit cette espèce de Douleurs-de-Tète et de Spasme-Cérébral-et-Sensorial, doit finir par détruire cette seconde espèce d'Angine-de-Poitrine, si toutefois on augmente la puissance des remèdes qui le composent de celle des sédatifs. Ils doivent être employés ici concurremment avec une dérivation cutanée générale; sans qu'on oublie d'éloigner toute cause de fatigue pour la poitrine, de gêne pour la respiration et la circulation.

ARTICLE III.

On rencontre une troisième espèce d'Angine-Pectorale caractérisée encore par des symptômes analogues à ceux mentionnés, mais qui, tantôt superficiels, tantôt profonds et d'une étendue plus bornée que ceux des deux Spasmes-de-Poitrine précédemment étudiés, ont beaucoup plus d'intensité. — Cette autre espèce qu'on peut observer en toutes les saisons mais de préférence dans celle rigoureuse, à tous les âges mais plutôt sur le déclin de la vie, est très-bien jugée au sujet de l'altération matérielle qui l'occasionne. Parfois, néanmoins, elle reste aussi faussement appréciée que les deux premières espèces, quant à la manière dont on dit que cette cause, presque mécanique, agit pour la former, quant à la médication surtout qu'on lui oppose, laquelle est aussi nuisible qu'est avantageuse celle qu'une interprétation plus saine des effets de cette même cause me porte à administrer dans ces cas terribles. *Il y a peu de temps encore que je l'appliquai, durant trois mois, avec bonheur sur un maçon de Libourne qui se trouvait martyrisé, depuis quelques semaines, par des accès, renouvelés jusqu'à sept et huit fois en un jour, de cette troisième espèce d'Angine-de-Poitrine. Elle était due chez ce malade, je ne puis m'empêcher de le déclarer, à la médication même que l'on avait cru réclamée par l'Anévrisme-du-cœur, le Catarrhe-Pulmonaire, et l'Asthme dont cet infortuné jeune homme était affecté d'ancienne date.* — J'ai avancé que l'altération de tissu en laquelle consiste cette dernière espèce de Spasme-Pectoral était on ne peut mieux connue : elle est constituée, en effet, par une inflammation ancienne, ou même par une autre transformation pathologique plus grave, d'un ou de plusieurs points des organes pectoraux et avec ou sans coïncidence de Catarrhe, d'Asthme.... — Pour la manière dont l'un ou l'autre de ces états morbides se comporte afin de produire les crises constitutives de cette troisième Angine-de-Poitrine, elle est loin d'être aussi rigoureusement appréciée. Il peut arriver, comme on l'avance, que celui de ces désordres matériels qui existe, influence directement les plexus-nerveux de cette cavité de telle sorte que ce grand centre organique traduise l'impression qu'il en éprouve d'après l'ensemble plus ou moins fidèle de la description que nous avons donnée de ce Spasme-Pectoral. Mais, le plus souvent, cette influence de l'altération de tissu dont je parle est ressentie primitivement par le cœur, les poumons, les muscles respirateurs, alors surtout que le catarrhe, l'asthme..., a précédé, de date plus ou moins ancienne, l'apparition de la crise qui prend cette dénomination. — Cette distinction importe, principalement pour la médication, puisqu'on en déduit qu'au lieu de se borner à la diriger contre les ganglions pectoraux par l'emploi, tant extérieur qu'intérieur, des narcotiques,

dont l'action d'ailleurs peut devenir nuisible en portant plus directement sur le cerveau et la moëlle épinière que sur le trisplanchni-
que, il faut, en même temps qu'on dérive sur toute l'étendue de la
peau, agir contre l'obstacle survenu, d'une manière secondaire sinon
primitive, dans la liberté de la circulation. Pour atteindre ce but,
on suivra l'une ou l'autre des marches que nous ferons connaître
à l'occasion du traitement de chacune des espèces de Catarrhe,
d'Asthme dont nous allons nous occuper.

CHAPITRE XXII.

CATARRHE-PULMONAIRE
ou
RHUME-CHRONIQUE.

ARTICLE I.

§ Ier. Dans l'espèce de Catarrhe-Pulmonaire dont je vais parler
d'abord les malades, qui ont le teint plus ou moins terreux, qui sont
à peine ou assez oppressés quand ils parlent, soit quelque temps,
soit haut, particulièrement lorsqu'ils marchent vite ou montent des
escaliers, qui éprouvent des palpitations proportionnées à cette oppression, qui, enfin, ressentent de l'inappétence avec ou sans nausées, de la céphalalgie avec ou sans pesanteur de tête, et accusent
de l'amaigrissement, comme aussi de la lassitude....; ces malades se
plaignent d'avoir à la région antérieure et inférieure du cou, comme
encore derrière le haut de l'os sternum, une sorte de chatouillement, bientôt suivi d'une toux qui amène une certaine quantité de
crachats, de forme, de consistance, de saveur et de nuance en rapport avec la constitution des sujets et aussi avec le degré du mal.
Ces symptômes, qui apparaissent vers le matin, dès que l'on s'agite
dans le lit ou seulement lorsqu'on en sort, cessent complètement
dans le reste de la journée pour ne revenir que le lendemain à ces
moments-là; ou bien ils ne font que diminuer d'intensité durant le
jour pour, après avoir assez généralement discontinué pendant la
nuit, reparaître, comme en ce premier cas, dans la matinée suivante, et ainsi, successivement ou par intervalles, selon la gravité
de l'affection, la résistance propre au malade.....

§ II. Ces caractères généraux de ce Rhume-Chronique varient communément. Il peut se faire, en effet, que le chatouillement ressenti à la région laryngienne, et même à celle de la trachée-artère, par tous ces Catarrheux, peu sensible chez les uns, soit plus marqué chez les autres. *Un jeune ouvrier à la fonderie de Bacalan à Bordeaux, une marchande de bois sur le quai de Libourne, un distillateur à Laroche-Chalais, personnes chez lesquelles ce chatouillement s'était changé en picotements insupportables parfois, l'avaient presque continuel.* Il peut se faire de même que la toux qui suit ce symptôme, faible chez tels de ces Catarrheux, existe plus prononcée aussi chez tels autres. *Elle s'effectuait très-fatigante pour ces derniers malades, ainsi que pour la femme du cordier, à La Bastide de Bordeaux, citée à l'espèce de Chlorose décrite au premier rang, et une dame de la Grand'Place à Libourne, une autre de Montlieu.* Des différences non moins tranchées sont observées à propos de la matière de l'expectoration que cette toux amène en petite quantité ou assez abondante, *comme pour cette seconde variété il arrivait à ces trois dernières malades, et à un jeune artisan de la place d'Aquitaine à Bordeaux.* Ainsi, la matière expectorée est de forme filante et quelque peu étendue, *de même que chez ce sujet et chez un tailleur de la rue Fon-Neuve à Libourne, le petit garçon d'un cordonnier de la rue des Chais dans cette ville, la servante d'un propriétaire à Coutras;* ou de forme ramassée, soit par fusion moléculaire, soit par grumeaux, et en volume de peu de dimension, *de même que chez un ancien notaire à Pessac près Bordeaux, un cordonnier sur le quai de Libourne, un chapelier de la rue Périgueux dans cette ville pour la première de ces deux formations, et chez un jeune négociant de la rue Jean-Jacques-Rousseau, une dame de la rue de l'Eglise à Sainte-Foy, un curé du canton de Coutras pour la seconde.* Ainsi, cette matière est de consistance molle et sans grande adhérence, *caractères qu'elle avait chez la dame de la Grand'Place, la marchande de bois, le petit garçon, déjà désignés;* ou bien de consistance compacte et assez résistante, *caractères qu'elle avait chez le négociant ainsi que le chapelier déjà désignés aussi, et chez une dame de Puysseguin, près Castillon.* Ainsi encore l'expectoration est sans saveur, *témoin celle de la dame demeurant Grand'Place, de la couturière des Fontaines, et de la petite fille d'un propriétaire, près le Pont, à Libourne;* ou elle en a une, tantôt fade, tantôt salée, *témoin aussi, pour la première de ces deux autres saveurs une jeune dame des Allées-Flamans de cette ville*, les dames de **Puysseguin** et de *Sainte-Foy, la servante de Coutras*, et pour la seconde l'enfant de la rue des Chais, *la femme d'un artisan à Saint-Loubès*, et celle *du cordier précitée.* Ainsi encore cette expectoration a une nuance aqueuse, *comme chez la marchande de bois, la petite fille, la dame de Montlieu;* ou elle est d'un blanc, soit mat, soit nacré, *première nuance qu'avaient les crachats du cordonnier, du notaire, d'une jeune dame à Saint-Loubès, deuxième nuance qu'avaient les crachats des dames des Allées-Flamans et de Sainte-Foy, du curé;* ou bien elle paraît d'une couleur grisâtre, *comme aussi chez le chapelier et le négociant plus haut cités, et chez le distillateur de Laroche-Chalais qui, en outre, l'avait piquetée de noir.* C'est surtout quand les crachats présentent ce dernier aspect qu'ils induisent en erreur, particulièrement sur la véritable essence de cette première espèce de Rhume–Chronique. C'est également lorsqu'à l'un ou à l'autre de ces aspects de la matière expectorée se joignent de fréquents accès de toux, qu'on erre davantage sur le traitement rigoureux de ce Rhume–Chronique.

§ III. On ne parvient pas, en effet, à connaître la nature de cette espèce de Catarrhe-Pulmonaire sans, d'abord, avoir exactement apprécié la conformation, innée plutôt qu'acquise, qui prédispose à cette maladie (une poitrine grêle avec le teint pâle) sans, ensuite, s'être rendu tout-à-fait compte de l'Etat-Anormal, déjà étudié (notre Fièvre-Lente), dans lequel se trouve alors, et primitivement plutôt que secondairement, une grande fraction du système organique le plus répandu de tous ceux qui concourent à la composition de l'économie humaine (la trame-élémentaire plus particulièrement départie à la vie de nutrition); sans, enfin, avoir mesuré l'influence que ce Mode–Pathologique peut exercer sur les glandes muqueuses du larynx et même de la trachée–artère. — Ce n'est aussi que par cette triple marche qu'on peut arriver à déterminer la médication rationnelle qui guérit, toujours et radicalement, ce Rhume–Chronique.

§ IV. Les raisons physiologiques qui nous ont fait admettre l'influence de cette Fièvre-Lente sur ceux des organes ou appareils d'organes dans lesquels siègent les diverses complications dues à cette Maladie, ces raisons sont encore celles qui militent en faveur de l'opinion que nous émettons ici sur l'essence de cette première espèce de Catarrhe. On admettra donc, comme plus haut, que la durée et l'aggravation de cette Fièvre-Lente peuvent être éprouvées par les glandes laryngiennes, par celles trachéales même, plutôt que par quelque autre organe ou appareil d'organes que ce soit. — Mais, pour que ces glandes réfléchissent, ainsi que nous venons de le dépeindre, l'altération générale amenée par cet Etat-Morbide, il faut que ces corps sécréteurs se trouvent d'une débilité plus grande que celle d'aucune autre région de l'économie. — Est-il besoin, après avoir détaillé l'origine de ce Rhume-Chronique, de prouver que la médication qu'il réclame est celle de notre Fièvre-Lente? Bornons-nous à faire remarquer que cette médication doit être augmentée des moyens propres à équilibrer les sécrétions générales, à rappeler celles d'entre elles qui pourraient avoir été suspendues; sans oublier les précautions à prendre dans le but d'éviter que les fonctions pulmonaires soient activées, que la poitrine se fatigue en aucune façon. — Ne terminons pas ce qui a trait à ce Catarrhe sans dire qu'il peut attaquer tous les âges, mais n'a guère lieu avant celui de la puberté; qu'il revient de loin en loin, plutôt que d'être permanent; qu'il se montre en toutes saisons, mais plus aisément en été; qu'il peut se renouveler et même persister plusieurs années avant d'entraîner une grande altération dans la santé, à moins d'un concours de circonstances aussi défavorables que généralement inappréciées.

ARTICLE II.

Il est une espèce de Catarrhe-Pulmonaire différente de celle-ci. La toux qui la traduit, plus bronchique que laryngienne, que trachéale même, et plutôt précédée d'une sorte d'obstruction de ces conduits que d'un simple chatouillement, a lieu légère dans des cas, forte dans d'autres, et même déchirante; *comme il arrivait à une dame du cours d'Aquitaine de Bordeaux, un ancien professeur au collège de Libourne, un vieux tonnelier de Vayres, une marchande à Saint-Loubès*, avant que je sois parvenu à effacer jusqu'à ce souvenir douloureux. L'expectoration que cette toux entraîne, rare dans des cas aussi, est dans d'autres considérable, à tel point même que durant la nuit, en particulier, elle suffit à remplir plusieurs crachoirs; *comme la chose se passait chez une demoiselle de la rue Carpenteyre à Bordeaux, une dame de la rue Marbotin de cette ville, un capitaine du port de Libourne, une propriétaire de la rue Péri-*

gueux de cette ville, un cultivateur à Abzac, avant que j'aie eu la satisfaction d'en tarir la source. Cette expectoration se sécrète liquide pour–ainsi–dire, *témoin celle de ces deux derniers sujets, et de la propriétaire de rue Périgueux comme de la dame du cours d'Aquitaine déjà citées, ainsi que d'un cultivateur à Montagne-de-Lussac;* ou bien elle se sécrète presque compacte, *témoin encore celle d'un ferblantier sous les Couverts de la Grand'Place à Libourne, de la marchande à Saint-Loubès déjà nommée, de la petite fille d'un cultivateur à Larrey-de-Coutras; de la petite fille aussi d'un artisan à Sainte-Foy.* Cette expectoration prend l'aspect glaireux ou muqueux : *exemple du premier, les dames du cours d'Aquitaine et de rue Marbotin, la demoiselle de rue Carpenteyre et même la propriétaire de rue Périgueux, ainsi que le cultivateur de Montagne sus-dénommés, et un tout jeune enfant à La Bastide de Bordeaux; exemple du second, l'ancien professeur, et les deux jeunes filles de Larrey et de Sainte-Foy, un peu plus haut cités.* Cette expectoration n'a pas de saveur propre, *ainsi que le disaient les sujets de ces deux dernières séries, et le capitaine;* ou bien elle en acquiert une amère, ou fait éprouver un goût de sang, *de même que chez le cultivateur d'Abzac et un tisserand de Saint-Sulpice-de-Faleyrense pour la première de ces saveurs, de même encore que chez la marchande à Saint-Loubès et une demoiselle à Blazimont pour la seconde.* Enfin cette sécrétion s'offre pâle dans des cas, *ainsi que l'était celle de la propriétaire de rue Périgueux, du cultivateur de Montagne, des dames de rue Marbotin et du cours d'Aquitaine, de la demoiselle de rue Carpenteyre.* Dans d'autres cas elle s'offre jaune ou verdâtre, *première nuance qu'avaient les crachats du ferblantier, du tonnelier, seconde nuance qu'avaient ceux du cultivateur d'Abzac, du tisserand.* — Ces caractères différentiels de cette seconde espèce de Rhume-Chronique, qu'on observe plus généralement en hiver que dans la belle saison, qui attaque les personnes de tout âge, mais de préférence les vieillards, qui peut se perpétuer sans de long–temps produire de désordres sensibles chez certains sujets, tandis qu'elle détériore rapidement l'économie de certains autres, commencent à se développer quelques heures avant le lever du soleil pour diminuer ou cesser entièrement vers le milieu du jour, pour, ensuite, augmenter ou se développer de nouveau au coucher de cet astre, et redoubler au moment où ces Catarrheux se mettent au lit, pour encore discontinuer durant la première partie de la nuit ou bien revenir pendant toute sa durée sous forme de quintes plus ou moins rapprochées, plus ou moins fortes, selon la gravité que le mal a atteinte, la résistance naturelle du sujet qui en est frappé, et surtout le degré de sa prédisposition, originelle plutôt qu'accidentelle, à le contracter. — La description que les auteurs donnent de cette maladie, serait exacte s'ils élaguaient du tableau de ses symptômes propres ceux appartenant à une autre espèce de Catarrhe-Pulmonaire, moins commune que la première étudiée, que celle-ci surtout, et dont nous dirons deux mots, après avoir brièvement entretenu le lecteur d'une troisième espèce de Rhume-Chronique à laquelle on doit assigner ce rang lorsqu'on envisage ces affections dans un ordre naturel. L'appréciation que ces maîtres font de la nature de cette même maladie, serait vraie si, après s'être créé une juste idée de la simplicité de l'organisation des végétaux, du peu de complexité de leur vie, et des changements palpables qu'opèrent en eux les grandes variations atmosphériques, ils avaient considéré sous les mêmes points de vue l'organisation, plus compliquée, des animaux à sang blanc, et s'étaient élevés de celle-ci à celle, aussi complète que variée, des êtres à sang rouge. Enfin, la médication qui est préconisée dans les ouvrages classiques contre cette maladie encore ne se composerait pas de moyens aussi hétérogènes que le sont ceux que ces livres indiquent, si les savants qui les composent n'étaient forcément trompés par le mélange qu'ils font dans leurs ouvrages des symptômes réels du mal et des symptômes étrangers à ce mal. — Il résulte de ces erreurs commises dans la description de cette seconde espèce de Catarrhe-Pulmonaire, dans l'appréciation de son essence, dans l'énumération des remèdes qu'on dit qu'elle réclame, que sa guérison, alors toujours lente à obtenir, n'arrive que fortuitement, qu'elle reste souvent inachevée, que parfois même elle devient plus difficile; tandis que la médication, naturellement déduite de la réalité même des éléments constitutifs de cette espèce de Rhume-Ancien et variée autant que différentes en peuvent être les causes, opère sa guérison totale chaque fois que l'emploi antérieur de remèdes trop contraires, plus encore que son ancienneté, que l'âge avancé du malade, que la prédisposition qu'il en porte, ne limitent pas la puissance de cette médication, en laissant le mal disposé à récidiver, mais sans danger aucun. On concevra facilement, en effet, que cette nouvelle espèce d'Affection-Catarrhale ne puisse être détruite ni aussi rapidement, ni aussi complètement que nous pouvons y parvenir, si l'on ne réagit pas d'une manière suffisante contre l'action nuisible qu'une température, froide ou humide, exerce, soit directement, soit indirectement, sur les glandes et la muqueuse des poumons de ces malades; si l'on ne fait pas un emploi raisonné des balsamiques, et aussi des sudorifiques, des diurétiques, comme encore des expectorants, des purgatifs; si l'on n'oppose pas à la constitution lymphatique de ces Catarrheux un régime qui tende à l'animaliser le plus possible; si, enfin, l'on n'évite pas soigneusement d'activer les fonctions pulmonaires, de fatiguer la poitrine, ainsi qu'il a été recommandé dans le Rhume-Chronique qui précède.

ARTICLE III.

L'espèce de Catarrhe–Pulmonaire qui doit occuper le troisième rang, confondue par les classiques avec les deux premières mentionnées et même avec celle, encore plus différente, qui reste à mentionner, traitée par conséquent d'une manière peu rationnelle, est assez rare; se rencontre chez les personnes à visage habituellement coloré, et à organisation plus ou moins conforme à ce teint; attaque de préférence les adultes; paraît de préférence aussi au printemps; et ne se développe pas sans qu'ait existé, au préalable, une sorte de plénitude avec inappétence, sans qu'ait existé aussi une dyspnée toujours plus forte que dans les Catarrhes précédents. — La toux pituiteuse, mais bien plus souvent sanguinolente que dans ces derniers Catarrhes, par laquelle se traduit cette nouvelle espèce, commence, d'ordinaire, quand le soleil a déjà fait une certaine étentendue de sa course diurne, augmente jusqu'à ce qu'il se soit un peu plus éloigné de nous, et alors cesse ou continue encore à un faible degré jusqu'à ce que cet astre se soit presque dérobé à notre vue; puis recommence ainsi, chaque jour, pendant une période sans terme fixe. — Cette troisième espèce de Rhume-Chronique est constituée, comme la première et surtout la deuxième, par une augmentation de sécrétion des glandes et de la muqueuse des voies aériennes; mais pour l'apprécier complètement, il faut ne pas ignorer l'état anormal dans lequel se trouvent, antérieurement à l'apparition de la toux et des crachats, les capillaires sanguins généraux des poumons. Ce n'est qu'en ayant connaissance de leur altération primitive et concomitante que j'ai pu arracher à une mort certaine le petit nombre de ces Catarrheux que j'ai eu à traiter, *et particuliè-*

rement un jeune cultivateur de Néac près Libourne, un marchand de bestiaux des environs de Laroche-Chalais, un employé de l'Octroi déjà avancé en âge, le fils d'un petit propriétaire, à Saint-Loubès, près Bordeaux. Cette altération consiste en un engorgement des capillaires que nous venons de désigner. Il est dû au refoulement du sang de tout le corps dans ces petits vaisseaux, par suite d'une ou plusieurs des nombreuses causes, mais physiques plutôt que morales, qui peuvent le produire en agissant, d'une manière aussi active que permanente, soit chez les personnes dont la poitrine n'a pas une étendue proportionnée à la quantité, originelle mais plutôt accidentelle, de ce fluide, soit chez les personnes dont la poitrine, toutes choses égales d'ailleurs, n'a pas sa vitalité en rapport normal avec la composition présente de la masse sanguine. — La guérison de ce troisième Catarrhe-Chronique est plus lente à opérer, mais plus facile à entretenir que celle du second de ces Rhumes-Anciens. On atteint le premier de ces buts en diminuant avec une sage mesure la quantité de l'excitant général, et en dérivant d'une manière plus ou moins forte, plus ou moins durable; mais sans oublier de décomposer ce fluide, s'il a besoin de l'être. On atteint le second but par la prescription d'une hygiène appropriée à la conformation particulière du thorax des Catarrheux dont il est question ou à ses rapports propres, et par l'usage d'une alimentation moins nutritive que celle dont ils ont habitude de se servir; mais tout en cherchant, lorsqu'il y a indication de le faire, à entretenir le sang dans ses qualités normales, au moyen de l'activité qu'on imprime aux émonctoires par lesquels il s'épure naturellement.

ARTICLE IV.

La quatrième espèce de Catarrhe-Pulmonaire qui reste à décrire, moins rare que la précédente, mais pas aussi répandue que les espèces décrites en premier et en second lieu, paraît dans les diverses saisons, et attaque les individus de tout âge, qu'ils y soient ou non prédisposés. C'est dans cette espèce que la toux et l'expectoration, sa conséquence, se compliquent, plus ou moins, d'ardeur dans la poitrine, d'oppression, de palpitations, d'un pouls fréquent, d'une petite fièvre continuelle, avec redoublements dans l'après-midi et vers les trois, quatre, ou cinq heures du matin; *état morbide qui, entre autres exemples, était celui de la femme d'un tourneur de la rue Saint-Émilion à Libourne, d'un forgeron à Coutras, d'un pro-*

*priétaire à **Puysseguin-de-Castillon**.* C'est aussi à ces moments que la toux, presque permanente, quel que soit le degré du mal, redouble par accès, toujours pénibles et parfois suffocants ; que l'expectoration qui la suit alors, encore plus nécessairement qu'à toutes autres heures, s'effectue forte, déchirante même ; que les crachats qui composent cette expectoration, et dont la sortie ne s'opère pas toujours sans irritation au larynx, sont encore plus épais, plus foncés, comme roussâtres ; *ainsi qu'entre autres Catarrheux de cette espèce, la chose se passait chez une femme-de-charge demeurant chemin de Périgueux à Libourne, un tonnelier, encore jeune, de Vayres, un marchand du Marché-Royal à Bordeaux, avant qu'ils eussent réclamé heureusement mes soins.*— La nature de cette quatrième espèce de Rhume-Chronique est connue ; mais la marche que suit le mal pour parvenir à créer l'inflammation lente de la muqueuse bronchique, et même l'inflammation partielle du parenchyme pulmonaire, constituant ce Catarrhe, reste souvent inappréciée. Il en résulte que le traitement qu'on préconise contre cette altération de tissu, quoique rationnel, reste souvent aussi sans être suivi du succès qui le couronne d'ordinaire lorsqu'on s'est bien rendu compte de l'enchaînement des phénomènes pathologiques qui ont précédé la formation de cette altération de tissu ; *comme le prouve la guérison des Catarrheux de cette espèce auxquels je viens de faire allusion, et, en outre, celle du commis principal d'une des bonnes maisons de commerce à Bordeaux chez lequel le Rhume-Pulmonaire datait de plusieurs années.* — Indique-t-on exactement, en effet, le mode d'action de celles des causes, mécaniques ou physiologiques, qui ont créé, soit primitivement, soit secondairement cette inflammation ; et emploie-t-on toujours les agents, hygiéniques ou thérapeutiques, dont le mode d'action est opposé, soit directement, soit indirectement à celui de l'une ou l'autre de ces mêmes causes ? Les succès qui sont dus, et à l'attention avec laquelle je recherche l'explication du résultat différent qui est produit par chacun de ces principes du mal, et à l'administration des moyens différents que réclame l'effet identique qui est produit par ces principes divers ; ces succès, s'ils ne répondent pas négativement à ces deux questions, permettent au moins un double doute à leur égard quand on a médité, comme j'ai médité, sur la nature, aussi simple que voilée, aussi importante qu'admirable, de ce qu'on nomme en Pathologie fièvre ou fièvres à l'état aigu.

CHAPITRE XXIII.

HÉMOPTYSIE
ou
CRACHEMENT - DE - SANG.

ARTICLE I.

§ Ier. La première des quatre espèces d'Hémoptysie dont je vais traiter, est constituée par l'expectoration d'un sang rouge-clair. Cette expectoration, dont la quantité varie beaucoup, sans être jamais abondante; qui a une durée indéterminée, sans toutefois persister long-temps; qui reparaît à des intervalles irréguliers, qu'ils soient éloignés ou rapprochés, n'a lieu qu'après avoir été précédée par une oppression d'un degré assez variable, bien que toujours peu intense, avec toux sèche plutôt qu'humide, et se trouve accompagnée d'une sorte de démangeaison au bas du cou, à la fourchette du sternum, avec goût de sang, ainsi que suivie d'un saisissement plus ou moins profond, avec, même, accablement général. Tels sont les symptômes qui, momentanément, remplacent, ou plutôt marquent seulement, des troubles généraux tout–à–fait analogues à ceux que nous avons dit être éprouvés habituellement par les Catarrheux de la première espèce étudiée.

§ II. Mais cette Hémoptysie ne se passe pas uniforme dans tous les cas. En effet, la quantité de sang expectorée, généralement faible, peut s'effectuer plus grande, *comme chez un jeune négociant de la rue des Bahutiers à Bordeaux, une couturière du chemin de Catussau à Libourne.* Le temps que dure cette expectoration, assez court, ne dépassant pas les premières heures du jour, pour le plus souvent, peut de se prolonger parfois, *comme aussi chez ces deux malades et un propriétaire à Faumuray de Lussac, une métayère à Pichon de cette commune.* Et, si elle ne se montre qu'à des époques assez éloignées dans la majorité des cas, elle reparaît dans quelques-uns presque quotidienne, *comme encore chez le négociant déjà cité ainsi que chez une revendeuse de la petite rue Saint-Emilion, une bouchère de rue Périgueux, à Libourne.* Mêmes différences à l'égard de la dyspnée qui précède ce Crachement-de-Sang, car, légère pour la généralité de ces malades, elle peut être un peu plus marquée pour certains ; *témoin, la dyspnée de la métayère précitée, d'une marchande, rue Louis-Philippe, à Libourne, d'une couturière aux Fontaines de cette ville.* Et, si la toux, concomitante de cette gêne de respiration et d'un degré toujours proportionné à elle, a lieu sèche d'ordinaire, *ainsi qu'elle l'était chez la couturière du chemin de Catussau et la marchande que je viens de désigner ;* cette toux a lieu, au contraire, humide quelquefois, *ainsi encore qu'elle l'était chez le négociant et le propriétaire.* Différences également au sujet de l'impression pénible que tous ces malades ressentent à la vue du sang qu'ils crachent, au sujet aussi de la prostration des forces qui s'en suit · peu marquées et passagères pour les uns, *notamment celles qu'éprouvaient la marchande de rue Louis-Philippe et la couturière des Fontaines,* ces sensations morbides existent presque intenses et durables pour tels autres, *au nombre desquels doivent être rangées la métayère, la revendeuse, la bouchère, la couturière du chemin de Catusseau.*

§ III. Quelle est la nature de cette Hémoptysie, qu'on observe à tout âge, mais plutôt à la puberté ; qui apparaît en quelque saison que ce soit, mais avec plus de facilité pendant les chaleurs ? Quel est aussi son traitement ? Pour répondre à la première de ces questions, il faut, d'après la route suivie afin de parvenir à préciser l'ensemble du Catarrhe-Pulmonaire dont il a été question en premier lieu, il faut, dis-je, d'abord se rendre tout-à-fait compte de la conformation, originelle plutôt qu'accidentelle, qui porte à contracter cette Hémoptysie, (une poitrine peu développée avec le teint assez coloré) ; ensuite connaître exactement l'Etat-Anormal ci-dessus étudié (notre Fièvre-Lente) dans lequel vit et d'une façon primitive plutôt que secondaire, une grande fraction du système organique le plus répandu de tous ceux dont la réunion compose le corps humain (le réseau générateur plus particulièrement dévolu à la vie végétale) ; enfin apprécier à sa juste valeur l'action que ce Mode-Pathologique exerce sur les glandes muqueuses du larynx et même de la trachée-artère. Cette triple connaissance une fois acquise, la solution de la seconde de ces deux questions est aussi facile à trouver que l'a été celle relative au traitement du Rhume-Chronique qui correspond à ce Crachement-de-Sang.

§ IV. C'est en agissant, comme dans le Catarrhe qui vient de servir de terme de comparaison sur les glandes laryngiennes, et même
sur celles trachéales, que la Fièvre-Lente précitée produit l'Hémoptysie à laquelle nous faisons occuper le premier rang. — Mais, pour
que cette nouvelle complication de cette Affection–Générale se traduise par une expectoration de sang plutôt que par une expectoration de mucosités, il est indispensable que les sujets soient, comme
nous l'avons fait pressentir, d'un teint animé plutôt que terne. —
De cette particularité dans leur tempérament il résulte qu'au lieu
d'associer à la médication de cette Fièvre-Lente, réclamée par cette
Hémoptysie, les agents que nous avons dit propres à régulariser
les sécrétions générales, il faut employer ceux qui peuvent dériver
le sang, en retenir, momentanément sinon d'une manière durable,
dans les parties de la peau les plus liées à la membrane interne des
poumons, dans les régions cutanées les plus éloignées de ces organes. Mais dans la thérapeutique de ce Crachement-de-Sang, encore
plus que dans celle du Catarrhe qui occupe le même rang, le médecin doit prendre les précautions voulues pour que la poitrine n'active pas ses fonctions, pour que ce centre organique ne fatigue au-
cunement.

ARTICLE II.

L'expectoration sanguine par laquelle se traduit la seconde des
Hémoptysies dont j'ai dit que je traiterai, a une couleur moins fran-
che que dans la première espèce étudiée ; mais elle est un peu plus
abondante, dure davantage, et revient plus souvent ; mais l'oppression qui la précède est plus prononcée, la toux qui l'accompagne
paraît plus humide, plus bronchique, et il y a engorgement de ces
conduits ainsi que goût de sang autrement marqués. Pourtant, l'impression morale qu'en ressentent ces malades, n'est pas plus prononcée, et l'affaiblissement qui semblerait devoir la suivre, n'est pas
aussi sensible. Une autre différence, tout-à-fait caractéristique,
existe entre cette première et cette seconde des espèces d'Hémoptysies en question : ces symptômes, au lieu de remplacer ou de se
borner à masquer, pour le moment, les troubles généraux qui d'ordinaire sont endurés par les personnes affectées de l'Hémoptysie
décrite au premier rang, s'associent tout simplement, mais en proportion plus ou moins grande, à la sécrétion muqueuse, temporaire
ou continue pour–ainsi–dire, qui est expectorée par les personnes

chez lesquelles on observe cette seconde espèce d'Hémoptysie, et qui sont précisément du nombre de celles que nous avons noté être affectées du Catarrhe-Pulmonaire décrit au deuxième rang. *Par exemple, la demoiselle de la rue Carpenteyre Saint-Michel à Bordeaux, le professeur du collège et le ferblantier sous les Couverts à Libourne, la marchande de Saint-Loubès et la demoiselle de Blazimont, déjà placés parmi les Catarrheux de cette dernière espèce.* — Cette Hémoptysie, en effet, n'est pas autre chose que la conséquence de l'action exercée sur les glandes des tuyaux bronchiques, et même sur la membrane muqueuse de ces tuyaux, chez certains individus atteints de longue date de ce Rhume-Chronique, par le fait de cette ancienneté bien plus que par le fait de son essence propre. On se convainc que telle doit être la nature de cette seconde espèce de Crachement – de – Sang, en analysant d'abord les modifications anatomiques opérées en la structure de ces glandes, et aussi de cette membrane, par les secousses réitérées, et surtout par celles permanentes de la toux qu'endure ces Catarrheux; en analysant ensuite les modifications physiologiques opérées par la force vitale de ces organes, comme encore de ce tissu, pour remédier à leur destruction, partielle sinon totale, qui ne manquerait point de survenir sans ce dégorgement sanguin. On se convainc aussi que cette nature est bien celle que nous mentionnons, en remarquant que cette Hémoptysie a lieu à la même époque de l'année que ce Rhume, quoique plus avant dans le jour; qu'elle se montre comme lui à tout âge, quoique plutôt dans celui de la virilité; qu'elle peut encore, à son exemple, ne détériorer de long-temps la santé ou l'altérer rapidement. Ai-je besoin d'ajouter que cette conformité d'origine entraîne une médication de cette deuxième espèce d'Hémoptysie analogue à la médication de cette deuxième espèce de Catarrhe ? Qu'il me suffise de dire que les moyens auxquels cède cette dernière maladie chronique, tout en restant sujette à récidiver, doivent seulement être augmentés dans leur puissance pour se trouver à la hauteur du mal qu'ils finissent par maîtriser présentement, sinon pour toujours. — Nous satisfaisons à cette indication en excitant davantage toute la peau, en irritant même, pour un temps donné, un ou plusieurs points de son étendue. En outre, nous appelons le sang dans les membres; nous allons même jusqu'à diminuer sa quantité, mais avec autant d'a–propos que de réserve.

La troisième espèce d'Hémoptysie dont j'ai promis de parler, se traduit par l'expectoration brusque, instantanée, d'un sang vermeil, rutilant; expectoration qui, toujours plus abondante que dans les Hémoptysies précédentes, parfois considérable, très-considérable même, s'offre à l'observation moins fréquemment, quoiqu'elle soit la plus naturelle de toutes et aussi la moins méconnue; attaque les tempéraments sanguins plutôt que les autres; sévit de préférence sur les adultes; a lieu de préférence encore au printemps : mais non pas sans qu'ait préexisté un sentiment de trop plein, avec diminution et même perte d'appétit, sans qu'ait préexisté également une oppression plus grande que dans les Crachements-de-Sang dont il a été traité ci-dessus. — Cette nouvelle espèce s'effectue d'ordinaire vers le milieu du jour, mais plus généralement avant qu'après, et cesse presque aussitôt pour se renouveler les jours suivants à peu près aux mêmes heures, ou bien persiste, avec quelques intervalles, pendant tout le reste de la journée, et même davantage, en s'accompagnant presque toujours d'une toux, large plutôt que profonde, diaphragmatique plutôt que trachéale, que bronchique même. — L'on ne se rend compte des caractères différentiels de la toux propre à cette troisième espèce d'Hémoptysie qu'en mesurant la vaste étendue du siège de l'affection, lequel occupe tous les capillaires généraux des poumons; et l'on n'apprécie son essence qu'en reconnaissant la prévoyance de la Nature qui, n'ayant pas le temps d'amener de sécrétions (le Catarrhe du troisième rang étudié) ou n'en amenant pas de suffisantes pour obvier ainsi à la destruction dont ce réseau vasculaire est menacé, modifie les propriétés organiques des glandes et de la muqueuse du poumon de telle sorte que ces tissus livrent subitement passage au sang qui obstruait pour-ainsi-dire son parenchyme. Ajoutons que cette apoplexie pulmonaire s'établit soit par le fait seul de la constitution, originelle plutôt qu'acquise du sujet, soit par le fait concomitant des rapports extérieurs dans lesquels il se trouve accidentellement. — Ce n'est du moins qu'après avoir acquis ces connaissances, et aussi après avoir modifié, selon la prédominance ou l'exiguité de la poitrine, le traitement qui en découle, que je suis parvenu à soustraire d'abord au danger qu'elles couraient celles des personnes atteintes de ce mal que j'ai été appeler à traiter, *entre au-*

tres, un maître-maçon à Pomérol, près Libourne, un cultivateur à Vignonet de Castillon ; et à leur apprendre ensuite la conduite qu'elles doivent tenir pour éviter qu'elles rechutent par suite de la prédisposition qu'elles ont à contracter ce mal.—Cette modification à apporter dans le traitement du Catarrhe de la troisième espèce consiste à diminuer davantage et plus rapidement la masse sanguine, dans le cas où la capacité de la poitrine n'est pas proportionnée à la quantité de ce stimulus ; tandis que l'Hémoptysie en question peut céder à la dérivation qu'on se borne à opérer de ce fluide, dans le cas où sa quantité est proportionnée à la capacité de ce centre organique.

ARTICLE IV.

L'espèce d'Expectoration sanguine qui doit occuper le quatrième rang lorsqu'on classe cette maladie d'après son ordre naturel, est plus fréquente que celle qui précède, mais moins commune que celles placées en première et en seconde lignes ; paraît en toutes saisons ; attaque les sujets de tout âge, qu'ils y soient ou non prédisposés ; n'a pas lieu sans avoir été précédée d'une toux habituelle et plus ou moins intense, avec état fébrile, redoublant même dans l'après-midi ainsi que vers le matin ; et se trouve toujours accompagnée de la sécrétion, plus ou moins grande, de crachats épais, foncés, particulièrement aux heures ci-dessus ; sécrétion qui, par son mélange avec le sang, en modifie la nuance. Ce sang, en effet, s'offre moins rouge, plus noir que celui des Hémoptysies étudiées en premier et en second lieux, que celui surtout de l'Hémoptysie à laquelle nous avons assigné le troisième rang ; et, s'il ne sort jamais avec autant d'abondance que dans cette dernière espèce, il en a ordinairement une plus grande que dans les deux autres ; persiste aussi un peu plus que celle-ci , soit que l'hémorrhagie continue durant le reste du jour ou cesse plus ou moins tard pour revenir le jour suivant. — On connaît assez exactement cette quatrième espèce d'Hémoptysie ; mais la filiation des phénomènes qui se sont accomplis avant de produire l'état réellement inflammatoire de la muqueuse des bronches, et même l'inflammation partielle du tissu-propre des poumons, préexistant à l'apparition de ce Crachement-de-Sang, est rarement appréciée à sa juste valeur, ne peut même pas l'être lorsqu'il y a eu Fièvre-Aiguë avant sa formation. Il suit de là que la médication, conseillée avec raison contre cette maladie, amène, rarement aussi, le résultat heureux que produit le plus souvent l'administration de celle qui est complétée par la connaissance exacte de l'enchaînement des actes pathologiques antérieurs à l'expectoration sanguine constituant l'espèce d'Hémoptysie en question, et surtout par la connaissance complète de la part, qu'a prise dans leur apparition la fièvre aiguë qui peut l'avoir précédée. Cette assertion se trouve confirmée par la guérison, lente à opérer, mais soutenue, dont jouissent la plupart de ceux de ces malades par lesquels j'ai été consulté, *et notamment une vieille fille propriétaire dans la commune des Billeaux, plus, la femme du tourneur de la rue Saint-Emilion, le jeune tonnelier de Vayres et le commis négociant à Bordeaux, compris, tous trois, au nombre des Catarrheux de la quatrième espèce dont nous avons parlé. N'oublions pas en effet, de faire remarquer que c'est plus généralement parmi ces malades qu'on observe cette dernière Hémoptysie.*

NOTA. Puis-je terminer ce que j'avais à dire sur le Crachement-de-Sang sans parler de l'Epistaxis et de la Métrorrhagie accidentelles ou intermittentes ? L'analogie que j'ai reconnu exister entre les espèces d'Hémoptysies étudiées et les espèces de Saignements-de-Nez et de Pertes-de-Sang-Utérines correspondantes, ne permet pas cette lacune. C'est, en effet, en envisageant la nature et la médication de ces diverses hémorrhagies du nez et de la matrice comme j'ai envisagé la nature et la médication des hémorrhagies du poumon sur lesquelles je me suis appesanti que j'ai pu débarrasser plusieurs sujets de l'une ou de l'autre de ces affections. *Parmi celles de ces guérisons dont j'ai conservé des notes, comptent quatre jeunes femmes atteintes, d'ancienne date, de Métrorrhagies abondantes. De ces quatre personnes, l'une demeure rue Saint-Joseph et l'autre rue Leyteyre à Bordeaux, la troisième habite, rue de l'Eglise, à Libourne et la quatrième à Pessac. Au nombre de ces guérisons aussi comptent trois demoiselles atteintes d'Epistaxis qui auraient pu devenir mortelles, car, si chez l'une de ces personnes, toute jeune et demeurant allées d'Amour à Bordeaux, le Saignement-de-Nez ne durait que plusieurs heures, chez les deux autres il persistait bien plus long-temps. Il datait de cinq jours chez celle de ces demoiselles déjà vieilles et qui habite rue du Marché-aux-Farines : il remontait à dix-sept jours chez celle de ces personnes, bien moins âgée et qui habite rue Périgueux à Libourne.*

CHAPITRE XXIV.

ASTHME
ou
GÊNE-DE-LA-RESPIRATION.

ARTICLE I.

§ Ier. Une Gêne-de-la-Respiration presque habituelle, légère ordinairement, mais parfois plus marquée, surtout en été; cette Gêne-de-Respiration précédée toujours de langueurs d'estomac, de digestions viciées, de selles irrégulières, comme aussi, mais passagèrement, de palpitations, de céphalalgie, avec diminution de l'embonpoint et des forces; tels sont les symptômes caractéristiques de l'espèce d'Asthme dont je dois parler en premier lieu.

§ II. Cette espèce, de même que les trois autres dont je traiterai, varie d'intensité. Ainsi, la dyspnée, peu sensible chez la plupart des sujets qui sont atteints de cette affection, est assez prononcée chez plusieurs d'entre eux. Elle était accrue par l'action de monter quelques escaliers chez quatre de ceux que j'ai eu à traiter, *un commis négociant, de rue Saint-Thomas, à Libourne, une jeune femme, métayère au Jura, de Montagne, une dame âgée, propriétaire aux Billeaux et une jeune demoiselle des environs de Brannes;* par la marche, même lente, chez deux autres, *un marchand forain, logé rue de Guienne, à Bordeaux, et un boucher, à Villegouge, du Fronsadais, lequel n'allait guère plus qu'à cheval.* L'action seule de monter au lit amenait ce résultat fâcheux pour deux autres encore, *une couturière, de rue Lirot, à Libourne et une jeune femme, propriétaire aux Emeris, près cette ville.* — Cette maladie peut être plus ou moins ancienne. *Elle datait d'un an sur la métayère, de quinze à seize mois pour le marchand, de trois à quatre ans chez la couturière et le commis. Elle comptait une durée de plus de cinq années sur la propriétaire aux Emerys, de sept à huit pour le boucher, et de seize au moins chez la dame des Billeaux.*

§ III. Quelle est la nature de cette espèce d'Asthme qui sévit à quelque âge que ce soit pour-ainsi-dire, apparaît en toutes les saisons, et dure nombre d'années ? Quel est le traitement qu'il réclame ? On en reconnaît l'essence en suivant la même marche que pour parvenir à préciser la nature du Catarrhe-Pulmonaire de la première espèce étudiée : elle consiste, en effet, en l'action exercée sur les muscles respirateurs, et parfois aussi sur le tissu même du poumon, par la durée de la Fièvre-Lente dont il a été question. Pour sa médication, elle découle, comme d'après cette origine on doit le présumer, de la médication même qui d'ordinaire guérit cette Affection ; il est seulement nécessaire d'en augmenter la puissance, d'en prolonger l'administration.

§ IV. Après tout ce qui a été dit, et plusieurs fois, au sujet de l'influence exercée sur telle ou telle autre région de l'économie par l'aggravation et la durée de cette Fièvre-Lente, je n'ai ni à prouver que cette Maladie peut, dans ces conditions, agir sur des muscles respirateurs débiles, comme encore sur des poumons affaiblis, de manière que ces organes se plaignent ainsi que l'exprime le tableau que je viens de tracer de cette espèce d'Asthme, ni à prouver que le traitement réclamé par cette dernière affection doit être celui de cette Fièvre-Lente. Mais j'ai à faire observer qu'il faut ajouter avec persévérance, aux agents dont se compose cette médication ceux qui tendent à nourrir et à fortifier les muscles respirateurs, et même le parenchyme pulmonaire ; pendant que l'on évite, le plus possible, que ces tissus se fatiguent, que le sang y soit refoulé.

ARTICLE II.

Les caractères de l'espèce d'Asthme dont je vais traiter en second lieu, sont : Une dyspnée accidentelle plutôt que permanente, et d'un degré plus ou moins fort, avec redoublement vers le milieu du jour ; dyspnée que précèdent toujours une sensibilité délicate, un cerveau impressionnable et plus ou moins douloureux, une mobilité générale presque continuelle, ainsi que, mais moins habituellement, des battements de cœur, des digestions embarrassées, avec amaigrissement et faiblesse musculaire. — L'intensité de cette deuxième espèce d'Asthme varie autant que le degré où la première étudiée peut atteindre. La moindre émotion rendait essoufflés deux de mes clients, malades depuis sept à huit ans ; *le propriétaire du Fronsadais cité au Spasme-du-Cerveau-et-des-Sens classé au premier rang, le propriétaire, de Sainte-Radegonde, cité à l'Anévrisme-du-Cœur classé au second rang.* La même cause laissait haletante une autre de mes clientes, *jeune modiste de la rue Montesquieu,* malade de date non moins reculée, et aussi la marchande de meubles, *rue Saint-Emilion à Libourne,* mentionnée à l'Angine-de-Poitrine de seconde classe également. — Pour apprécier l'essence de cette deuxième espèce d'Asthme qui ne sévit guère dans l'enfance, a lieu surtout dans la saison chaude et peut revenir pendant long-temps, il faut prendre la même route que pour parvenir à trouver la nature des Douleurs-de-Tête, comme encore du Spasme-du-Cerveau de la deuxième espèce dont nous avons traité : elle provient en effet, de l'influence directe, mais passagère, que le cerveau a, par lui-même, sur les muscles moteurs de la poitrine, et aussi sur le cœur, les poumons.... Le traitement que demande cette espèce d'Asthme se déduit naturellement de celui de l'une et de l'autre de ces dernières affections ; mais il veut être élevé à la hauteur de ce nouveau mal, et durer davantage. — On communique cette force à ce traitement en associant aux moyens dont il est composé une dérivation assez forte pour contrebalancer autant que possible cette action du cerveau sur ces divers organes ; en même temps qu'on active en eux, d'une manière directe ou indirecte, la circulation de la quantité de sang qu'on n'a pu empêcher d'y pénétrer aussi abondante.

ARTICLE III.

Dans l'espèce d'Asthme qui doit occuper le troisième rang, la Gêne-de-la-Respiration, plus ou moins habituelle et toujours précédée de toux avec, pour l'ordinaire, expectoration soit muqueuse, soit sanguinolente, augmente quelquefois considérablement, et vers le milieu de la nuit plutôt qu'à d'autres moments de la journée. Dans ces circonstances accidentelles, car elles sont rarement quotidiennes, le malade est pris, d'une manière presque subite, d'oppression avec sifflement ; il recherche l'air, prend la position verticale, garde le silence et se tient dans l'immobilité, à moins qu'il ne redoute d'étouffer, car. alors, il s'agite, se cramponne à ce qu'il rencontre de résistant, et paraît dans une anxiété extrême. Il reste en cet état jusqu'à ce que revienne la chaleur qui entraîne des urines chargées, de la sueur, ainsi que la toux et l'expectoration, notamment s'il est sujet à ces symptômes ; et ce n'est qu'après cette période réactionnaire qu'il recouvre sa respiration accoutumée, soit pour passer plus ou moins de temps sans voir semblable crise reparaître, soit pour la sentir récidiver les jours suivants. — Ce que nous avons dit de la variété d'intensité des espèces d'Asthme qui précèdent et de leur durée, s'applique en tous points à cette troisième. En effet, la dyspnée, assez prononcée chez plusieurs des Catarrheux du second et surtout du troisième et quatrième rangs dont il a été question, *entre autres, la petite fille au port de Sainte-Foy, la jeune demoiselle de Blazimont, celle, un peu plus âgée, du quartier Saint-Michel à Bordeaux et le vieux employé de l'octroi;* atteignait un degré excessif chez deux de ces malades que je me suis réservé de mentionner ici, *une vieille femme de rue du Caire, à Bordeaux, Asthmatique depuis longues années, et un vieillard, ancien contrôleur au Pont de Libourne, Asthmatique depuis encore plus long-temps.* — Pour la nature de ce troisième Asthme, on la trouve dans l'action même qui est produite, soit par le premier de ces Catarrhes sur les organes auxquels sont dévolus les mouvements respiratoires, et, quelquefois aussi, sur les ramifications les plus ténues des bronches, soit par le second de ces Rhumes sur ces organes également, mais en premier lieu sur une partie de ceux constituants le parenchyme pulmonaire, ou bien par le troisième de ces Catarrhes sur ces mêmes organes moteurs de la respiration, et encore sur la plupart des éléments premiers du tissu-propre des poumons. Sa médication découle, à son tour, de celle que réclame chacune des espèces de ces affections qui lui a plus spécialement donné naissance, et, en outre, elle veut être accrue de moyens appropriés au mal, comme aussi être administrée pendant plus de temps. — Ces derniers agents thérapeutiques consistent, en dehors des crises, à nourrir et à fortifier directement les muscles respirateurs, ainsi qu'à éviter, avec encore plus de soin que dans les espèces d'Asthme qui précèdent, tout ce qui peut entretenir ou refouler le sang dans la poitrine, et toute fatigue de ces muscles, des poumons, autre que celle qui résulte inévitablement des secousses occasionnées par celui de ces Catarrhes existant. Ces mêmes remèdes consistent, pendant les accès, à réchauffer le corps, à retenir le sang dans la peau et même, en certains cas, à diminuer sa quantité, lors du frisson qui ouvre la scène ; comme aussi à modérer la chaleur générale, à faciliter toutes les sécrétions et même, en certains cas encore, à provoquer plus directement l'expectoration des mucosités qui obstruent les bronches, lors de la réaction qui

commence le déclin de l'accès. — A l'aide de ces modifications il
arrive de maîtriser ce mal plns ou moins dans le premier cas, de le
guérir radicalement pour-ainsi-dire dans le second; tandis que dans
le troisième il est souvent très-difficile d'obtenir un résultat aussi
complet.

ARTICLE IV.

Il y a une quatrième espèce d'Asthme que caractérise une dyspnée
continuelle, avec toux et expectoration de tel aspect ou de tel autre, avec aussi mouvements fébriles, accidentels sinon permanents;
ensemble de symptômes sur lequel chaque jour, pour-ainsi-dire,
s'ente un accès, nocturne et même diurne, qui serait en tous points
conforme à celui que nous avons décrit si, à son déclin, les patients
qu'il martyrise, ne jouissaient pas, pendant les premières heures
qui suivent l'asphyxie qu'ils ont failli subir, d'une respiration plus
libre que d'habitude. — Cette quatrième espèce qui, ainsi que celle
occupant la première place, peut avoir lieu en toutes saisons, comme
également nous aurions dû le faire remarquer pour celle occupant
la troisième place; et qui, ainsi encore que l'Asthme de ce premier
rang, que celui du troisième surtout, attaque tous les âges et dure
indéfiniment; cette quatrième espèce tient à l'action exercée sur la
totalité des poumons d'abord, et ultérieurement sur les muscles
respirateurs par le cœur affecté de l'espèce d'Anévrisme auquel nous
avons assigné la dernière place. — De ce que cet asthme a cette
origine, il s'ensuit qu'il veut être attaqué de la même manière que
cette altération matérielle du cœur droit, du moins en dehors de
l'augmentation d'essoufflement qui constitue les accès que nous avons
mentionné survenir presque quotidiens. Mais durant ces accès on
doit modifier cette médication de telle sorte que les forces générales
soient soutenues, au lieu d'être diminuées; que le sang soit retenu
dans les extrémités, au lieu d'être extrait du corps sans qu'il y ait
absolue nécessité d'en soustraire; enfin, que les poumons soient
stimulés aussi vivement que le réclame l'abondance des matières
qu'ils contiennent. — C'est par cette marche que j'ai pu arriver à
rendre une santé presque entière à quelques-uns de ces Asthmatiques; *entre autres, à un tout jeune propriétaire de Sainte-Terre de
Castillon, lequel depuis huit à neuf mois, était miné par cette
cruelle affection.*

CHAPITRE XXV.

PHTHISIE.

ARTICLE I.

§ Ier. Si, en traitant des espèces de Catarrhe–Pulmonaire, d'Hémoptysie et d'Asthme, comme encore des espèces d'Angine–de–
Poitrine, d'Anévrisme, d'Hystérie, d'Hypochondrie, de Névralgie,
de Chlorose, et surtout de l'Affection–Nerveuse ainsi que de la
Fièvre–Lente, tous états morbides que les auteurs confondent dans
leurs ouvrages, que les praticiens méconnaissent auprès des malades, nous avons omis de faire remarquer, à chacun d'eux, qu'il
leur arrivait assez souvent d'influer sur l'organisme de certains sujets de manière à ce qu'ils fussent taxés de Phthisiques, c'est que
nous nous proposions d'affecter un chapitre à ces erreurs, dont nous
possédons d'assez nombreux exemples.

§ II. Les erreurs de ce genre que nous rapporterons en premier
lieu nous ont été fournies, d'abord par neuf d'entre les sujets compris
parmi ceux que nous avons guéris de cette Fièvre-Lente (*la couturière
du chemin du Sablonat à Bordeaux, celle de rue Lirot à Libourne, la
métayère aux Palus de Saint-Loubès, la petite fille de Quinsac, les
cultivateurs au Pas-de-l'Ane de Lussac et au Caillevat de Saint-Denis-
de-Pile, la cordonnière à Piron d'Abzac, les deux jeunes propriétaires
demeurant, l'une, à Saint-Laurent-des-Combes, l'autre, à Malivert de
Sainte-Foy*); et que les frissons, comme les bouffées de chaleur
réitérées et assez durables, les sueurs faciles, l'amaigrissement marqué, la lassitude permanente....., que ces malades accusaient plus
spécialement, avaient laissé croire Poitrinaires. Les autres de ces
premières erreurs de diagnostic nous ont été fournies par cinq d'entre les sujets compris parmi ceux que nous avons soustraits à cette
Affection-Nerveuse (*la femme du contre-maître à la fabrique Jonsthon, celle du cultivateur à la Patache de Libourne, la meunière de
Calon de Montagne, la jeune dame des environs de Laroche-Chalais, le clerc de notaire à Saint-André-de-Cubzac*); et que l'irritabilité inquiète, le sommeil interrompu ou entremêlé de rêves, les douleurs de poitrine assez vives et persistantes......, que ces malades

enduraient, avaient également laissé croire Phthisiques. — Ceux de ces exemples que nous rapporterons en second lieu ont été pris : 1° Chez quatre des malades cités au nombre de ceux que nous avons guéris de la Chlorose de la première espèce étudiée (*la femme de chambre de rue du Temple, la cuisinière du quai des Salinières, la couturière de Saint-Loubès, la femme du tailleur à Vérac du Fronsadais*). Leur dyspnée, le gonflement œdémateux de leurs pieds, surtout la suppression ou seulement la diminution de l'écoulement menstruel, avaient été cause qu'on les avait classés au rang des Poitrinaires. 2° Chez un des malades mentionnés au nombre de ceux que nous avons débarrassés de la première espèce des Névralgies dont il a été question (*le propriétaire sous les Couverts à Libourne*). Ces Névralgies, par leur siége entre les épaules de cette personne et par leur concomitance avec une transpiration réitérée chaque matin, en avaient imposé pour une Phthisie. 3° Chez deux des sujets compris dans la classe des Hypochondriaques dont nous avons rapporté la guérison (*le petit propriétaire à Saint-Hippolyte près Saint-Emilion, le cultivateur aux environs de Pellegrue*), et deux des sujets compris dans la classe des Hystériques dont nous avons dit que le mal avait cédé à la médication réclamée par sa nature mieux précisée (*la jeune dame de rue de Guîtres à Libourne, la femme du tisserand de rue du Loup à Eymet de Bergerac*). Leur émaciation, ajoutée à l'ardeur qu'ils sentaient se propager de l'abdomen au devant du thorax, à la gène de la respiration, à la toux et à l'expectoration qu'ils éprouvaient, tous les quatre, habituellement ou par quintes, les avait fait déclarer Tuberculeux. 4° Chez trois des malades relatés aux Anévrismes dont nous avons parlé en première ligne (*la couturière de rue Clément à Bordeaux, le jeune propriétaire à Puysseguin de Lussac, le cultivateur à Saint-Sulpice-de-Faleyrense, près Libourne*) ; et deux des malades cités à l'Angine-de-Poitrine, l'un (*le forgeron de rue de Lormont aux Chartrons*) à l'espèce de cette affection étudiée en premier lieu, l'autre (*la marchande de meubles de rue Saint-Émilion à Libourne*) à l'espèce étudiée en second lieu. La suffocation à laquelle tous cinq étaient sujets, les étreintes pectorales et l'anxiété cardiaque dont ils se plaignaient fréquemment, avaient porté à les comprendre parmi les Phthisiques. — Les exemples de ces erreurs funestes que nous allons placer en troisième ligne, nous ont été fournis : 1° Par sept d'entre les personnes que nous avons traitées avec succès de l'Asthme qu'elles enduraient. De ces sept personnes, trois (*le marchand logé rue de Guienne à Bordeaux, la jeune métayère au Jura-de-Montagne et le boucher à Villegouge-du-Fronsadais*), ont été mentionnées à la première espèce d'Asthme que nous avons avancé être méconnue; une (*la jeune modiste de rue Montesquieu*) l'a été à la seconde; deux autres (*la demoiselle de Blazimont et la petite fille au Port de Sainte-Foy*) ont été citées à la troisième espèce de cet Asthme; et la dernière de ces personnes (*le propriétaire à Sainte-Terre-de-Castillon*) l'a été à sa quatrième espèce. Ces premiers sujets de cette troisième série de fausse Phthisie avaient été placés au nombre de ceux véritablement frappés de cette terrible affection, à cause de l'oppression plus ou moins intense et permanente, avec ou sans redoublements accompagnés de toux soit légère soit considérable, comme aussi d'expectoration, accompagnés même de fièvre et d'autres symptômes, qu'ils accusaient à un degré plus ou moins tranché. 2° Par huit des personnes traitées également par nous avec succès de l'Hémoptysie dont elles souffraient. De ces huit personnes, quatre (*le négociant de rue des Bahutiers à Bordeaux, la bouchère de rue Montesquieu, la revendeuse de petite rue Saint-Emilion à Libourne et la métayère à Sauterau-de-Lussac*) ont été relatées à la première espèce d'Hémoptysie que nous avons avancé également être méconnue; deux (*la marchande à Saint-Loubès et le professeur au collège*) l'ont été à la seconde; une autre (*le cultivateur à Vignonet-de-Castillon*) a été désignée à la troisième espèce de cette Hémoptysie; et la dernière de ces personnes (*la menuisière de rue Louis-Philippe à Libourne*) l'a été à sa quatrième espèce. Ces seconds sujets de cette troisième série de faux Tuberculeux avaient été jugés affectés de la vraie Phthisie par suite des crachements-de-sang plus ou moins abondants et durables, avec ou sans redoublements, soit éloignés, soit rapprochés, et quotidiens même, avec ou sans difficulté de respirer, et toux, soit sèche, soit humide, et fièvre même; divers symptômes que chacun d'eux éprouvait d'une manière plus ou moins marquée. 3° Enfin, par quatorze des Catarrheux sur lesquels notre médication a eu un effet proportionné à la résistance propre à chacune des espèces de ce mal à l'occasion desquelles nous avons signalé des découvertes importantes. De ce nombre de Catarrheux, huit (*la femme du cordier à La Bastide de Bordeaux, le tailleur de rue Fon-Neuve, la jeune dame des Allées-Flamans et la marchande de bois sur le*

Quai de Libourne, la dame de Puysseguin près cette ville, la marchande de rue de l'Eglise à Sainte-Foy, la jeune femme de l'artisan à Saint-Loubès et la dame de Montlieu) ont été cités à la première espèce de Catarrhe-Pulmonaire étudiée; trois (*le ferblantier sous les Couverts de la Place-Royale à Libourne, le tisserand de Saint-Sulpice-de-Faleyrense et la petite fille de Larrey-de-Coutras*) l'ont été à la deuxième; un autre (*le cultivateur de Néac*) a été cité à la troisième espèce de ce Rhume-Chronique; les deux derniers de ces quatorze Catarrheux (*le marchand du Marché-Royal à Bordeaux, et le propriétaire de la Plagne-de-Puysseguin*) l'ont été à la quatrième. Ces nombreux sujets de cette dernière série de faux Phthisiques avaient été déclarés vraiment Poitrinaires d'après les besoins de tousser plus ou moins permanents, avec expectoration, légère ou abondante, de matières présentant saveur, aspect et consistance de mauvais caractères, avec une sorte de fièvre quotidienne et des sueurs nocturnes, que, tous, ils ressentaient à un degré peu ou très-élevé.

§ III. Mais ce diganostic néfaste n'avait pu être émis qu'en faussant la valeur réelle des signes pathologiques que portaient ces divers malades, car il ne découle pas nécessairement de l'interprétation que parvient le plus souvent à en faire le médecin profondément physiologique. Ce dernier en effet, à force de méditations et d'observations sur l'organisme humain, arrive à connaître par quel ensemble de phénomènes sinistres peuvent se traduire, qu'il existe ou non de la prédisposition à contracter ces maladies, les espèces, aussi méconnues que multipliées, de la Fièvre-Lente et de l'Affection-Nerveuse, comme encore les espèces analogues de Chlorose, de Névralgie, d'Hypochondrie, d'Hystérie, d'Anévrisme, d'Angine-de-Poitrine, et surtout d'Asthme, d'Hémoptysie et de Catarrhe-Pulmonaire, différents états morbides dont nous avons donné la description et dont nous avons exposé les causes, la nature et le traitement d'une manière on ne peut plus nouvelle.

§ IV. Nous ne reviendrons sur aucune de ces dernières matières; ce serait nous répéter sans besoin. Mais nous dirons que dans tous ces cas l'hygiène de la poitrine doit être prescrite et observée avec un soin égal; l'oubli ou la négligence de ce point de thérapeutique pourrait devenir funeste.

Portons actuellement notre attention sur des complications de notre Fièvre-Lente et de notre Affection-Nerveuse dues, soit à ce que ces Maladies restent séparées l'une de l'autre ou se trouvent déjà réunies entre elles, soit à ce que chacune d'elles ou toutes deux existent à l'état isolé ou bien déjà augmenté, mais à un degré médiocre, de quelqu'une des complications que l'on a vu siéger, tantôt sur les appareils digestif, circulatoire ou pulmonaire, tantôt dans le cerveau. Ces nouvelles complications, non moins simples que celles dont il a été traité aux six derniers chapitres, mais, les unes, pas aussi fréquentes, mais, les autres, pas aussi dangereuses, que telles ou telles des complications dont il a été traité dans les chapitres antérieurs à ceux-ci, vont, à l'exemple de toutes les précédentes, être étudiées séparément. Nous aurons aussi la précaution de signaler, à chaque chapitre respectif, une ou deux autres espèces de maux désignés réciproquement sous le même nom, quoique étant, chacune, d'une essence différente. — Commençons ces nouveaux sujets d'étude par les Hémorrhoïdes, l'Hydropisie, le Rhumatisme.

CHAPITRE XXVI.

HÉMORRHOIDES.

ARTICLE I.

§ Ier. Les symptômes spéciaux de l'espèce d'Hémorrhoïdes dont je vais parler d'abord, consistent en des engorgements sanguins, de volume peu saillant, de forme variqueuse et de nuance bleuâtre; lesquels, occupant, comme dans toutes les autres espèces d'hémorrhoïdes, la région inférieure de l'intestin rectum, ne fournissent aucun écoulement sensible, ou laissent par temps suinter soit des mucosités soit du sang; lesquels aussi, siégeant à l'intérieur plutôt qu'à l'extérieur de cette région, gênent plus ou moins la défécation, et s'accompagnent par intervalles de picotements, même de cuissons à l'anus. — Ces symptômes sont concomitants d'une constipation qui est devenue habituelle, après avoir été précédée, durant plus ou moins de temps, par du désordre dans la calorification, les sécrétions, la nutrition, et dans la sensibilité générale, par du désordre aussi dans la digestion, la circulation, la respiration, et dans les fonctions cérébrales. De plus, le teint de ces Hémorrhoïdaires, naturellement pâle ou jaune, paraît terne.....

§ II. Ces caractères généraux de cette première espèce d'Hémorrhoïdes varient assez. Ainsi, l'engorgement sanguin qui la constitue, est simple ou multiple ; le peu de saillie que fait son volume,
est presque égale ou très-inégale ; l'aspect variqueux de sa forme
prend, en quelques points de son étendue, l'aspect olivaire ; et sa couleur bleue, s'offre parfois rougeâtre ; *toutes variétés que j'ai observées sur certains des sujets cités soit à la Fièvre-Lente soit à l'Affection-Nerveuse étudiées, ou bien à telle ou telle autre des complications de ces Maladies-Générales étudiées également.* Ainsi encore,
si le suintement muqueux ou sanguin que cet engorgement Hémor-
rhoïdaire laisse transsuder, est faible dans la majorité des cas, dans
quelques-uns il est assez abondant, *témoin, une dame de la rue
Mautrec à Bordeaux, un vieil artisan de la rue Saint-Thomas à
Libourne, une femme de la commune de Saint-Loubès ;* et, si c'est
rarement que ce suintement apparaît chez la plupart de ces malades, il se réitère davantage chez certains d'entre eux, *témoin aussi,
une dame de la rue Francklin à Bordeaux et une autre de la rue
Jean-Jacques-Rousseau.* Pour l'étendue du siège de ce symptôme,
au lieu d'être bornée, comme d'habitude, au pourtour de l'anus ; il
arrive qu'elle gagne un peu au-dehors de cette ouverture, *notamment chez un monsieur de la rue des Carmes à Bordeaux, un marchand de la place Richelieu dans cette ville, un ancien militaire de
rue Michel-Montaigne et un fonctionnaire public à Libourne.* Pour
la défécation, elle est à peine gênée par cet engorgement ; ou bien
elle peut, à cause de sa présence, s'opérer douloureuse, *exemple, le marchand de la place Richelieu précité, une femme de Lormont et un carrier de Latresne, près Bordeaux.* Si le sentiment de
démangeaison et même d'ardeur, dont cette fonction s'accompagne,
n'est éprouvé que de loin en loin par le plus grand nombre de ces
malades ; il ne laisse pas que de se renouveler assez souvent chez
certains d'entre eux, *comme il arrivait à la personne de rue des
Carmes sus-désignée, à un curé des environs de Bordeaux et un
ancien facteur de Libourne.* A l'égard de l'habitude de constipation
que tous ces Hémorrhoïdaires accusent, peu prononcée ordinairement, elle a lieu parfois assez considérable : *cette dernière variété
de symptôme était accusée par une dame de la place Puy-Paulin et
une autre de la rue du Loup à Bordeaux, par une troisième des environs de Sainte-Foy et une quatrième à Coutras.* — Nous avons
encore à noter que l'existence des troubles fonctionnels généraux

dont cette espèce d'Hémorrhoïdes est précédée, toujours de date éloignée, en peut avoir une très-ancienne. Quant au degré d'altération qu'ont atteint la calorification, les sécrétions, la nutrition et la sensibilité, il va au moins jusqu'à constituer notre Fièvre-Lente, et même notre Affection-Nerveuse : il peut encore aller jusqu'à constituer les complications du premier et même du second de ces deux Etats-Morbides-Généraux que nous avons dit avoir leur siège dans l'appareil, soit de la digestion, soit de la circulation ou de la respiration, voire encore dans l'encéphale. Terminons cet exposé des variétés des symptômes caractéristiques de ces Hémorrhoïdes en faisant remarquer que si le visage de presque toutes les personnes atteintes de cette maladie est d'une nuance terne, celui d'un petit nombre d'entre elles en a une terreuse.

§ III. Cette espèce d'Hémorrhoïdes, qu'on rencontre fréquemment, est méconnue, non-seulement parce qu'on ne tient nul compte des rapports de la muqueuse du rectum avec ses excitants particuliers, mais encore parce qu'on ignore entièrement de quel ensemble de mal provient le séjour prolongé que font les matières fécales dans cette région des voies digestives. C'est, en effet, à l'étude approfondie de ces rapports et à la découverte importante de la Maladie-Générale d'où dépend cette stase des fèces que nous devons la connaissance de la véritable nature de cette espèce d'Hémorrhoïdes et son traitement rigoureux.

§ IV. L'étude raisonnée des rapports qui, à l'état normal, existent entre la membrane interne du rectum et les résidus excrémentiels, explique d'une manière satisfaisante comment l'afflux sanguin, occasionné dans ces petits vaisseaux par la présence momentanée de ces résidus, est employé à la sécrétion qui doit faciliter leur glissement lors de la défécation. Cette même étude, faite à l'état anormal, démontre d'une manière aussi concluante comment la présence trop prolongée des matières fécales dans cet organe, engorge les capillaires sanguins de la muqueuse dont il est tapissé, à un degré qui peut devenir assez considérable pour que la sécrétion dont cet engorgement fournit les matériaux, ne le détruise pas entièrement. Cette étude démontre aussi que le retour, plus ou moins éloigné mais successif, de cette cause d'excitation finit par laisser dilatée une portion de ces vaisseaux, dont quelques-uns, cédant davantage que les autres par suite d'une faiblesse relative plus grande, produisent les saillies que nous avons dit exister parfois dans cette espèce d'Hémorrhoïdes parmi les tumeurs variqueuses et peu élevées qui la constituent communément. Pour la Maladie-Générale d'où provient cette stagnation des matières stercorales, elle n'est autre que l'espèce de Fièvre-Lente, et même d'Affection-Nerveuse, que nous venons de rappeler. De ce que cette espèce d'Hémorrhoïdes a ce double principe on conçoit que le traitement qu'elle réclame doive agir contre l'une et l'autre de ces origines. Aussi comprend-il d'abord les moyens qui guérissent cette Fièvre-Lente et cette Affection-Nerveuse, comme encore ceux qui sont demandés par l'état morbide de l'estomac, des intestins, du foie, du cœur, des poumons ou du cerveau, dont en même temps ces Maladies peuvent se compliquer. Il comprend ensuite les moyens propres à rémédier directement à la constipation (l'injection dans le rectum d'émollients, de laxatifs, et même de drastiques), comme encore à l'engorgement vasculaire auquel cette constipation a donné naissance et qu'elle entretient (la soustraction de sang par les sangsues ou par la lancette). Mais souvent on est obligé de compléter cette médication par l'emploi local des toniques, et même des astringents.

ARTICLE II.

L'espèce d'Hémorrhoïdes méconnues dont je parlerai en second lieu, présente ces différences dans les caractères constitutifs de l'espèce étudiée la première, que l'engorgement anal est d'un volume plus saillant, d'une forme ovalaire et d'une nuance rougeâtre; que les tumeurs, internes ou externes qu'il produit, fluent quotidiennement et parfois donnent issue à une abondante quantité de mucosités ou de sang. Il y a ces différences aussi que ces tumeurs gênent davantage la défécation et la rendent par temps impossible; qu'elles s'accompagnent plus habituellement de chaleur, de pesanteur et de douleur ressenties au dos et jusque dans les lombes. Mais la constipation, moins permanente, n'est pas précédée des troubles fonctionnels généraux que nous avons dit lui être antérieurs dans la première espèce; et le teint de ces Hémorrhoïdaires s'offre animé, bourgeonné. *J'ai observé cet ensemble de symptômes différentiels sur une jeune dame de La Bastide, près Bordeaux, et une autre plus âgée, de Castillon, sur deux notaires du canton de Libourne*

et une propriétaire au Chalause, près Laroche-Chalais. — Cette
espèce d'Hémorrhoïdes, moins répandue que la précédente, est aussi
mal jugée, parce qu'on ne précise pas plus les liens qui unissent la
muqueuse des voies digestives et la surface cutanée, les reins.....,
que le tempérament lymphatico-sanguin de ces sujets. Sa médication, par contre, reste sans règles fixes ; ce qui n'arriverait pas si,
tenant compte des liaisons intimes qui existent entre ces deux grandes enveloppes, entre elles aussi et les organes rénaux, on appelait
plus largement la première au secours de la seconde, comme encore
ces derniers organes au secours de l'un et de l'autre de ces tissus ;
si en même temps on agissait avec énergie et persévérance, contre
les tumeurs Hémorrhoïdaires par les agents que nous avons indiqué être les plus capables de désemplir ces tumeurs, de fortifier et
resserrer leur tissu, contre la constitution primitive des personnes
atteintes de cette maladie par les agents hygiéniques qu'on sait la
modifier heureusement à la faveur de l'activité qu'ils impriment à
celles de ses parties les plus faibles. — A ces avantages s'en réuni-
rait un autre, celui d'établir catégoriquement quelles espèces d'Hémorrhoïdes il faut respecter, quelles espèces, à l'exemple de celles
que nous venons d'étudier, il faut au contraire s'empresser de guérir.

CHAPITRE XXVII.

HYDROPISIE.

ARTICLE I.

§ Ier Un état œdémateux des pieds, des jambes, des genoux, des cuisses, du ventre, et aussi des mains, des poignets, du visage, voire même
de tout le corps ; avec peau sèche et de couleur pâle ou jaune-citron,
urines abondantes et claires pour l'ordinaire, constipation habituelle,
ainsi que faiblesse générale ; avec encore langueurs d'estomac, palpitations, oppression, embarras de tête, et amaigrissement ; tels sont
les principaux symptômes de l'Hydropisie dont je veux parler d'a-
bord, et que précède, de date plus ou moins ancienne comme à un
degré plus ou moins apparent, notre Fièvre-Lente isolée, ou réunie
à notre Affection-Nerveuse.

§ II. J'ai, devers moi, plusieurs observations de cette espèce d'Hydropisie, qui est plus commune qu'on ne le pense, qui peut attaquer tous les âges, et qui sévit particulièrement à la fin de l'été, au commencement de l'automne. L'infiltration était bornée aux pieds chez une jeune fille, *de la rue des Menuts*, à Bordeaux, et la tailleuse, *du chemin du Sablonat*, citée à la Fièvre-Lente, ainsi que chez le cultivateur, *de Barau d'Abzac*, cité à la Gastrite, et un autre, *à Caillau*, de Béchac. Elle s'étendait aux jambes chez un jeune homme, *de la rue Montesquieu*, une dame, *de la rue des Ayres*, à Bordeaux et deux propriétaires âgés, *l'un des environs de Brannes*, *l'autre des environs de Sainte-Foy*. Elle montait aux genoux chez une servante, *de la rue Périgueux*, à Libourne, et allait jusqu'aux cuisses chez une jeune fille, *de la rue de la Douane*. L'œdème occupait ces mêmes régions et aussi le ventre sur la femme d'un menuisier, *de la rue Saint-Emilion*, à Libourne et un tonnelier, *aux Sablières*, de cette ville. Il n'occupait que l'abdomen sur la femme d'un cultivateur, *à Péruchon*, de Lussac et une dame, *du cours d'Aquitaine*, à Bordeaux. L'infiltration était localisée aux mains chez l'épouse du tailleur, *de Vérac*, mentionnée à la première espèce de Chlorose, et la couturière, *de la rue Clément de Bordeaux*, mentionnée à la première espèce d'Anévrisme. Elle se localisait au visage d'une cuisinière, *des allées Flamands*, à Libourne et d'une jeune fille, *au bourg*, de Saint-Loubès. L'œdème tenait presque tout le corps d'une domestique, *au port*, de Fronsac, et se répandait sur sa surface entière chez le petit garçon, *d'un propriétaire*, demeurant rue des Chais.

§ III. La nature de cette première espèce d'Hydropisie est méconnue, attendu que l'on ne tient pas compte de l'Etat-Morbide-Général, simple ou compliqué, que nous avons dit lui être antérieur; et, par suite de cette négligence dans l'appréciation de l'élément principal de la maladie, qu'il soit unique ou double, sa médication reste irrationnelle. — Sans doute quelques médecins cherchent bien à reconnaître si les forces sont diminuées, et dans ce cas, ils tâchent de les relever; mais par malheur, ils jugent le plus souvent que cette altération est secondaire et l'attaquent avec timidité. Il leur arrive même, soit de détruire par quelque partie de leur médication l'effet du régime qu'ils avaient reconnu opportun, soit de se voir dans la nécessité de suspendre ce régime, et même d'y renoncer, sans au juste savoir pourquoi.

§ IV. Cette incertitude dans l'emploi salutaire ou nuisible de l'alimentation est levée par cette connaissance que, si la quantité du sang devient trop grande pour la capacité relative du système circulatoire général, ce sont certains des principes de ce fluide et non une fraction de sa masse qu'il faut soustraire. Nous obtenons ce résultat par une stimulation convenable des émonctoires naturels du sang, par l'exercice auquel nous n'oublions pas de soumettre les appareils organiques le plus aptes à s'approprier les qualités réparatrices de ce fluide... La cause de la perte de l'amélioration que la nourriture avait amenée, réside dans l'emploi de remèdes contre-indiqués, ou dans l'action perturbatrice de remèdes convenables, mais administrés à trop haute dose. Nous évitons cette faute en combinant tous les agents de la médication de façon qu'elle n'en contienne aucun de contraire ou de plus actif que ne le comporte le degré présent de la vitalité des organes, des tissus, sur lesquels ils commencent d'agir avant de faire ressentir leur action à l'ensemble de l'économie. — C'est même dans la crainte de paralyser par ces moyens actifs les systèmes importants sur lesquels ils doivent être portés, notamment la muqueuse intestinale, que nous préférons débarrasser tout d'abord le malade de l'accumulation de la sérosité, surtout lorsqu'elle est contenue dans l'abdomen, *comme chez la femme de Péruchon de Lussac et l'homme des Sablières précités. Une première fois j'avais pu guérir cette femme sans la ponctionner ; mais, long-temps après, elle me revint avec une ascite que l'état de débilité de la malade, la saison chaude et l'ancienneté du mal me portèrent à attaquer par la ponction qui aida à en débarrasser complètement cette personne, sans qu'il ait été besoin de réitérer cette opération. Une première fois aussi cet artisan avait été guéri sans qu'on l'eût ponctionné ; mais plus tard il redevint hydropique, et ne recouvra la santé entière qu'avec le concours de ce moyen qu'il me fallut réitérer jusqu'à treize fois dans le court espace de trois mois et demi. Ces succès datent, celui-là de neuf ans, celui-ci de deux passés.*

ARTICLE II.

Il y a une autre espèce d'hydropisie méconnue, moins complètement toutefois que la précédente. Dans cette seconde Hydropisie, qui est plus rare, qui sévit de préférence pendant et après la virilité, qui se trouve favorisée par l'hiver et le retour du printemps, l'infiltration peut exister assez considérable ; mais le teint est plus ou

moins coloré, l'embonpoint raisonnable, mais les forces sont assez
conservées, du moins à son début. Dans cette seconde Hydropisie
aussi, et à cette période du mal également, les fonctions digestives,
pulmonaires et cardiaques sont à peine diminuées. Même remarque
pour les fonctions des reins, des membranes synoviales et séreu-
ses. Ce n'est que plus tard que les principaux appareils perdent davantage de leur puissance intrinsèque; ce n'est qu'après beaucoup
de durée du mal que toute l'économie finit par languir. L'affection
n'avait pas dépassé ce premier degré chez deux dames d'une quarantaine d'années et propriétaires, *l'une à Galgon, l'autre à Lalande*,
près Libourne. L'affection n'était pas allée au delà non plus chez
une jeune dame, *de rue Carpenteyre*, à Bordeaux. Mais elle avait
atteint le second degré sur une vieille femme, *de rue Montméjean*,
dans la même ville. — Cette autre hydropisie occupe le réseau–cellulaire sous–cutané : rarement son siège s'étend au tissu synovial,
plus rarement encore au tissu séreux de l'abdomen, des plèvres surtout. — Elle provient, dans le principe, de ce que le sang contient
une quantité de matériaux aqueux telle que les sécréteurs ne peuvent, malgré leur activité, en enlever assez. Elle provient, dans la
suite, de ce que la petite fraction de ces mêmes matériaux contenus
dans la masse sanguine est encore trop grande relativement à la paresse dont les sécréteurs se trouvent frappés... — Si le siége de
cette nouvelle Hydropisie ne dépasse guère le réseau–cellulaire qui
unit la peau aux muscles superficiels, c'est qu'en l'espèce, la vie générale reste assez forte pour entretenir une déperdition de sérosité
considérable. — Puisque cette Hydropisie résulte, en premier lieu,
de ce que l'activité presque normale des sécrétions ne peut s'opposer à ce que l'œdème se forme, il faut pour le détruire, activer
anormalement les sécrétions, surtout la sécrétion de la peau, et, en
même temps, éviter par une hygiène appropriée de laisser la source
de l'œdème s'entretenir. Parmi les nombreux sudorifiques connus,
ceux que j'emploie de préférence, notamment lorsque le malade est
obligé de s'exposer à l'intempérie de l'athmosphère, sont les diverses toiles gommées et imperméables. Il ne me reste qu'à en modifier l'application d'après le siège et l'étendue de l'affection, d'après
son importance et son ancienneté. Dernièrement encore ce moyen,
aussi simple que peu coûteux, m'a réussi d'une manière complète
dans un cas des plus difficiles. — Puisque cette Hydropisie résulte,
à la longue, de ce que les sécrétions ne peuvent être activées à un

degré suffisant pour remédier à sa formation, il faut, ici, suppléer à leur impuissance. Dans ce but nous donnons issue à la sérosité, non pas par des vésicatoires qui, outre les douleurs aiguës et permanentes qu'ils procurent, peuvent se sphacéler si dangereusement, mais par des incisions dont l'étendue et la profondeur sont calculées de manière à éviter ces érysipèles qui, de coutume, compliquent l'œdème sans produire de modification appréciable en sa nouvelle essence. Cette essence est au contraire heureusement modifiée par la suppuration qui ne tarde pas à s'établir dans les plaies pratiquées d'après ce mode particulier, et qui doit être entretenue tant que la masse sanguine à besoin de cette évacuation pathologique; ainsi que de nouveau il vient de nous être confirmé dans un cas dont la gravité a cédé entièrement à cette médication. Mais qu'on n'oublie pas de reconstituer l'ensemble de l'économie par un régime alimentaire riche en principes fibrineux. A la faveur de cette combinaison les organes sécréteurs recouvreront une vitalité assez grande pour empêcher la récidive du mal secondaire, aussi sûrement qu'on parvient à en tarir la source primitive par l'hygiène conseillée comme auxiliaire du traitement que ce mal réclame, lorsqu'il n'a pas encore détérioré l'organisme entier.

CHAPITRE XXVIII.

RHUMATISME.

ARTICLE I.

§ Ier Dans cette première espèce de Rhumatisme les malades, dont le visage est amaigri, la sensibilité délicate, qui ont le teint terne, l'estomac languissant, et une gène habituelle dans les mouvements pour peu qu'ils agissent, ces malades éprouvent à des intervalles irréguliers et par périodes qui peuvent avoir de la durée, une certaine difficulté à exercer leurs muscles, leurs articulations. Mais cette difficulté dans l'action musculaire ou articulaire, toujours plus marquée le soir que le matin, surtout si le sujet a fatigué pendant le jour, diminue dans la nuit pour se trouver presque dissipée à son réveil et même durant les premières heures qui suivent son lever.

§ 11. Ces Rhumatismes, qui sont très-répandus, qui sévissent aux mêmes âges et se montrent favorisés par les mêmes époques de l'année que l'Hydropisie étudiée à ce rang, varient par leur siège qui peut occuper, soit les muscles, soit les articulations, ou bien ces deux tissus à la fois ; par leur étendue qui se borne à quelques parties du corps, ou embrasse sa totalité ; par leur intensité qui est faible ou très-prononcée ; par leur durée, tantôt récente, tantôt ancienne... J'ai recueilli des observations de chacune de ces variétés. Localisés dans les lombes chez la femme d'un artisan, *à Lormont,* et une vieille demoiselle, *propriétaire à Saint-Germain du Puch,* qui par temps se voyaient obligé de tenir le tronc immobile pour éviter les douleurs poignantes qui en accompagnaient le moindre mouvement ; ces Rhumatismes étaient localisés dans la hanche droite chez un cultivateur, *à Poitau de Lussac,* dont la marche alors qu'elle n'était pas empêchée, s'opérait avec une sorte de claudication. Siégeant sur les reins et le haut des cuisses d'un autre cultivateur, *à Faumuray de cette commune,* d'une dame, *domiciliée à Mucidan,* et d'un maçon, *de Camblanes près Bordeaux,* personnes à la première desquelles il devenait pénible d'exploiter sa petite propriété, tandis que la seconde pouvait à peine se soutenir sur les membres inférieurs qui lui semblaient refroidis, et que la troisième se sentait incapable de continuer son métier ; ces Rhumatismes siégeaient sur les cuisses et les jambes d'une jeune fille, *demeurant Grand'Rue,* à Libourne, et chez qui la progression s'effectuait embarrassée. Ils occupaient presque habituellement le genou gauche d'une dame âgée, *rue Michel-Montaigne,* lequel restait lourd et volumineux, et le genou, gauche aussi, d'une marchande, *rue du Palais-Galien,* à Bordeaux, lequel ne le devenait que par périodes. D'autres de ces Rhumatismes tenaient, l'un, les genoux ainsi que les pieds et même les mains d'un petit propriétaire *à Caillau,* près Bordeaux, l'autre, les pieds et les mains aussi, plus les épaules d'un artisan, *à Coutras,* ainsi que d'une jeune créole qui avait porté ce mal de son pays à Bordeaux, *où elle est en pension.* Parmi ces Rhumatismes encore, celui-ci résidait au devant de la poitrine et au milieu des épaules sur une dame, *de Génissac,* et un monsieur, *à Latresne,* près Bordeaux ; celui-là résidait dans les principales articulations chez une couturière, *de la rue Lamothe,* et un arrimeur, *de la rue des Bouchers,* à Libourne, dernier sujet qui parfois avait ses mouvements assez douloureux pour se résigner à garder le lit.

§ III. On reconnaît la nature de cette espèce de Rhumatisme en remontant à l'Etat-Pathologique-Général (notre Affection-Nerveuse seule, ou accrue de notre Fièvre-Lente) qui la précède toujours ; et sa médication est celle de cet Ensemble-Morbide, mais augmentée des moyens exigés, tant par l'ancienneté et la gravité intrinsèquement plus grandes de ces Maladies, que par le siège même de leur présente complication.

§ IV. Après tout ce que nous avons dit de l'influence que les Affections-Générales sus-rappelées finissent par exercer sur tel système, sur tel organe de l'économie animale, on ne se refusera pas à concéder que cet Ensemble-Pathologique, simple ou compliqué, ne puisse, à la longue, chez un individu à muscles grêles, à articulations délicates, influer sur une fraction ou sur la totalité de ces tissus, soit séparément, soit en même temps, et n'arrive à faire que ces muscles, que ces articulations, se plaignent de la manière indiquée plutôt que de toute autre ; par exemple, celle constituant l'espèce de Névralgie étudiée au premier rang. Pour la puissance qu'on doit imprimer aux traitements de l'Affection-Nerveuse et de la Fièvre-Lente afin qu'ils soient appropriés à la complication Rhumatismale de ces Maladies, elle consiste, d'abord à prolonger l'emploi des divers moyens dont ces traitements se composent, ensuite à agir sur les tissus musculaire et articulaire, sièges de cette nouvelle complication, au moyen de frictions, onctions et embrocations toniques, stimulantes même, que l'on pratiquera sur la région de la peau dont ces organes sont recouverts, au moyen aussi d'un exercice qui devra être modéré si le sujet n'en a que trop pris, qui devra être assez soutenu si le sujet a vécu sédentaire.

ARTICLE II.

Les personnes atteintes de l'espèce de Rhumatisme que nous étudierons en second lieu, ne se présentent pas avec les symptômes, isolés ou réunis, de l'Affection-Nerveuse et de la Fièvre-Lente que nous avons dit être offerts par les Rhumatisants de la première espèce. Chez ces personnes au contraire, et selon qu'elles ont un tempérament musculo-sanguin ou musculo-lymphatique, le teint est coloré ou blanc-mat, *comme l'étaient pour la première nuance, celui d'un négociant de la rue Sainte-Catherine et d'un propriétaire à*

Cabara, près Brannes, pour la seconde, celui d'une marchande à
Vayres et d'une domestique à Saint-Christophe de Saint-Emilion;
le visage paraît plein ou bouffi, *premier aspect qu'avait celui du né-*
gociant et du propriétaire précités, second aspect qu'avait celui de
la marchande et de la servante précitée aussi. Chez ces sujets également, les forces sont conservées, les nerfs calmes, et l'estomac se
maintient bon, du moins dans le début du mal, *ainsi que ces choses*
avaient lieu chez ces quatre personnes. — Ce n'est qu'en se prolongeant, en s'aggravant, que le mal peut créer soit l'une soit l'autre
de ces Maladies-Générales, et même toutes les deux ; *comme il était*
advenu pour un ouvrier de la rue Montesquieu, et un commis-
voyageur, de la rue J.-J. Rousseau, à Libourne. — Mais dans ces
Rhumatismes, plus rares que les précédents, et qui attaquent dans
le même âge comme aussi se montrent aux mêmes saisons que l'hydropisie de la seconde espèce étudiée, les mouvements des muscles,
des articulations, ou de la totalité du corps, ou d'une de ses parties,
sont plus gênés, plus douloureux, notamment dans la nuit, et surtout quelques heures avant l'aurore. Il arrive même que durant cette
fraction de la journée il y a du sentiment fébrile. Ajoutons que parfois, spécialement en hiver, et même au printemps comme aussi en
automne, ces douleurs sont plus aiguës, plus vives ; qu'alors une véritable fièvre peut les accompagner, même dans le jour; que l'action
la plus circonscrite devient impraticable ; et que le mal le plus localisé se complique de chaleur, de rougeur, de tension et aussi de
gonflement, à divers degrés. Ce dernier groupe de symptômes, en se
fixant sur quelques-unes des jointures des phalanges aux mains,
surtout aux pieds, simule la GOUTTE à s'y méprendre : *témoin, la dame*
de Castillon citée à la seconde espèce d'Hémorrhoïdes et dont plu-
sieurs articulations des doigts, des orteils, étaient, depuis long-
temps, affectées de cette dernière variété rhumatismale. — L'essence et la médication de l'espèce de Rhumatisme dont je m'occupe
dans cet article sont, sinon identiques, du moins analogues à l'essence
et à la médication de l'Hydropisie de même rang. En effet, au début
de sa formation, ce Rhumatisme dépend de ce que la masse sanguine renferme tant de fibrine que la nutrition parenchymateuse des
organes où le mal siège ne parvient pas, quoique très-active, à en
diminuer suffisamment la quantité ; et après une certaine durée, il
dépend de ce que le peu de fibrine renfermée dans le sang est considérable, relativement à la paresse avec laquelle s'exécute la nutrition

intersticielle de ces organes. En effet aussi, dans le principe, quand ce Rhumatisme se forme, on arrive à le guérir en diminuant la masse du sang, et en augmentant la sécrétion des reins ; tandis qu'on empêche par une hygiène convenable la cause prédisposante du mal de se perpétuer. Mais, plus tard, on ne guérit que si l'on établit des points de suppuration, pendant qu'on reconstitue, à l'aide d'un bon régime alimentaire, mais plus ou moins pauvre en fibrine, l'économie du sujet. De cette manière la vitalité de ses muscles, de ses articulations, devient suffisante pour s'opposer au retour du mal secondaire, non moins sûrement qu'on arrive à en détruire la prédisposition naturelle par l'hygiène indiquée comme auxiliaire du traitement que ce mal demande, avant d'être parvenu à détériorer tout l'organisme.

Continuons par la Leucorrhée ou Pertes-Blanches, l'Engorgement et l'Ulcération du-Col-de-l'Utérus.

CHAPITRE XXIX.

LEUCORRHÉE

ou

PERTES-BLANCHES.

ARTICLE I.

Une sécrétion vaginale, de nature séreuse, d'aspect aqueux, variable en quantité, et accompagnée de quelque démangeaison à la vulve ; cette sécrétion s'étant formée avec lenteur, augmentant avec les chaleurs, diminuant avec la saison froide, disparaissant parfois, mais pouvant persister des années, et toujours compliquée de langueurs d'estomac, de constipation et de malaise universel bien antérieurs à son apparition ; tels sont les caractères particuliers de l'espèce de Leucorrhée dont je traiterai en premier lieu.

§ II. Mais ces symptômes ne se présentent pas toujours uniformes. En effet, si l'écoulement constitutif de cette espèce de Leucorrhée conserve le plus souvent sa nature séreuse ; il lui arrive de devenir glaireux, *témoin, parmi le grand nombre de personnes que nous pourrions citer, une dame de rue Rolland à Bordeaux; une jeune femme de Pessac, deux jeunes filles, l'une de Coutras, l'autre de Libourne, et une vieille couturière de cette ville.* Si le plus souvent aussi cette secrétion conserve son aspect aqueux; il lui arrive également de devenir laiteuse, *témoin, cette dernière personne et une femme de rue de la Taupe à Bordeaux, une jeune demoiselle des environs de Sauveterre, une vieille dame de La Réole, une autre, moins âgée, de la commune de Vignonet et une tailleuse à Libourne.* Pour la quantité qui s'en écoule, faible ou assez grande dans la majorité des cas; elle est abondante, même excessive dans quelques-uns, *notamment chez une artisanne de la rue Castillon à Bordeaux, une jeune femme de la rue Fon-Neuve à Libourne et une autre à la Patache, près cette ville.* Pour la démangeaison qui en résulte, à peine sensible dans la majorité des cas encore; elle est plus marquée dans quelques-uns aussi, où elle s'étend des grandes lèvres à la partie interne des cuisses, *comme elle s'y étendait chez une artisanne de La Bastide à Bordeaux, une jeune couturière à Libourne et la tailleuse de cette ville sus-désignée.* Nous avons dit que cette sécrétion se formait ordinairement avec lenteur; mais elle peut s'établir d'une manière instantanée: *exemple, la personne de La Bastide que je viens de citer, une cuisinière dont j'ai oublié la demeure à Bordeaux, et une jeune femme de Fronsac.* Nous avons dit également que cette sécrétion augmentait avec les fortes chaleurs; mais les grands froids peuvent l'accroître par exception: *exemple aussi, une servante du quai de la Grave à Bordeaux, l'artisane de La Bastide ainsi que les dames de Vignonet et de La Réole précitées, plus une jeune demoiselle d'une commune limitrophe de Saint Médard-sur-l'Isle.* Nous avons établi qu'en général cet écoulement diminuait dans la mauvaise saison; il n'est pas toutefois très-rare de le voir se continuer au même degré durant cette période de l'année. *Il se comportait ainsi chez une dame des Allées-Flamans à Libourne, et les dames de rue Rolland, de Fronsac, sus-désignées.* Nous avons établi encore que cet écoulement, qui disparaît parfois, pouvait persister long-temps; on le rencontre en effet ayant un date très-ancienne. *Il remontait à trois ans chez ces dernières personnes, à cinq chez la femme de Pessac et à plus de six chez la dame de Vignonet, desquelles il a été question.* — Quant aux symptômes généraux dont cette espèce de Pertes-Blanches est précédée et accompagnée, nous devons noter, à l'égard des langueurs d'estomac, que si elles sont

11

légères et momentanées dans les cas les plus simples, dans ceux
plus graves elles se changent en tiraillements épigastriques qui deviennent fatigants et même continuels ; à l'égard de la constipation,
que si elle est faible et de courte durée chez ceux de ces malades peu
souffrants, chez ceux qui le sont davantage elle est prononcée, très-
prononcée même, et durable, persistante pour–ainsi–dire ; à l'égard,
enfin, du malaise universel éprouvé par tous ces patients, qu'à peine
marqué et passager chez les premiers, il existe chez les seconds à
un degré plus ou moins élevé et d'une manière plus ou moins permanente.

§ III. Pour reconnaître par quoi est constituée au juste cette espèce de Leucorrhée qui est très–répandue, il faut, à l'imitation de la
marche suivie pour préciser la première espèce d'Hémorrhoïdes dont
il a été question, remonter aux rapports particuliers et communs du
vagin et à l'Etat–Pathologique (notre Fièvre–Lente avec ou sans
notre Affection–Nerveuse) dans lequel toute l'économie se trouve
antérieurement à cette sécrétion. Cette double appréciation faite, il
devient moins difficile de détruire cette maladie secondaire ; au moins
ne la laisse–t–on pas miner sourdement la constitution des femmes,
comme des jeunes filles, qui en sont affectées et dont les traits, à ce
degré du mal, réfléchissent assez les ravages qu'il exerce sur ces
personnes.

§ IV. Nous venons d'établir que pour préciser l'essence de ces
Pertes–Blanches, il fallait remonter aux rapports propres et sympa-
thiques du vagin, comme aussi au Mode–Pathologique–Général dans
lequel vit l'économie antérieurement à leur apparition. La première
de ces études, en effet, nous montre ce conduit soumis à des causes, directes ou indirectes, qui obligent sa membrane interne à sé-
créter plus qu'elle ne le fait normalement ; et la seconde de ces études nous met à même d'expliquer comment il arrive que l'action de
ces causes, locales ou générales, amène un résultat qui ne les suit
pas nécessairement alors que l'ensemble de l'économie n'est pas atteint de cet Etat–Morbide. Nous venons d'établir aussi que de ces
connaissances découlait naturellement la médication qui guérit la
Leucorrhée de cette espèce, ou dû moins l'empêche de détériorer lentement la constitution des personnes du sexe féminin qui en sont
frappées. Cette médication, en effet, consiste d'une part à donner au

vagin des rapports, directs ou généraux, qui soient proportionnés à sa vitalité présente ; tout en agissant localement de manière à diminuer la sécrétion naturelle de ce conduit par une sage administration des toniques-astringents. Cette médication consiste d'autre part à ramener les autres fonctions de l'économie à une régularité normale, à l'aide des agents qui, nous l'avons vu, détruisent notre Fièvre-Lente, à l'aide aussi des agents qui, nous l'avons vu également, détruisent notre Affection-Nerveuse ; sans oublier de faire un usage raisonné des remèdes que nous avons recommandé d'associer à ces moyens curatifs lorsque la constipation compliquait ces Maladies.

Nota. Qu'avant de passer à l'autre espèce de Leucorrhée dont je me propose de parler, je n'oublie pas de mentionner que les médecins commettent les mêmes erreurs que dans cette première espèce de Pertes-Blanches au sujet de l'appréciation de la maladie, en tous points analogue à celle-ci, que le canal de l'urètre peut présenter chez l'homme avec châtouillement le long de ce conduit et toujours plus sensible à la région du gland, mais sans cuisson aucune ; *comme je l'ai observé, entre autres fois, sur un jeune homme, de la rue Sainte-Croix, à Bordeaux et un monsieur, âgé, de la rue Saint-Thomas à Libourne.* Ils parviendront à connaître la nature et le traitement de cette dernière affection en suivant la route nouvelle qui conduit à se rendre compte de la Leucorrhée avec laquelle cette sécrétion urétrale a une si grande analogie.

ARTICLE II.

L'espèce de Pertes-Blanches que je place au second rang, diffère de la précédente en ce que l'écoulement est muqueux et jaunâtre, sinon plus abondant ; en ce qu'il augmente dans les froids et diminue dans la saison chaude ; en ce que la démangeaison qu'il occasionne peut passer au prurit ; en ce que les troubles généraux désignés ne suivent pas cet écoulement, et surtout ne lui sont jamais antérieurs. C'est au contraire sa disparition accidentelle qui amène de l'inappétence, du dévoiement, ou un sentiment de plénitude ; *comme il advenait pour une artisanne de la rue du Loup, à Bordeaux, une jeune femme du Canton du Carbon-Blanc, une pailleuse, encore plus jeune, de Libourne, la servante, âgée, d'un propriétaire aux*

*environs de Saint-Emilion, et une jeune demoiselle du canton
de Blaye.* Ajoutez à ces caractères différentiels que cette espèce n'a
pas son analogue dans l'homme chez qui elle est remplacée par la
sécrétion anormale de la muqueuse de la vessie, du gros intestin,
du larynx, et même du nez, des yeux, des oreilles. — Observée
moins fréquemment que la précédente, cette autre espèce de Pertes-
Blanches est aussi méconnue qu'elle parce qu'on ne veut pas préciser les liens de la membrane interne du vagin avec la peau, les poumons, etc. ; avec la constitution des sujets qui sont porteurs de ce
mal. En remontant à ces causes (la non décomposition habituelle de
la masse sanguine chez une personne humorale), on détermine en quoi
il consiste, et comment il peut être détruit, ou du moins diminué de
manière à ne plus rester un objet de soucis pour les femmes et les
filles, jeunes ou âgées qui l'endurent, sans pourtant que leur visage
en paraisse altéré si d'autres affections ne se joignent pas à ce mal.
Il est constitué par un état de plénitude générale; et on le guérit en
se bornant à activer tous les émonctoires naturels du corps. Toutefois on peut se trouver obligé de suppléer à leur peu d'activité relative : dans cette circonstance il faut faire usage des moyens, aussi
efficaces que connus, qui sont partout sous la main, mais en se gar-
dant bien de soumettre inconsidérément la cavité vaginale à l'action
des astringents, des toniques, surtout si ceux qu'on aurait choisis
se trouvaient doués de plus de puissance : leur emploi malentendu
crée le plus souvent ces inflammations, ces ulcères de la muqueuse
du vagin, à leur tour si peu rationnellement traités.

CHAPITRE XXX.

ENGORGEMENT ET ULCÉRATION
DU-COL-DE-L'UTÉRUS.

ARTICLE I.

§ Ier. J'appellerai d'abord l'attention du lecteur sur l'Engorgement, pur et simple, du Col-de-l'Utérus. Les femmes qui le portent,
déjà atteintes de l'une ou de l'autre des Leucorrhées que j'ai décrites, se plaignent d'un sentiment d'ardeur dans la partie inférieure
du bassin, d'une pesanteur plus ou moins grande dans cette région,

de douleurs presque continues aux reins et vers le haut des cuisses, d'envies d'uriner fréquentes, de besoins d'aller à la selle répétés ; et le toucher fait ressentir de la chaleur dans le vagin, sur le col de la matrice que l'on reconnaît être gonflé ; et l'inspection fait apercevoir des plaques, d'un rouge violet, de dimensions petites et de contours irréguliers, occupant la presque totalité de la membrane qui tapisse cette région de l'organe utérin.

§ II. Ces symptòmes caractéristiques de l'Engorgement-du-Col-de-la-Matrice présentent quelques différences. Ainsi, le sentiment d'ardeur plus ou moins grande que les femmes qui sont attaquées de ce mal, accusent dans la partie inférieure du bassin, peut devenir tel que certaines le comparent à l'effet que produirait sur les chairs un charbon ardent, un fer rouge. *C'était du moins la comparaison qu'en faisaient, entre autres malades, une artisanne, demeurant rue Saint-Joseph, à Bordeaux, une jeune dame, des Allées-Flamans, à Libourne, et une autre, propriétaire aux environs de Laroche-Chalais.* Ainsi encore, la pesanteur que ces femmes éprouvent dans cette région, acquiert ce degré qu'à telles de ces personnes il semble que les organes génitaux, et aussi ceux qui les avoisinent, tendent à baisser, à tomber ; *comme il semblait à cette dernière malade et à une dame de rue de La Taupe à Bordeaux, à deux femmes propriétaires, l'une dans La Double, l'autre sur la route de Coutras à Laroche.* Cette impression est même perçue d'une manière si tranchée quelquefois que certains de ces sujets l'expriment en disant que l'utérus presse fortement contre la vessie ou contre le rectum, force vivement entre ces organes comme pour se frayer une voie au travers. *C'était ainsi qu'une couturière de rue Leyteire à Bordeaux, la femme d'un capitaine caboteur à Libourne et celle d'un cafetier de cette ville, traduisaient ce dernier symptôme.* Quant à la douleur que ces malades ressentent dans les reins, dans la partie supérieure et antérieure des cuisses, elle est assimilée par plusieurs à une torsion exercée dans ces régions, à un déchirement survenu autour d'elles ; ou bien encore à des élancements qui, chez quelques-unes d'entre elles, paraissent résulter de pointes aiguës, de lances acérées dont une partie de l'épaisseur de ces régions serait perforée, dont ces régions seraient traversées de part en part. *De ces deux ordres de comparaisons, le premier était accusé par trois jeunes femmes demeurant, l'une à Bordeaux, rue Peyronnet, l'autre à Li-*

bourne, rue de Guitres, la dernière à Lussac. De ces deux ordres de comparaisons, le second était accusé par une dame des Sablières à Libourne, une autre des Grandes-Allées dans cette ville, et une troisième propriétaire dans le Fronsadais. Pour les envies d'uriner et les besoins de rendre les selles que toutes ces malades ressentent si fréquemment, la perversion de ces fonctions en laisse certaines presque sans un moment de répit. *Cette pénible position était celle d'une vieille dame habitant rue J.-J. Rousseau et d'une autre, un peu moins âgée, résidant aux environs de Blaye.* A l'égard de la chaleur que le toucher fait éprouver dans le vagin et sur le col de la matrice, comme encore à l'égard du gonflement que cette manœuvre fait reconnaître exister dans ces parties, notons que ces symptômes semblent toujours au médecin moins intenses que ne s'en plaignent les sujets qui les endurent. Même observation à propos des places enflammées que l'application du spéculum permet de voir sur le col de la matrice ; elles ne semblent pas suffisantes pour produire toutes les souffrances que certains de ces sujets endurent réellement. Terminons en disant que la couleur rouge-violet que cette inflammation présente le plus souvent peut exister plus vive ; que la dimension ordinairement bornée de sa surface et l'irrégularité habituelle de son contour n'ont pourtant rien de fixe, de déterminé, d'absolu ; qu'enfin la surface que cette inflammation occupe ne s'arrête pas toujours au col de l'utérus, puisqu'on la trouve étendue sur quelques points de la muqueuse vaginale la plus voisine de cette région de l'organe utérin.

§ III. En quoi consiste cette maladie ; et sous quelle influence de causes, générales ou locales, s'est-elle formée ? Pour résoudre la première de ces questions il faut, après s'être fait une juste idée de l'organisation particulière du tissu extérieur du col de la matrice, reconnaître ceux de ses éléments premiers qui sont plus spécialement altérés. On résout la seconde question en remontant, et à l'Etat-Général (celui de débilité ou celui de plénitude) dans lequel vivent, de longue date, les personnes atteintes de cette maladie, et aux rapports propres de l'utérus. Ces difficultés une fois vaincues, il devient plus aisé de trouver la médication, générale et locale, exigée par l'essence même du mal ; il devient moins rare de voir son administration amener les plus heureux résultats.

§ IV. La particularité présentée par la texture de la membrane muqueuse qui tapisse le col de l'utérus, réside dans la densité intrinsèque de cette enveloppe, ainsi que dans le peu de tissu cellulaire par lequel elle est unie au corps fibro-musculaire qui imprime la forme à cet organe. Pour ceux de ses éléments premiers le plus altérés dans la maladie en question, ce sont les capillaires sanguins. Le Mode-Pathologique-Général dans lequel vivent, de date ancienne, les personnes qui portent cette maladie, est, tantôt notre Fièvre-Lente compliquée ou non de notre Affection-Nerveuse, tantôt un besoin de déperdition d'humeurs analogue à celui qui constitue la Leucorrhée de la seconde espèce étudiée. Pour la part que prennent dans la création de l'Engorgement-du-Col-de-la-Matrice dont je traite ici, les rapports partiels et communs de cet organe, ils la doivent, soit à l'action exercée sur sa muqueuse par toutes les causes directes d'excitation qu'il lui arrive de supporter, soit à l'influence que l'un ou l'autre des Etats-Morbides sus-désignés peut exercer indirectement sur un organe aussi voisin du centre de la vie que l'est l'utérus. De ces considérations découle naturellement la médication que demande cette espèce d'Engorgement-du-Col-de-la-Matrice. Elle consiste en effet, à agir, localement par des sangsues, et mieux, bien mieux, par des mouchetures secondées ou non de l'application d'astringents, de toniques; pendant qu'on attaque l'ensemble de l'économie, à l'aide de l'administration du traitement de notre Fièvre-Lente, accrue ou non de celui de notre Affection-Nerveuse, quand ces Maladies préexistent, et, quand la plénitude humorale est cause première du mal, à l'aide de l'administration des remèdes qu'on sait amener ce résultat.

ARTICLE II.

Aux symptômes de l'Engorgement ci-dessus étudié, et qui la précède toujours, il s'ajoute dans l'Ulcération-de-la-Matrice dont je dois parler à présent, une destruction du tissu muqueux qui recouvre le col de cet organe; destruction de tissu qui, simple ou multiple, mais superficielle et de couleur roussâtre, de dimension assez bornée et de forme irrégulière, paraît recouverte de mucosité purulente, sanguinolente même. *J'ai observé ces divers symptômes, en-*

*tre autres fois, sur l'artisanne de rue Saint-Joseph, les dames des rues
la Taupe et J.-J. Rousseau, ainsi que les dames des Allées-Flamans
et du Fronsadais, ci-dessus désignées.* — Pour la nature de cette
complication de l'Engorgement-Utérin qui lui est antérieur, on la
trouve en réfléchissant à ce qui doit résulter de l'accumulation du
sang dans les capillaires où il est poussé par la force inhérente au
mal, qu'il consiste en une asthénie ou bien en une plénitude générales ; en réfléchissant surtout aux obstacles anatomiques apportés à ce
que ce sang puisse être décomposé par les sécréteurs ou bien exhalé.
Pour le traitement que réclame cette complication de l'Engorgement-
Utérin, il est le même que celui de l'espèce de ces Affections-Générales qui la précède ; mais il veut être augmenté des agents locaux,
qui d'une part commencent par remédier à l'accumulation du sang
dans les capillaires du tissu malade, et de l'autre part peuvent le
mieux abriter l'ulcération contre les corps, qui, devenant pour la
surface qu'elle occupe des stimulus étrangers ou seulement non naturels, s'opposeraient à sa cicatrisation ou du moins la retarderaient
indéfiniment. Les premiers de ces agents consistent en les scarifications légères que nous avons préconisées contre l'Engorgement-
du-Col-de-la-Matrice ci-dessus étudié ; scarifications qui doivent,
ici, être pratiquées jusque sur l'ulcération , qu'elles n'ont pas l'inconvénient d'exciter et de congestionner autant que le font les sangsues par leurs piqûres et par leur succions, qu'elles n'ont pas surtout l'inconvénient de sur-irriter comme le font ces annélides, tantôt
en séjournant trop sur la partie où elles se sont fixées, tantôt en y
laissant leurs mâchoires au moment qu'elles s'en détachent; scarifications enfin qui, indolores et innocentes, portent sur les points
choisis par la volonté du médecin, au lieu que les sangsues prennent rarement sur les points vers lesquelles elles sont dirigées, et
souvent mordent ailleurs qu'il ne serait utile. Les seconds de ces
agents consistent à enduire de substances grasses les ulcérations,
ou mieux, bien mieux de les recouvrir avec, selon la cause générale
du mal, soit des fortifiants, soit des mucilagineux, mais sous forme
pulvérulente, plutot que sous forme de pommade ainsi qu'il est habituel de le faire. Cette double manière d'agir localement vient de
me réussir de nouveau sur une jeune femme, *de la place Saint-André*, sujet chez lequel l'application réitérée de sangsues était restée
sans succès.

NOTA. Je ne terminerai pas ce qui a rapport aux deux articles de ce chapitre sans faire remarquer que les affections dont il y est parlé ont leurs analogues chez l'homme ; pour l'engorgement, dans les plaques violacées plus ou moins étendues et nombreuses qui siègent parfois, en dehors de tout germe syphilitique, sur la muqueuse du gland et même sur celle du prépuce ; pour l'ulcération, dans les érosions dont ces plaques sont parsemées sans l'existence de ce principe particulier. *De tous les exemples que je pourrais rapporter de l'engorgement en question, j'extrais les suivants : un monsieur de rue Judaïque à Bordeaux et un autre de rue J.-J. Rousseau ; un fonctionnaire civil à Libourne et un officier de cavalerie ; deux propriétaires, l'un dans la commune de Lussac, l'autre dans la commune de Villefranche. Parmi les exemples de ces ulcérations que j'ai recueillis se trouvent : un jeune homme du cours de l'Intendance à Bordeaux, un autre, marchand, à Libourne, un troisième, propriétaire à Coutras, et un quatrième, propriétaire aussi, dans les environs de Laroche--Chalais.* La remarque que je fais ici, au sujet de la non existence, en ces cas, du principe syphilitique, est d'autant plus importante que les médications qui guérissent les Engorgements et les Ulcérations de la muqueuse du–Col-de-la-Matrice d'essence analogue et bornés à ce même tissu, sont aussi les médications qui m'ont réussi dans quelques-unes de ces circonstances où avaient échoué les traitements spécifiques d'abord mis en pratique.

Etudions à présent le Catarrhe et le Spasme de la Vessie, ainsi que la Gravelle.

CHAPITRE XXXI.

CATARRHE-DE-LA-VESSIE.

ARTICLE I.

§ Ier Les caractères de l'espèce de Catarrhe-de-la-Vessie dont je parlerai d'abord, sont des envies d'uriner répétées, durant l'intervalle desquelles existe une sorte de pesanteur à l'hypogastre. De la démangeaison, au gland chez l'homme, aux grandes lèvres chez la femme, précède l'ardeur qui est occasionnée par le passage d'urines troubles et qui continue à se faire sentir pendant quelques instants après leur émission. — De plus, les malades qui souffrent de ce Catarrhe-Vésical, ont de temps en temps des frissons ou une chaleur vaporeuse, la peau sèche ou humide, le pouls faible et irrégulier; ils sont même d'une sensibilité inquiète...

§ II. Ces caractères de l'espèce de Catarrhe-Vésical de ce rang présentent certaines variétés. Ainsi les envies d'uriner, au lieu de ne se renouveler qu'à quelque distance les unes des autres, sont parfois presque incessantes, *comme chez un ancien libraire de Bordeaux, un vieillard à Latresne près de cette ville;* et la pesanteur qui existe à l'hypogastre dans l'intervalle de leur émission, peu marquée d'habitude, existe par exception assez prononcée, *comme également chez ce dernier malade, un officier retraité à Libourne.* Ainsi encore, la démangeaison à l'extrémité de l'urètre qui, non-seulement précède la chaleur occasionnée par le passage des urines, mais aussi s'entretient quelques instants après leur sortie, à peine sensible d'ordinaire, peut devenir fatigante, *par exemple chez ce militaire, un fonctionnaire public de la même ville;* et cette chaleur, d'un degré médiocre pour le plus souvent, ne laisse pas que d'en atteindre quelquefois un plus élevé, *par exemple chez un ancien employé d'une administration publique à Bordeaux.* Pour la nuance de ces urines, si la plupart du temps elle n'est que trouble et comme nuageuse; en certains moments elle est épaisse et comme bourbeuse, *ce qui arrivait surtout à ce dernier sujet.* — Pour le degré d'altération que les personnes atteintes de ce Catarrhe-de-la-Vessie éprouvent, par intervalles, dans la calorification, la sécrétion cutanée, la force et le rhythme du pouls, ainsi que dans la sensibilité générale.., assez peu tranché ordinairement pour qu'elles ne s'en plaignent pas, il lui arrive d'en atteindre un qui fait reconnaître notre Fièvre-Lente et même notre Affection-Nerveuse.

§ III. Ces deux Maladies, surtout la première préexistent en effet à ce Catarrhe-Vésical, qui est assez fréquent; qui peut durer des années, mais ne se montre d'habitude que par intervalles irréguliers; et qui attaque de préférence l'âge mûr, comme aussi la vieillesse, particulièrement chez l'homme. De cette connaissance il résulte que c'est d'une affection secondaire qu'on a à s'occuper en l'espèce, et que son traitement doit se composer d'abord de celui qui guérit ces Maladies-Primitives; la médication locale n'intervenant avec efficacité que si l'ensemble de l'économie est ainsi modifié.

§ IV. Pour que ces derniers Etats-Pathologiques influent sur la vessie de manière qu'elle se plaigne ainsi qu'il a été indiqué, il suffit que le sujet porte cet organe naturellement débile, délicat, ou que des causes particulières aient agi plus spécialement sur lui. Dans la première hypothèse on peut se borner, pour débarrasser le patient de son mal, à associer aux remèdes qui ne manquent jamais de triompher de cette Fièvre–Lente, comme aussi de cette Affection-Nerveuse, les moyens hygiéniques réclamés par l'affaiblissement, par la délicatesse, innés, du réservoir de l'urine. Dans la seconde hypothèse il faut, afin d'obtenir ce résultat, ajouter à ces deux ordres d'agents curatifs les préparations pharmaceutiques propres à remédier à l'effet immédiat de ces causes directes de cette altération vésicale : je veux dire l'application à l'extérieur de toniques et d'aromatiques. Mais en l'un et l'autre cas il est indispensable de tenir compte des rapports de la vessie avec le rectum et les organes sexuels, avec les reins et les autres sécréteurs.

ARTICLE II.

Il y a un second Catarrhe–Vésical méconnu. Dans cette nouvelle espèce les besoins de rendre les urines sont plus réitérées que dans la précédente; la pesanteur ressentie au bas–ventre, a lieu plus prononcée et persiste davantage après qu'on a uriné. Le sentiment de démangeaison accusé à l'extrémité de l'urètre par les personnes atteintes du Catarrhe–Vésical de la première espèce, est dans celui-ci plus vif, de même que l'ardeur qu'y occasionne le passage des urines; et ces symptômes continuent à se faire ressentir long-temps encore après qu'on a cédé à ce besoin. Pour la couleur des urines, elle s'offre bien plus troublée, et le dépôt, que laisse cette sécrétion, est autrement considérable. *J'ai été à même de faire ces observations, entre autres fois chez une dame, âgée, de rue J.-J. Rousseau, un employé à l'abattoir de Libourne, une dame de la commune de Galgon près cette ville, et un jeune artisan à Coutras.* — Outre ces différences dans les caractères propres de ces deux Catarrhes-Vésicaux, il en existe d'autres : Les altérations fonctionnelles générales dont l'espèce étudiée en premier lieu se trouve précédée, ne préexistent pas à la seconde; mais elles peuvent coïncider avec cette dernière, ou bien s'établir accidentellement par le fait seul de sa suppression. — Terminons ce qui a trait à ce Catarrhe-de-la-Vessie en disant que son essence et sa médication ont une analogie si parfaite avec l'essence et la médication de la Leucorrhée étudiée en second lieu, que nous nous croyons dispensé d'entrer à cet égard dans aucun détail.

ARTICLE III.

Je connais un troisième Catarrhe-de-la-Vessie, qui est aussi faussement apprécié que les deux dont il a été question. Dans cette nouvelle espèce, moins rare qu'on ne le soupçonnerait, notamment parmi les vieillards chez lesquels, *à l'imitation d'un vieux propriétaire dans le Canton du Carbon-Blanc, près Bordeaux, d'un ancien marchand à Libourne et d'un autre vieux propriétaire aux environs de Coutras,* l'âge n'a pas éteint les passions, les caractères généraux de ces dernières espèces manquent ordinairement. Mais, si le dépôt, que l'urine laisse, est plus considérable que dans la première et moindre que dans la seconde, tous les autres symptômes particuliers sont autrement prononcés que dans l'une et dans l'autre. — Ce troisième Catarrhe-Vésical tient à une exaltation de la vitalité de la vessie, exaltation due, soit à ses rapports avec les organes sexuels surexcités, soit à d'autres causes de stimulation moins directes du réservoir de l'urine ; et son traitement, aussi variable que peuvent l'être ces causes pour ce qui tient à l'hygiène tendant à prévenir leur retour nuisible, réclame qu'on remédie à l'effet qu'elles ont déjà produit, en faisant un usage, local et même général, comme extérieur et même intérieur, des antispasmodiques unis ou non, soit aux astringents, soit aux toniques, soit à ces deux classes de médicaments à la fois.

CHAPITRE XXXII.

SPASME-DE-LA-VESSIE.

ARTICLE I.

§ Ier. Les symptômes de la première espèce de Spasme-de-la-Vessie dont je vais traiter, consistent en des besoins d'uriner plus fréquents que dans son Catarrhe de même rang, mais qui occasionnent, dès qu'ils se font sentir, du châtouillement à l'extrémité de l'urètre, et, pendant qu'ils s'accomplissent, de l'ardeur le long de ce canal; dernière sensation qui persiste quelques instants après qu'a été rendue une urine claire. — Outre ces symptômes, les personnes atteintes de ce Spasme-Vésical sont, par intervalles, impressionnables, susceptibles; ont le visage agacé, l'esprit versatile; ressentent même un trouble insolite dans la chaleur générale...

§ II. Les caractères spéciaux de cette espèce de Spasme-Vésical sont assez variables. En effet, les envies de rendre les urines ne se bornent pas à être d'habitude plus réitérées que dans le Catarrhe-de-la-Vessie du même rang : il leur arrive de se renouveler continuelles pour–ainsi–dire, *comme chez un rouleur à la douane de Bordeaux.* Si le châtouillement qu'elles occasionnent à l'extrémité de l'urètre dès qu'elles se font sentir, est d'ordinaire peu sensible; il ne laisse pas que de devenir parfois impatientant, *comme aussi chez ce premier sujet et un commis à la mairie de Bordeaux.* De même pour l'ardeur que ces besoins d'uriner produisent le long de ce canal pendant qu'ils s'effectuent : habituellement d'un degré supportable, elle devient par exception presque intolérable; *par exemple chez ce second sujet et un jeune ménétrier des environs de Saint-Emilion.* Disons en outre, que ces dernières sensations, qui dans tous les cas persistent quelque peu après l'émission des urines, se perpétuent pour–ainsi–dire dans certains autres; *par exemple aussi chez le commis précité et un fonctionnaire public à Libourne.* Disons encore que l'urine, qui dans tous les cas aussi est habituellement limpide, peut quelquefois perdre de sa transparence : *ce qui arrivait, notamment à ce dernier malade et à un propriétaire sur la Grand'Place de cette ville.* — Il nous reste à faire remarquer que si le degré de sensibilité, de susceptibilité, d'agacement, de versatilité, de morosité que présentent les personnes atteintes de ce Spasme-Vésical, ainsi que l'état anormal dans lequel se trouve chez elles la calorification..., ne suffisent pas ordinairement pour qu'elles s'en plaignent, il leur arrive d'avoir ces fonctions troublées à ce point qu'on ne peut méconnaître l'existence de notre Affection-Nerveuse et même de notre Fièvre-Lente.

§ III. Ces Maladies, surtout la première, préexistent à ce Spasme-de-la-Vessie, qui est encore plus fréquent que le Catarrhe de cet organe auquel nous avons dû affecter ce rang; qui dure parfois très-long-temps, bien qu'il ne se montre qu'à intervalles non réguliers;

qui sévit plutôt dans la jeunesse et la virilité, mais sans grande distinction de sexe. De ce que cette affection n'est pas primitive il résulte qu'en l'espèce, ce n'est pas seulement à elle qu'on a affaire, et que son traitement doit commencer par celui qui, toujours, triomphe des Maladies-Générales auxquelles ce Spasme-Vésical est secondaire, si l'on veut que la médication locale ait toute son efficacité.

§ IV. Pour que la vessie reçoive de ces Maladies une influence qui l'oblige à se plaindre comme je l'ai indiqué, il suffit que cet organe soit, d'une manière innée, plus susceptible, plus faible qu'aucun autre, ou que des causes directes aient porté particulièrement sur lui leur action. Dans le premier cas on détruit le mal en se bornant à associer aux remèdes qui guérissent cette Affection-Nerveuse ainsi que cette Fièvre-Lente, les agents hygiéniques réclamés par la délicatesse, la débilité, naturelles, du réservoir urinaire. Dans le second cas on ne peut se dispenser d'ajouter à ces deux ordres de moyens curatifs les préparations pharmaceutiques qui jouissent de la propriété d'agir directement contre l'action immédiate des causes de cette altération vésicale : je veux parler de l'emploi extérieur des aromatiques, des toniques. Mais en l'une et l'autre hypothèse il ne faut pas oublier de mettre la vessie *dans* les rapports les plus parfaits possibles avec les reins, avec les organes sexuels et le rectum.

ARTICLE II.

Il y a un deuxième Spasme-Vésical également méconnu. Dans cette autre espèce les besoins de rendre les urines se renouvellent plus souvent que dans celle qui précède ; et le châtouillement qu'avant de s'accomplir ils font éprouver à l'orifice externe de l'urètre des malades affectés du Catarrhe de la première espèce, a lieu dans celle-ci plus sensible, ainsi que l'ardeur que ces besoins occasionnent le long de ce canal pendant qu'on remplit cette fonction. Notons encore que ces dernières sensations persistent davantage après l'accomplissement de cet acte, et que les urines rarement transparentes, sont rendues en moindre quantité à la fois. *J'ai eu occasion de faire ces observations, particulièrement sur un marchand, assez âgé, de la rue Montesquieu et un tonnelier, demeurant chemin de Périgueux, à Libourne.* — Quant aux différences qu'on observe dans les symptômes généraux de ces deux Spasmes-de-la-Vessie, elles consistent en ce que les troubles fonctionnels que nous avons vu préexister à l'espèce étudiée en premier lieu, ne précèdent pas la seconde, mais peuvent coïncider avec elle ou seulement être dus à sa suppression accidentelle. — Cet autre Spasme-Vésical succède toujours au Catarrhe-de-la-Vessie étudié en seconde ligne, et coëxiste quelquefois avec cette affection. On se rend compte de cette filiation morbide en réfléchissant à l'effet que doit finir par produire sur la vitalité des parties musculeuses du réservoir urinaire la sécrétion, plus ou moins excitante, en laquelle consiste son Catarrhe de cet ordre. — Après avoir dévoilé la nature de ce nouveau Spasme-Vésical, devient-il utile de dire que son traitement est le même que celui du Catarrhe-de-la-Vessie d'où il émane ? Bornons-nous à faire observer que ce traitement demande parfois à être accru de l'usage, sur l'hypogastre, sur le périnée..., de légers calmants.

ARTICLE III.

Je connais une autre espèce de Spasme-Vésical qui est restée aussi mal appréciée que les deux précédentes. Dans cette troisième espèce, non aussi rare qu'on pourrait le présumer, notamment parmi les jeunes gens qui, *à l'imitation d'un commis-marchand de la rue Sainte-Catherine, un garçon de caisse et un sous-officier en garnison à Bordeaux,* sont adonnés aux plaisirs vénériens, si les symptômes généraux de ces dernières n'existent pas ordinairement, tous les caractères particuliers que ces deux espèces présentent à l'observation sont on ne peut plus tranchés. — Ce nouveau Spasme-de-la-Vessie découle de la même source physiologique que celle de laquelle provient le Catarrhe-Vésical placé à ce rang ; et sa médication, aussi variable pour ce qui a trait à sa partie hygiénique que le sont les causes d'où il peut dépendre, est pour le reste conforme à la médication que nous avons préconisée contre ce troisième Catarrhe-de-la-Vessie. Toutefois, il est, ici, souvent indispensable de remplacer les antispasmodiques qui concourent à guérir cette dernière affection par des narcotiques, même à dose stupéfiante ; et cette modification doit s'opérer avec la précaution de choisir pour l'emploi local qu'il peut avoir été nécessaire d'en conseiller à l'intérieur, la voie, non la plus directe, mais la plus rapprochée de l'organe malade, à cette fin d'éviter que l'administration du médicament ne contribue par elle-même à entretenir cet organe, siège plus apparent que réel du mal, dans sa sensibilité anormale.

CHAPITRE XXXIII.

GRAVELLE.

ARTICLE I.

§ Ier. Dans l'espèce de Gravelle à laquelle je ferai occuper le premier rang, le sujet, qui peut déjà être atteint du Catarrhe ou du Spasme-de-la-Vessie que j'ai étudiés en premier lieu, et même de ces deux affections réunies, rend une urine qui dépose habituellement une matière crayeuse, et dont la quantité augmente alors qu'il éprouve un trouble plus considérable que d'ordinaire dans la calorification, les sécrétions cutanées, intestinales et même pulmonaires, ou bien dans la sensibilité générale...; alors surtout que ce trouble est ressenti dans toutes ces fonctions à la fois.

§ II. Cette première espèce de Gravelle n'offre pas toujours des symptômes uniformes. Et d'abord, il peut arriver que les urines se montrent plus fréquentes qu'à l'état normal, ou bien qu'elles aient lieu plus ou moins réitérées par suite de la coexistence du Spasme-Vésical de l'espèce étudiée en première ligne : *j'ai constaté cette particularité chez le rouleur cité à cette affection, ainsi que chez un boulanger à Bordeaux et une dame de la rue des Chais à Libourne.* Ensuite, elles peuvent être à peine troubles, ou bien encore avoir plus ou moins perdu de leur transparence à cause de la coexistence du Catarrhe-Vésical de ce rang-là : *j'ai constaté cette autre particularité chez l'ancien libraire et l'officier retraité qui ont été cités à cette affection, ainsi que chez un artisan, âgé, de Coutras.* Il n'est pas rare non plus de les voir tout à la fois, et se montrer avec cette fréquence, et avoir lieu avec cette altération dans leur limpidité, alors que ce Spasme et ce Catarrhe préexistent ensemble, par un égal degré, à la Gravelle de l'espèce dont il est ici question. Pour ce qui a trait à la matière crayeuse qui forme le caractère pathognomonique de cette Gravelle, si les variétés que cette production morbide peut présenter, se bornent, à l'égard de son aspect, à un peu plus ou à un peu moins de consistance, de liaison entre ses molécules propres ; les variétés de sa quantité ont plus d'extension :

cette quantité, en effet, presque imperceptible dans des cas, est très-apparente dans d'autres, au nombre desquels on en rencontre où elle se sécrète assez abondante. Ajoutons que si le désordre ressenti, d'habitude par ces malades dans la chaleur générale, dans les sé-crétions de la peau, des intestins et aussi des poumons, comme en-core dans la sensibilité..., est à peine marqué, il peut devenir, par-fois, considérable.

§ III. C'est même quand les fonctions du Système–Cellulo–Vas-culaire primitif et commun se troublent d'une manière plus pronon-cée dans l'une ou dans l'autre vie, ou bien dans toutes les deux à la fois, que cette espèce de gravelle est plus abondante. J'ai déduit de ce rapport entre l'augmentation de la matière caractéristique de cette dernière maladie et le désordre des fonctions départies au sys-tème-organique précité que les deux espèces de Modes–Pathologi-ques constituées par l'altération de ces fonctions générales sont antérieures à cette Gravelle. J'ai déduit aussi de cette remarque que le traitement de la Gravelle en question doit être borné au traite-ment de l'un et de l'autre de ces grands Etats–Morbides quand elle est simple ; mais qu'il doit être composé en outre des agents cura-tifs réclamés par le Catarrhe et par le Spasme-de-la-Vessie de la pre-mière classe étudiée, alors que cette Gravelle se complique de ces deux dernières maladies, alors surtout qu'au lieu d'être due à une prédisposition originelle, elle dépend d'une prédisposition acciden-telle.

§ IV. Après m'avoir accordé que ma Fièvre–Lente et mon Affec-tion–Nerveuse ont pu, dans des circonstances analogues, influer sur tel ou tel des organes ou appareils d'organes de façon à produire celles de ses complications précédemment étudiées, on me concèdera, je pense, que, ces mêmes circonstances existant, ces deux Maladies-Générales peuvent agir sur les reins de façon à produire la sécré-tion crayeuse qui caractérise cette espèce de Gravelle. Aussi me bornerai–je à dire que cette double induction m'a conduit à décou-vrir l'essence véritable ainsi que la médication exacte de cette Gra-velle ; et que le succès de ma pratique dans les cas auxquels il a été fait allusion, atteste que je ne suis pas dans l'erreur. Je peux donc établir que cette première espèce de Gravelle n'est pas autre chose qu'un appauvrissement de toute l'économie, avec réaction du côté

12

des reins pour créer une complication nouvelle de cette altération vitale de la trame-organique-générale. Je peux donc établir aussi que le traitement de cette complication particulière de cette modification de la vitalité du réseau-générateur-commun ne diffère du traitement, plusieurs fois rappelé, de cette dernière Affection qu'en ce qu'il veut être augmenté des agents susceptibles de remédier à cette surexcitation des organes rénaux. On remplit cette indication en équilibrant, autant qu'il est permis de le faire à l'aide des moyens connus, toutes les sécrétions, et en modifiant de la manière la plus appropriée les rapports naturels des reins.

ARTICLE II.

Dans l'espèce de Gravelle que j'étudierai en second lieu, le malade, qui peut déjà être affecté du Catarrhe ou du Spasme-de-la-Vessie de ce même rang, comme aussi souffrir tout à la fois de l'un et de l'autre mal, rend des urines qui déposent par intervalles une matière sableuse, et grise ou roussâtre; matière dont la quantité augmente et dont la nuance se fonce quand diminuent les autres sécrétions générales, en continuant à présenter ces modifications tant que persiste ce défaut d'élimination des humeurs. *J'ai constaté cette corrélation de symptômes chez quelques malades, parmi lesquels se trouvaient un ancien marin des environs de Guîtres, un propriétaire, âgé, de la commune de Lussac, ainsi que le jeune artisan de Coutras et le marchand de la rue Montesquieu désignés, le premier au Catarrhe-Vésical, le second au Spasme de cet organe, classés au second rang.* — C'est qu'en effet cette nouvelle espèce de Gravelle est due, ainsi que le Catarrhe et le Spasme-de-la-Vessie du même ordre, à un besoin général d'épuration qu'une prédisposition charge les reins d'effectuer. — L'origine de cette Gravelle une fois dévoilée, son traitement devient facile; surtout après ce que nous avons écrit sur celui de ces derniers Catarrhe et Spasme; après aussi ce que nous avons écrit à la première espèce de Gravelle sur les rapports généraux des reins. Mais n'oublions pas de faire remarquer que la pratique la plus parfaite de ces rapports doit être secondée de celle non moins parfaite des liens particuliers qui unissent ces organes à la vessie, au rectum et à l'appareil sexuel.

ARTICLE III.

Il y a une troisième espèce de Gravelle aussi méconnue que les deux qui précèdent. Dans cette autre espèce, plus répandue qu'on ne le soupçonnerait, du moins parmi les hommes très-ardents, très-actifs, et jeunes ou âgés, la matière déposée par les urines conserve les caractères du sable ; mais la nuance de ce résidu varie par suite du tempérament des sujets. A cette différence s'ajoutent les suivantes : les symptômes généraux, qui précèdent la première espèce de Catarrhe et de Spasme Vésicaux dont il a été question, ou qui suivent la seconde, ne se retrouvent pas dans cette troisième espèce de Gravelle ; mais les caractères particuliers qui accompagnent ce produit anormal des reins, sont autrement prononcés que dans lesdits Catarrhes et Spasmes. *J'ai fait cette remarque chez quelques sujets, au nombre desquels comptaient un marchand de bestiaux approvisionnant le marché de Bordeaux, le facteur rural d'une des communes limitrophes de Libourne et un commis-voyageur de cette ville.* — Pour l'essence et la médication de cette Gravelle, je me bornerai à noter qu'elles sont identiques à l'essence et à la médication des Catarrhe et Spasme Vésicaux dont il a été parlé en troisième lieu. Il peut, toutefois, arriver qu'on soit obligé de remplacer les calmants qui concourent à guérir cette Gravelle par des stupéfiants locaux et même généraux.

Passons successivement à l'Ophthalmie, à la Rougeur-des-Bords-des-Paupières, à l'Amauroze ou Goutte-Sereine, à la Cataracte et à la Surdité.

CHAPITRE XXXIV.

OPHTHALMIE.

ARTICLE I.

§ Ier. L'Ophthalmie de l'espèce que je vais étudier en premier lieu, se caractérise par une rougeur violacée du globe oculaire, qu'accompagnent un peu de chaleur, une douleur faible, un léger suintement muqueux, sans trouble marqué dans la vue, et que précède, depuis plus ou moins de temps, notre Fièvre-Lente plutôt que notre Affection-Nerveuse.

§ II. Si cette espèce d'Ophthalmie offre peu de variétés, elle ne laisse pas que de présenter quelques différences chez les divers sujets. Ainsi, la rougeur peut occuper, soit la totalité de la cornée opaque et de la surface interne des paupières, *comme chez un employé des contributions indirectes, demeurant rue du Colysée, un petit garçon du cours de Tourny et un charretier de la ville à Bordeaux, ainsi que chez la femme d'un pêcheur à Vignonet de Castillon;* soit seulement la grande circonférence de cette cornée en s'étendant sur les parties de la muqueuse palpébrale qui avoisinent le plus cette fraction du globe oculaire, *comme aussi chez un cultivateur de la commune de Beychac et un forgeron à Coutras;* ou bien être bornée à quelques points de la conjonctive oculaire ou palpébrale, *comme également, pour la membrane externe de l'œil sur une jeune fille de la rue Sainte-Catherine et un petit garçon de celle Périgueux à Libourne, pour la membrane interne des paupières sur un entrepreneur de bâtisses demeurant rue Neuve en ville.* Ainsi encore, si la chaleur, la douleur et la sécrétion qui coïncident avec ce premier symptôme, sont généralement insensibles; il peut se faire que cette chaleur soit vive, que cette douleur devienne aiguë, que cette sécrétion se forme épaisse : augmentation accidentelle de mal, que complique un véritable trouble de la vue avec larmoiement : *ce qui arrivait surtout à ce dernier malade, et au cultivateur, au forgeron précités.* Même remarque sur le degré que peut avoir atteint la Fière-Lente qui précède toujours cette espèce d'Ophthalmie, ou l'Affection-Nerveuse qui peut la précéder : il est plus ou moins prononcé.

§ III. Quelle nature a cette Ophthalmie; quelle médication réclame-t-elle? Cette maladie n'est encore qu'une complication de la diminution lente et graduelle de la vitalité des parties du système-cellulo-vasculaire le plus liées à la vie soit végétale soit animale, mais avec modification anatomique de celles de ces parties communes entrant dans la texture de la muqueuse qui revêt la portion antérieure du globe oculaire et la portion interne des paupières. Pour sa médication, elle est encore la même que celle de l'un ou de l'autre des États-Morbides-Généraux qui lui sont antérieurs, mais augmentée des moyens propres à remédier directement à la modification anatomique que nous venons de signaler comme un des éléments de l'essence de cette Ophthalmie.

§ IV. Si l'on nous demande à présent par quelle particularité notre Fièvre-Lente, ou même notre Affection-Nerveuse, arrive à se
compliquer de l'Ophthalmie de cette espèce plutôt que d'une des autres manières étudiées, plutôt, par exemple, que du Catarrhe-de-la-
Vessie, du Spasme-Vésical ou de la Gravelle, que nous avons prouvé
pouvoir compliquer l'un ou l'autre de ces deux premiers Etats-Morbides; nous répondrons que cela provient uniquement de la débilité,
ou bien de la délicatesse, relatives du tissu où siège la présente complication. Et, si l'on veut savoir en quoi consiste les agents locaux
que nous avons dû associer à la médication de ces Modes-Patholo-
giques-Primitifs pour compléter celle de cette espèce d'Ophthalmie ;
nous dirons qu'ils consistent tout simplement en de légères incisions
dont l'efficacité, aussi immédiate qu'elles sont peu douloureuses,
veut être secondée par l'hygiène des yeux en la circonstance trop
souvent négligée ou trop vite délaissée, ainsi que par l'emploi de
collyres résolutifs, mais plutôt d'autres remèdes externes qui, doués
de propriétés analogues, n'ont pas l'inconvénient d'entretenir le mal
comme le fait l'humidité que ceux-là laissent sur cette région du visage.

ARTICLE II.

Dans la seconde espèce d'Ophthalmie dont je parlerai, il est habituel que la rougeur soit vive, la chaleur âcre, la douleur aiguë, la
sécrétion considérable et purulente, la vision troublée avec plus ou
moins de larmoiement. Ces symptômes, *qu'ont offert à mon observa-*
tion, notamment une dame de rue de la Vieille-Tour à Bordeaux,
une demoiselle de rue Montesquieu à Libourne et un marin à Vi-
gnonet, peuvent en outre produire momentanément une véritable
fièvre. — La nature de cette Ophthalmie est la même que celle de
la Leucorrhée, du Catarrhe-Vésical, et du Spasme-de-la-Vessie,
dont il a été traité en second lieu. Mais son traitement, analogue,
pour ce qui tient aux moyens généraux dont il doit être composé,
au traitement de ces dernières affections, veut que les moyens locaux conseillés à la première espèce d'Ophthalmie soient plus réitérés, plus soutenus, et que l'usage des résolutifs sous forme de collyres, préférablement sous forme de pommades, de poudres, ne vienne
qu'après l'usage des remèdes émollients, même calmants.

ARTICLE III.

Dans toutes les autres espèces d'Ophthalmies-Chroniques, même dans celle dite Scrofuleuse, on guérit moins lentement et moins sûrement si l'on n'associe pas aux moyens reconnus efficaces les scarifications que nous préconisons dans ce chapitre, comme nous les avons préconisées dans le chapitre où il est traité de l'Engorgement ainsi que de l'Ulcération-de-la-Matrice, du Gland, du Prépuce, comme nous les préconiserons à propos des Maladies Analogues dont il sera traité plus bas.

CHAPITRE XXXV.

ROUGEUR-DES-BORDS-DES-PAUPIÈRES,

ARTICLE I.

§ Ier. L'espèce de Rougeur-des-Bords-des-Paupières qui va occuper le premier rang, se caractérise, comme son nom l'exprime, par une coloration rougeâtre des bords palpébraux, accompagnée d'une chaleur médiocre, d'une douleur légère, et précédée, depuis un certain temps, par la Fièvre-Lente ou même par l'Affection-Nerveuse que nous avons dit préexister à la première espèce d'Ophthalmie étudiée.

§ II. Les variétés de cette Rougeur-des-Bords-des-Paupières sont aussi peu nombreuses que celles de cette même Ophthalmie. Toutefois, au lieu de s'arrêter aux bords palpébraux, la rougeur peut s'étendre plus ou moins sur la muqueuse qui tapisse la surface interne des paupières ; *à l'exemple d'un courtier et d'un négociant de Bordeaux, demeurant, l'un rue Esprit-des-Lois, l'autre près l'entrepôt ; à l'exemple encore d'une jeune femme aux Sablières de Libourne, d'un jeune cultivateur à Vignonet, d'un propriétaire, assez âgé, dans Jugazan de Brannes, et d'un autre, bien moins âgé, à Rérau-des-Eglisottes près Coutras.* Il peut se faire aussi que les symptômes locaux qui escortent cette rougeur, et que les symptômes généraux qui la précèdent de longue date, s'accroissent à ce degré que la chaleur ait de l'acuité, que la douleur soit aiguë, que la sécrétion se montre puriforme avec du larmoiement et une certaine adhérence des paupières entre elles au réveil, qu'enfin les fonctions du système-vasculo-cellulaire primitif et général paraissent plus dérangées, accusent plus de désordres. *Ces divers phénomènes morbides prenaient ces caractères chez le négociant et la femme des Sablières.*

§ III. La nature et la médication de cette espèce de Rougeur-des-Bords-des-Paupières sont identiques à celles de la première Ophthalmie dont il a été parlé ci-dessus. Mais, ici, il peut s'ajouter à la lésion matérielle du tissu muqueux dont nous avons signalé l'existence dans l'Ophthalmie de ce rang, une lésion, matérielle aussi, des petites glandes qui, à l'intérieur, bordent la commissure des paupières ; et il résulte de cet accroissement de mal que cette première maladie est plus rebelle, sinon plus grave, que cette dernière.

§ IV. D'autres rapports de similitude existent entre la nouvelle complication de notre Fièvre-Lente ou de notre Affection-Nerveuse qui fait le sujet de cet article et celle qui est constituée par l'Ophthalmie placée en première ligne. Ils consistent, à l'égard de la prédisposition, en ce qu'elle est due également à une faiblesse, ou bien à une sensibilité, relatives des bords des paupières ; à l'égard du traitement, en ce qu'il veut être augmenté des mêmes agents locaux que nous avons vu exigés par l'altération anatomique dont les paupières sont frappées dans cette Ophthalmie, particulièrement des mouchetures dont, chose non difficile, il faut bien préciser le lieu d'élection pour éviter d'intéresser les corps glanduleux auxquels nous avons fait pressentir que le mal pouvait s'étendre.

ARTICLE II.

Dans la seconde espèce de Rougeur-des-Bords-Palpébraux dont je vais traiter, toujours l'inflammation est vive, la chaleur cuisante, la douleur prononcée, le suintement considérable et purulent, la vision plus ou moins troublée avec collement marqué des paupières. Ces symptômes, *que j'ai eu occasion d'observer, entre autres malades, chez un ouvrier imprimeur de la rue Gouvion à Bordeaux et une dame de la rue de Guitres à Libourne,* peuvent même par moments entraîner une fièvre véritable, mais sans durée, comme dans l'Ophthalmie de l'espèce étudiée en second lieu. — L'essence de cette nouvelle Rougeur-des-Bords-Palpébraux étant semblable à l'essence de l'Ophthalmie de ce rang dont il a été question, je me borne à signaler cette ressemblance. Pour la médication de cette même Rougeur-des-Paupières, elle ne diffère de la médication de cette seconde espèce d'Ophthalmie qu'en ce que l'on doit agir plus puissamment sur les rapports anormaux dans lesquels se trouvent les divers capillaires qui entrent dans la composition des tissus altérés; avec en outre, les précautions indiquées. à la Rougeur-Palpébrale du premier ordre, et sans oublier de faire concourir à l'efficacité du dégorgement amené par les mouchetures, l'ablation partielle ou totale des cils, lesquels repoussent à mesure que la guérison s'établit.

ARTICLE III.

Dans toutes les Rougeurs-des-Bords-des-Paupières autres que celles dont il a été traité, ainsi que dans toutes les Affections-Chroniques analogues à ces maladies, on ne peut s'empêcher d'agir d'après notre procédé chirurgical contre les faux rapports des capillaires sanguins entre eux si l'on tient à guérir avec le moins de lenteur, avec le plus de sureté.

CHAPITRE XXXVI.

AMAUROSE

ou

GOUTTE-SEREINE.

ARTICLE I.

§ Ier. Dans l'espèce d'Amaurose dont je parlerai d'abord, la vue qui est plus ou moins affaiblie, particulièrement si le jour reste sombre, mais sans autre lésion apparente de la trame oculaire qu'une dilatation de la pupille et une diminution de sa sensibilité; la vue, dis-je, n'a commencé à diminuer de portée et de netteté qu'après une certaine durée des Douleurs-de-Tête ou du Spasme-du-Cerveau de l'espèce étudiée au premier rang, et, souvent, ces dernières maladies persistent, augmentent même, malgré la formation de cette paralysie incomplète de la rétine.

§ II. Cette première espèce de Goutte-Sereine offre quelques variétés. Tantôt un seul œil est attaqué, *témoin, un artisan des allées d'Albret à Bordeaux et un autre, tout jeune, à Sainte-Foy.*
Tantôt les deux le sont , et cela à un degré égal ou différent, ce qui
ajoute au trouble et à la diminution de la portée de la vue, *témoin
aussi, une dame de la rue Palais-Galien et un jeune homme de la
rue des Vignes à Bordeaux, plus la femme d'un meunier à Montagne de Lussac.* D'autres fois, quelques points de la rétine ont, seuls,
perdu la faculté de voir distinctement ; particularité de laquelle il
résulte que le sujet n'aperçoit pas également toute la surface d'un
même objet, *comme une dame de la rue Sainte-Catherine à Libourne et un professeur de cette ville ;* ou bien qu'il la voit complètement de l'œil resté sain, tandis qu'il n'apprécie que certaines de
ses parties avec l'œil incomplètement amaurosé, *comme aussi une
jeune dame de rue des Remparts à Bordeaux et une autre, plus
âgée, du Pizou, canton de Coutras.*

§ III. La nature de cette espèce de Goutte-Sereine est identique
à celle des Douleurs-de-Tête ou du Spasme-du-Cerveau que nous
avons établi précéder son apparition ; c'est-à-dire la suite de la durée et de l'aggravation de notre Fièvre-Lente ou de notre Affection-
Nerveuse. Pour son traitement, s'il est le même que celui de l'une
ou de l'autre de ces Maladies, il demande à être augmenté des
moyens locaux propres à fortifier les nerfs optiques, tout en évitant
que l'influence peu mesurée de leur stimulus particulier et de ceux
des autres parties de l'appareil visuel s'oppose à l'efficacité de cette
fraction de la thérapeutique exigée par cet état anormal desdits
nerfs, ou du moins en retarde l'effet certain.

§ IV. On apprécie l'influence fâcheuse qu'ont sur la vue les Maux-
de-Tête et le Spasme-Cérébral de l'espèce que je viens de rappeler,
en admettant la prédisposition que les yeux peuvent avoir à s'affecter plutôt qu'aucun autre organe, que les oreilles particulièrement,
et même le nez, par l'effet de l'une ou de l'autre de ces maladies
qu'une prédisposition semblable, mais plus vite ou plus directement
mise en jeu à la suite de causes spéciales , a fait créer tout da-
bord par cette fièvre-Lente ou par cette Affection-Nerveuse. Pour
le résultat favorable dont est suivi , d'ordinaire, dans ces cas l'emploi de la médication de l'une ou de l'autre des Maladies qui sont
antérieures à cette espèce d'Amaurose, il est si naturel que nous

nous garderons d'en fournir l'explication après toutes celles que nous avons données dans maintes circonstances analogues. Nous dirons seulement que les agents locaux dont cette médication a besoin d'être accrue, consistent en une hygiène de la vue appropriée à son état présent, et en l'emploi de toniques, voire même de stimulants.

ARTICLE II.

Dans la seconde espèce de Goutte-Sereine dont j'ai à traiter, la vision est plus ou moins éteinte, surtout quand le jour reste vif; mais la trame oculaire ne paraît pas autrement altérée que par un resserrement de la pupille et une augmentation de sa sensibilité. Ici, la vue n'a commencé à se perdre qu'après une certaine durée des Maux-de-Tête ou du Spasme-Cérébral de l'espèce étudiée en seconde ligne; de plus, ces dernières affections se dissipent ou du moins diminuent, d'ordinaire, une fois que cet accident est survenu. *C'est du moins la manière dont cette paralysie incomplète de la vue s'est comportée chez la dame, de la rue Sainte-Catherine à Bordeaux, citée au Spasme-du-Cerveau de cet ordre, et chez le commis, de la rue de Guîtres à Libourne, cité aux Douleurs-de-Tête du même ordre. C'est de cette manière aussi que la paralysie de la vue s'est comportée chez une marchande de la Grand'Rue, dans cette ville, chez une dame des environs de Laroche-Chalais, et un ancien huissier demeurant rue de la Merci à Bordeaux.* — L'essence et la thérapeutique de cette nouvelle espèce d'Amaurose sont les mêmes que celles des Douleurs-de-Tête ou du Spasme-du-Cerveau auxquels j'ai dit que cette paralysie incomplète de la vue est consécutive. Mais dans ces derniers cas il faut insister davantage sur l'hygiène de cette fonction, et associer aux moyens préconisés des calmants locaux, même des stupéfiants.

CHAPITRE XXXVII.

CATARACTE.

Ainsi que dans les espèces de Goutte-Sereine dont il vient d'être traité, la vision est diminuée à des degrés différents dans les espèces de Cataracte dont je vais m'occuper, mais en ces dernières altérations de la vue le mal est apparent; le cristallin en effet paraît plus ou moins opaque.

ARTICLE I.

§ Ier. Dans la première espèce des Cataractes restées méconnues, la diminution de la transparence de la lentille oculaire s'est établie graduellement et après l'existence, plus ou moins ancienne, des Maux-de-Tête ou du Spasme-du-Cerveau que l'on a vu précéder la formation de l'Amaurose classée au premier rang; Amaurose qui, en persistant, peut compliquer cette Cataracte.

§ II. Cette espèce, dans laquelle la vue est moins trouble si le milieu où le sujet se trouve, contient assez de lumière, présente quelques variétés. Ainsi, sous le rapport du siège réel de l'opacité, il occupe, ou la membrane capsulaire qui imprime sa forme au cristallin, *témoin, un marin du port de Bordeaux;* ou l'humeur même qui constitue ce corps lenticulaire; mais plus fréquemment cette humeur, *témoin aussi, une femme, âgée, de la commune de Lussac et une autre, encore plus vieille, de la commune de Saint-Denis-de-Pile.* Ainsi, sous le rapport du degré d'opacité atteint, soit par cette membrane, soit par ce corps, il est à peine visible, *comme chez le premier des trois Cataractés que je viens de mentionner,* ou assez visible, *comme aussi chez ces deux derniers malades.* On voit que je ne fais nullement allusion aux cas de cette espèce de Cataracte dans lesquels la transparence de ces parties anatomiques est tout-à-fait perdue; bien qu'il me semble possible de réussir dans ces derniers cas, de même que nous aurions pu le dire pour les Gouttes-Sereines dont il a été parlé, de même aussi que nous pourrions le dire par avance pour les Cataractes et les Surdités d'espèces analogues dont il nous reste à parler, si l'on employait, afin d'atteindre cet heureux résultat, plus de temps que n'en accordent des malades qui ne pourraient rien perdre à laisser tenter un essai d'ailleurs toujours innocent. Mais si l'opacité peut n'occuper qu'une certaine étendue du tissu capsulaire, elle s'étend toujours à la totalité de l'humeur qu'il contient...

§ III. La dépendance sous laquelle j'ai établi que se formait cette première espèce de Cataracte, indique suffisamment et sa nature et sa médication, surtout quand on se rappelle que les Douleurs-de-Tête ou le Spasme-du-Cerveau qui préexistent à cette lésion du

cristallin dépendent à leur tour, de la Fièvre-Lente ou de l'Affection-Nerveuse que nous avons déjà vu influencer si diversement tel
ou tel organe, tel ou tel appareil de l'économie.

§ IV. Cette nouvelle complication de l'une ou de l'autre de ces
deux Modes-Pathologiques tient à une disposition, soit innée, soit
acquise par laquelle le tissu ou l'humeur, siège de cette première
espèce de Cataracte, ressent l'influence secondaire de ces Maladies-
Générales plutôt que toute autre partie des yeux, plutôt que les tissus ou humeurs analogues du nez, des oreilles ; et son traitement,
que l'on sait déjà devoir être celui de l'une ou de l'autre de ces dernières maladies, accru des agents exigés par celle des complications
cérébrales que j'ai dit créée sous leur influence primitive, veut être
augmenté de l'administration locale des résolutifs, et même des stimulants.

ARTICLE II.

Dans la seconde des espèces de Cataracte que j'ai à faire connaître, si l'opacité du cristallin s'est formée avec encore plus de lenteur
que dans la Cataracte déjà étudiée ; cette altération a été consécutive
aussi à l'espèce de Maux-de-Tête et de Spasme-Cérébral que l'on a vu
précéder la Goutte-Sereine classée au second rang ; Goutte-Sereine qui, le plus souvent, précède cette Cataracte. *C'était cette
marche que le trouble de la vue avait suivie chez la dame, de rue
Sainte-Catherine, citée à la seconde espèce d'Amaurose, et une autre, plus âgée, propriétaire à Bourg.* Je dois ajouter qu'ici la vision
est plus obscure lorsque le sujet se trouve dans un milieu relativement trop éclairé. — La nature et la thérapeutique de cette autre
espèce de Cataracte sont semblables à celles des Douleurs-de-Tête
ou du Spasme-du-Cerveau qui existent antérieurement à cette opacité incomplète de la lentille oculaire. Néanmoins, on doit ici,
comme dans la seconde espèce d'Amaurose étudiée, insister sur
l'hygiène de la vue, et ajouter aux calmants locaux, exigés par cette
dernière affection, des résolutifs encore plus puissants que ceux
réclamés par la Cataracte dont il a été question à l'article premier
de ce chapitre.

CHAPITRE XXXVIII.

SURDITÉ.

Les considérations dans lesquelles je viens d'entrer à propos de l'Amaurose et de la Cataracte dont il a été traité, sont naturellement applicables aux espèces de Surdité dont je vais m'occuper.

ARTICLE I.

§ Ier. Dans l'espèce de cette dernière maladie que je place en première ligne, le sujet, qui a éprouvé d'ancienne date les Douleurs-de-Tête et le Spasme-du-Cerveau de ce même rang..., ne perçoit que les sons assez intenses ; et, cela, d'une oreille seulement ou des deux oreilles à la fois, comme aussi à des degrés différents pour les deux côtés.

§ II. J'ai observé plusieurs variétés de cette Surdité : Une dame, *du cours d'Aquitaine à Bordeaux*, entendait très-confusément, surtout de l'oreille droite. Une marchande, *à Laroche-Chalais*, entendait encore plus confusément de ce même côté, où elle ressentait parfois de vives douleurs. Une petite fille, *rue Esprit-des-Lois à Bordeaux*, se trouvait dans une position analogue. Un vieux propriétaire, *dans la Double, près Coutras,* avait l'ouïe assez dure pour ne percevoir, surtout de l'oreille gauche, les termes d'une conversation tenue à voix ordinaire que si son interlocuteur se plaçait de ce côté. Un jeune négociant, *rue Jean-Jacques Rousseau,* était encore plus sourd, car des sons fortement articulés ne lui occasionnaient le plus souvent que des bruissements incommodes. L'ouïe d'une couturière, *aux Sablières de Libourne,* restait tout aussi peu sensible, à moins que la personne qui lui parlait n'eût le visage tourné vers elle ; circonstance où elle s'aidait beaucoup des yeux. Pour un cultivateur dans la force de l'âge, *et demeurant à Saint-Pey-d'Armès,* si l'oreille gauche lui rendait encore quelque service, la droite ne lui était plus d'aucune utilité ; car elle bourdonnait continuellement.

§ III. Cette première espèce de Surdité a une essence analogue à celle de la Goutte-Sereine et de la Cataracte du même ordre ; et sa médication ne diffère de celle de ces deux affections qu'en ce qu'il faut, ici, prescrire l'hygiène de l'ouïe au lieu de l'hygiène des yeux, et agir sur l'oreille par les moyens locaux préconisés contre ces dernières maladies.

§ IV. Nous ne reviendrons pas sur la manière dont les Maux-de-Tête ou le Spasme-Cérébral en question se comportent pour créer cette espèce de Surdité : ce serait répéter sans nécessité ce que nous avons dit aux chapitres précédents de l'influence que ces affections cérébrales exercent sur les yeux. Par une raison semblable, nous nous abstiendrons d'expliquer l'action efficace du traitement ci-dessus rappelé : c'est à peine si nous avons osé indiquer la modification partielle que le lecteur n'aurait probablement pas manqué de lui faire subir pour l'adapter à la circonstance.

ARTICLE II.

Dans l'espèce de Surdité que je place en deuxième ligne, le sujet, qui est atteint depuis un certain temps des Maux-de-Tête ou du Spasme-Cérébral de ce rang, ne perçoit distinctement que les sons assez faibles et émis avec quelque lenteur; *ainsi qu'il arrivait à une marchande de la rue Montesquieu à un notaire des environs de Libourne, et à une propriétaire de Galgon.* — C'est de l'une ou de l'autre de ces maladies cérébrales que dépend cette seconde surdité; et c'est par leur traitement, modifié comme on devine qu'il doit l'être, que cette altération de l'ouïe est aussi efficacement attaquée que l'Amaurose et la Cataracte auxquelles on a vu ces affections du cerveau donner naissance.

ARTICLE III.

Dans l'espèce de Surdité qu'il me reste à signaler, le sujet, dont le conduit auditif est enflammé avec ou sans suppuration, perçoit confusément les sons; qu'ils soient forts ou faibles, et émis avec lenteur ou rapidité. *Telle était la position d'un garçon chapelier, sur le cours de l'Intendance, à Bordeaux, d'une jeune fille, rue Sainte-Catherine, à Libourne, d'un curé d'une des communes qui avoisinent cette ville, d'un vieux entrepreneur de travaux publics, demeurant sur la petite route de Saint-Emilion, et d'un cultivateur, au village de Til, dans Vayres.* — Si la nature palpable de cette Surdité est connue, son traitement laisse beaucoup à désirer. Soustrait-on toujours en effet, et aussi complètement qu'il serait nécessaire, l'ouïe à ses stimulus directs ? Pense-t-on surtout à détruire la réaction permanente que les divers éléments dont se compose le tissu malade, exercent entre eux ? Qu'on tienne un peu plus compte de ces causes d'insuccès fréquents ; et l'on nous saura quelque gré d'avoir attiré l'attention sur ces lacunes dans la médication reçue de cette troisième espèce de Surdité.

Arrivons aux Dartres, aux Teignes et aux Ulcères.

CHAPITRE XXXIX.

DARTRES.

Les Dartres, on ne peut mieux connues quant à tous les aspects qu'il leur arrive de présenter, sont loin d'être aussi exactement jugées par rapport à leurs différentes natures.

ARTICLE I.

§ Ier. Dans l'espèce de **Dartres** dont je vais m'occuper d'abord, la maladie cutanée, quelles que soient sa forme, sa couleur et son étendue, est toujours précédée, depuis un temps plus ou moins long, d'un trouble général dans la calorification, les sécrétions, la nutrition, et même dans la sensibilité ; trouble fonctionnel que le médecin, versé dans la pratique des Affections-Anciennes, reconnaît aisément être la Fièvre-Lente dont il a été traité au premier chapitre de ce livre.

§ II. Si cette espèce d'Herpès peut prendre toutes les variétés de forme, d'étendue et de nuances connues, elle offre ces particularités qu'elle n'est pas vive, produit peu de desquamation, et ne suppure pas abondamment, mais démange assez ; elle offre ces particularités aussi qu'elle n'attaque guère l'enfance, est plus répandue dans les autres âges de la vie, et apparaît surtout en été, ou du moins se prononce davantage dans cette saison lorsqu'elle existe permanente.

J'ai guéri un grand nombre de ces Dartres. Une d'entre elles, observée chez une dame, *place du Palais à Bordeaux,* siégeait sur les
côtés de la nuque, au-dessus de l'épaule droite, aux plis des bras,
des cuisses et des jarrets : elle était de couleur pâle, d'aspect cha-
griné, démangeait, et datait de trois ans. Une autre, observée
chez un artisan, *au port de Sainte-Foy,* siégeait à la base des cheveux vers le front, et le long des favoris, tandis qu'une troisième tenait les oreilles d'un gabarrier, *de la rivière de Bordeaux :* celle-là
était jaunâtre légèrement squameuse ; celle-ci était rosée, presque
écailleuse ; et toutes deux avaient plusieurs années d'ancienneté.
Une quatrième tenait, depuis trois ans, chez un piéton, *de l'arron-*
dissement de Libourne, la lèvre supérieure, en remontant dans le
nez : elle s'offrait assez vive et même suppurait. Une cinquième,
chez un garçon d'hôtel, *rue Esprit-des-Lois à Bordeaux,* occupait,
depuis deux ans et demi, la lèvre supérieure aussi et les doigts de la
main droite : elle était de couleur violette et furfuracée. Une sixième
occupait presque tout le nez chez une dame, *du quartier Saint-Mi-*
chel à Bordeaux : elle était bleuâtre, et parsemée quelquefois de
vésicules imperceptibles qui faisaient éclater l'épiderme... Deux des
Dartres de cette première espèce couvraient le menton d'un cultivateur, *aux Eglisottes près Coutras,* et d'une femme, *à Vignonnet*
près Castillon, en s'élevant de cette région vers les joues chez ce
dernier sujet : celle-là avait trois ans de durée, paraissait roussâtre
et légèrement fendillée avec sécrétion ; celle-ci comptait sept ans
d'ancienneté et paraissait animée. Une neuvième couvrait le front et
le mollet droit d'un garçon boulanger, *à Libourne,* et une autre presque tout le visage d'une jeune femme, *propriétaire sur la petite*
route de cette ville à Saint-Emilion : la première des deux, terne
et à peine farineuse, datait d'un an et demi ; la seconde ne remontait qu'à quelques mois, mais s'offrait bourgeonnée. C'était sur l'é-
paule gauche d'une dame, *aux environs de Brannes,* que siégeait la
onzième de ces Dartres : elle était vive avec de petits boutons qui saignaient facilement, et elle datait seulement de cinq mois. C'était au
dos que chez un marchand, *du quartier Saint-Pierre à Bordeaux,*
d'un meunier, *dans la banlieue de Libourne,* d'un propriétaire, *au*
bourg de Fronsac, siégeaient les douzième, treizième et quatorzième
de ces Dartres que j'ai guéries : toutes trois étaient rougeâtres et
anciennes, l'une de cinq années, l'autre de trois mois, la dernière de
sept. Le mal tenait les bourses chez un propriétaire âgé, *de Galgon,*

la partie interne des cuisses chez un monsieur, *à Libourne*, la jambe droite chez un fabricant de chaises, *dans cette ville*, et toute la surface des membres inférieurs chez un propriétaire, *à Sainte-Terre de Castillon*. Ancienne de quelques années, et jaunâtre ainsi que furfuracée, dans le premier et le second de ces derniers cas, l'affection ne remontait qu'à plusieurs mois dans le troisième où elle avait presque le même aspect, mais comptait bien plus de durée dans le quatrième cas, ou elle était écailleuse en divers points de son étendue et occasionnait un prurit fatigant.

§ III. Pour se rendre compte de l'essence et de la médication de cette première espèce d'Herpès, il faut savoir diagnostiquer et traiter l'Altération de Vitalité de la partie du système-capillaire-primitif dévolue plus spécialement à la vie végétale et que nous avons dit précéder ce mal cutané. Ces connaissances une fois acquises et mises en pratique, on n'a plus, pour guérir ces Dartres, qu'à prescrire l'hygiène de la peau; sans oublier pourtant d'y associer, tantôt les remèdes susceptibles de resserrer, de fortifier directement ce tissu s'il est simplement dilaté, relâché, tantôt les remèdes susceptibles de dégorger directement ce tissu s'il est déjà irrité, d'autres fois les moyens propres à en modifier intrinséquement la trame élémentaire, alors qu'elle se trouve d'ancienne date enflammée, alors surtout qu'elle se trouve d'ancienne date en suppuration. Ces derniers agents curatifs sont semblables à ceux que nous avons vu remplir le mieux cette indication, en traitant de la Congestion chronique du col de l'utérus, et même des Altérations analogues de la muqueuse soit des yeux soit des paupières.

§ IV. On m'accordera facilement que si la Fièvre-Lente à laquelle je fais allusion, a pu devenir la source de plusieurs des Affections-Anciennes précédemment étudiées, elle peut bien produire l'espèce de Dartres que j'étudie en ce moment. Aussi, ne chercherai-je pas à prouver qu'à cet Etat-Pathologique-Général est souvent dû ce résultat. Je me bornerai à faire remarquer que pour que cette complication s'établisse de préférence à toute autre de celles déjà signalées ou qui restent à signaler, il est indispensable que la peau ait une organisation primitivement ou secondairement plus faible qu'aucun tissu du corps.

ARTICLE II.

Dans la seconde espèce de Dartres dont je parlerai, la région malade de la peau est animée avec prurit considérable, ainsi que recouverte d'une forte desquamation, quand elle ne fournit pas de suppuration abondante. Mais, si cette espèce, qui sévit communément dans l'enfance, comme aussi à l'âge critique chez certaines femmes, qui se montre sur la fin de l'automne, dans l'hiver ou au retour du printemps, lorsqu'elle n'existe pas permanente, n'est jamais précédée de notre Fièvre-Lente ; sa suppression, accidentelle ou intempestive, donne parfois naissance à un véritable état fébrile. — L'essence de cette seconde espèce d'Herpès est connue ; mais la marche qu'on suit pour attaquer la disposition humorale qui constitue le principe du mal, n'est pas exempte de défaut. Sans doute les diverses préparations dépuratives que l'on conseille d'administrer dans ce cas, jouissent de propriétés puissantes ; mais, quand on les emploie à l'intérieur, le fait-on avec toute la prudence voulue, et quand on les emploie par la peau, ménage-t-on assez ce tissu ? En outre, ne néglige-t-on pas trop d'aider l'action sécrétoire de la peau par l'action sécrétoire des intestins, des reins ; et pense-t-on toujours à préciser dans quels rapports la peau doit être tenue, surtout pendant les saisons où elle tombe plus particulièrement malade ou du moins le devient davantage ? Un dernier reproche adressé au traitement adopté contre cette seconde espèce de Dartres : présume-t-on seulement qu'il soit possible d'obvier d'une manière directe à l'altération moléculaire qu'éprouve la trame organique de la région de la peau qui est le plus attaquée, et cela par des moyens plus rationnels, moins douloureux que les suppuratifs, que les caustiques ? — Ce n'est pourtant qu'à l'aide de cet ensemble thérapeutique, que nous avons réussi à guérir dans de nombreux cas qui semblaient désespérés. Le mal tenait le pourtour du cuir chevelu chez un marchand, *rue de Guitres à Libourne*, et le haut du front chez un jeune homme, *des allées Tourny*. Rougeâtre et furfuracé chez l'un et l'autre sujets, s'il datait de deux ans pour le premier, il datait seulement de quelques semaines pour le second. La Dartre siégeait sur les oreilles d'une jeune fille, *place Puy-Paulin à Bordeaux*, depuis trois années, ainsi que sur la lèvre supérieure d'un maître maçon, *à Libourne*, depuis deux ans ; tandis qu'elle occupait, de bien plus longue date, la même région à l'égard d'une vieille cuisinière, *de Laroche-Chalais,* qui en avait les ailes du nez attaquées. Rouge et recouverte d'une couche épaisse et jaune dans le premier de ces trois exemples, l'affection était moins vive dans le second, quoique recouverte d'une croûte aussi épaisse, aussi foncée; elle paraissait encore moins animée dans le troisième exemple, bien que fournissant une matière très-dense, mais peu colorée. Dans deux cas observés, l'un sur un marchand, *à Guitres,* l'autre sur un négociant, *à Libourne,* le mal tenait le menton, d'où il gagnait les joues chez ce dernier sujet. Datant de cinq semaines chez ce second malade, sous forme de plaques rougeâtres et surmontées d'assez gros furoncles; il avait dix-sept à dix-huit mois d'ancienneté chez le premier, sous forme d'érysipèle parsemé de petites pustules. Dans un cas, observé sur un tonnelier, *de Vayres,* l'Herpès s'élevait, depuis neuf mois, du menton aux pommettes et au nez, régions qui étaient enflammées et recouvertes, çà-et-là, de boutons qui par temps suppuraient. Chez un neuvième malade, femme âgée, *aux Billeaux,* la Dartre occupait, depuis cinq ans, les avant-bras et les jambes, qui s'offraient violacées et squameuses. Chez un dixième, ancien marin, *à Vignonet de Brannes,* elle occupait, de date non moins reculée, les membres inférieurs et une partie des fesses qui, violacés aussi et presque écailleux, étaient en outre fendillés en plusieurs points de leur surface. Chez un onzième sujet, marchand, *au Fourrat de Libourne,* le mal garnissait la face dorsale des mains; et chez un douzième, artisan, *à Saint-Loubès près Bordeaux,* de cette région il s'étendait à l'avant-bras droit. Une autre de ces Dartres siégeait, depuis quelques mois, sur le bas-ventre d'un jeune homme, *demeurant près l'église Notre-Dame à Bordeaux:* cette région du corps était garnie de pustules assez volumineuses. Deux autres siégeaient à l'anus; la première, depuis deux ans et demi, chez un marchand, *rue de Guitres à Libourne;* la seconde, depuis cinq années, chez un tonnelier, *des environs de Castillon:* l'une et l'autre étaient vives et démangeaient considérablement. Une sixième se localisait sur les parties les plus saillantes du corps dans une famille, *de la commune de Lussac,* que composaient le grand-père et la grand'mère, une jeune femme et son enfant à la mamelle. L'Herpès, subdivisé en petites plaques rousses chez le vieillard et la jeune mère, en plaques plus étendues et parsemées de gros boutons qui autour d'eux faisaient éclater l'épiderme chez la grand'mère, était d'un rouge vif et fournissait un suintement aqueux chez le nourrisson. Les trois dernières des Dartres de cette espèce que je rapporterai, s'étendaient sur la totalité du corps par plaques de dimensions variées : 1° chez un ancien capitaine de navire, à *Bordeaux,* qui les voyait suppurer parfois ; 2° chez la jeune servante d'une riche maison, *du cours de l'Intendance,* dont l'affection avait été jugée lépreuse ; 3° chez le jardinier d'un grand propriétaire, *dans le canton de Lussac.* Ce dernier sujet se voyait martyrisé chaque printemps, depuis longues années, par une éruption d'aspect analogue à celle qui tourmentait, de date aussi reculée, le capitaine précité ; mais cette éruption était bien plus vive, bien plus irritée.

ARTICLE III.

Il y a une troisième espèce de Dartres confondue non-seulement avec celles étudiées, mais encore avec celles que nous laisserons de côté, attendu que ces dernières sont convenablement appréciées. Dans cette espèce, qu'il est aussi rare d'observer que les deux qui précèdent sont communes, qui peut attaquer tous les âges et paraître en toutes saisons puisqu'elle est due à une cause externe ayant agi localement, l'on erre non moins que dans les deux précédentes, parce qu'on attaque la masse du sang sans qu'elle ait besoin d'être épurée, parce qu'on stimule, irrite, enflamme, désorganise même la région de la peau qui est altérée, au lieu de la ramener à son état normal, en s'y prenant d'une manière toute différente. Ce résultat, nous l'avons obtenu par cette conduite : 1° Chez une fille d'hôtel, *du cours de l'Intendance à Bordeaux,* aux paumes des mains de laquelle le mal siégeait : il les avait rendues dures, épaisses et garnies de gerçures qui, correspondant aux plis naturels à ces régions, empêchaient par temps cette personne de remplir son service ; 2° Chez un garçon d'écurie, *à Saint-André-de-Cubzac,* dont le mal avait envahi le derrière du cou et le haut des épaules : il était très-rouge, très-brûlant, surtout dans la nuit ; 3° chez un meunier, *des environs de Guîtres :* presque toute la surface des épaules de ce malade était parsemée de petites plaques irrégulières, jaunâtres et légèrement squameuses ; 4° Chez une femme, *à Pomérol :* les seins étaient recouverts d'une Dartre animée et cuisante ; 5° Chez une autre plus âgée, *aux environs de Coutras :* le sein droit était recouvert d'une Dartre qui y faisait ressentir une démangeaison presque incessante ; 6° Chez un ancien tonnelier, *dans la commune de Lussac*, dont l'affection occupait, depuis neuf ans, les jambes, qui étaient écailleuses; 7° Chez un autre tonnelier, moins âgé, *demeurant au village de Mandé près Libourne*, dont l'affection occupait, depuis quinze à seize mois, le mollet droit qui, aussi était écailleux, mais d'une manière moins prononcée; 8° Chez un troisième tonnelier, *à Génissac*, au menton duquel l'Herpès se localisait de date peu différente, et en se compliquant parfois de boutons pustuleux; 9° Chez la femme d'un fermier, *à Izon*, dont la partie dorsale des mains était prise depuis huit mois environ; 9° Chez un métayer, *à Lussac*, dont le dos de la main gauche seule était pris depuis dix-sept à dix-huit mois; 10° Chez un cultivateur, *à Saint-Denis de Pile*, dont le mal, ancien de trois ans passés, tenait cette même région du coté droit, en s'étendant sur les doigts. Si, pour chacun de ces derniers malades, il avait une forme irrégulière, une nuance violacée, une couche farineuse; chez le cultivateur il se présentait, en outre, avec épaississement et même gerçures dans quelques points des saillies que forment les articulations des doigts. — C'est notamment dans cette troisième espèce d'Herpès que les scarifications préconisées contre les Altérations analogues du tissu muqueux de l'utérus, des paupières..., sont applicables. Leur efficacité vient encore de nous être démontrée sur une petite fille dont les parents demeurent, *impasse Sainte-Catherine*, à Bordeaux, et chez laquelle une ancienne brûlure avait laissé le revers de la main droite garni, presque en entier, par une Dartre violacée à son pourtour, squameuse vers sa plus grande circonférence et suppurante dans son centre.

CHAPITRE XL.

TEIGNES.

Ce que j'ai dit des Dartres s'applique aux Teignes en théorie aussi bien qu'en pratique. En effet, parmi toutes les espèces d'Herpès de la peau du crâne qu'on a observées, il y en a qui sont faussement appréciées ou mal traitées.

ARTICLE I.

§ Ier La première des trois espèces de Teignes sur lesquelles j'appellerai l'attention, ne se présente pas sans avoir été précédée, depuis plus ou moins de temps, par l'Altération de Vitalité de la portion du système–cellulo–vasculaire départie plus spécialement à la vie végétale.

§ II. Les variétés de cette Teigne, moins nombreuses que celles de la Dartre de son rang, ont, conformément aux variétés de cette espèce d'Herpès, un aspect peu animé et sans grande démangeaison, sont recouvertes d'une légère desquamation et ne fournissent pas beaucoup de suppuration ; quelles que puissent être leur forme, leur couleur, leur étendue. Conformément aussi à cette même espèce d'Herpès, cette Teigne se montre surtout en la saison chaude, ou bien, lorsqu'elle est constante, s'accroît davantage pendant cette période de l'année; et, en outre, elle sévit plutôt sur les personnes âgées que sur les enfants. J'ai guéri plusieurs cas de cette Teigne : dans le premier de ceux que nous citerons, le mal, assez récent, siégeait sur le sommet de la tête d'un propriétaire, *aux environs de Sauveterre ;* et dans le second, il occupait, depuis longues années, tout le crâne d'un boucher, *d'une des communes limitrophes de Fronsac.* Chez ces deux sujets la base des cheveux était garnie de pellicules grisâtres, qui se détachaient par les moindres mouvements qu'on imprimait en se grattant, en se peignant ou simplement en passant les doigts dans la chevelure. Dans le troisième cas, l'affection couvrait le devant ainsi que le derrière de la tête chez une jeune fille, *de Montagne,* en gagnant le front, les oreilles et la nuque ; mais, si elle datait de trois ans, elle ne durait chaque année que plusieurs mois. Pendant ce temps les régions affectées, d'abord chaudes et cuisantes, laissaient bientôt suinter un liquide qui, en se concrétant, finissait par former dès croûtes minces, pâles et sans odeur. Dans le quatrième, l'Herpès tenait, d'ancienne date, toute l'étendue du cuir chevelu chez une servante, *dans le quartier Saint-Michel à Bordeaux ;* mais c'était par plaques séparées, et sur lesquelles étaient disséminées des ulcérations lenticulaires.

§ III. Cette espèce de Teigne correspond à la Dartre étudiée tout d'abord ; c'est-à-dire qu'au lieu d'être primitive, elle est consécutive à la Fièvre-Lente que nous avons vu produire la Dartre de cet ordre, et que son traitement est analogue à celui de cette dernière maladie.

§ IV. Comme d'après l'analogie qui existe entre la peau de tout le corps et la peau de la tête, on ne contestera pas la possibilité de voir une Teigne tirer son origine de la même source que la Dartre qui lui correspond, et guérir par une médication analogue, je me borne à faire remarquer qu'il faut quelquefois, ici, procéder à l'ablation, partielle ou totale, des cheveux implantés dans la région malade ; ainsi que j'aurais dû le mentionner pour toutes les Dartres siégeant sur les régions du corps les plus couvertes de poils. Mais qu'on n'oublie pas de proportionner la puissance des remèdes et la durée de leur usage à la résistance qu'y oppose la texture, dense et serrée, du cuir chevelu ; de même aussi que nous aurions dû le mentionner à propos des parties velues du reste du corps ayant une texture plus ou moins conforme à la peau du crâne.

ARTICLE II.

Dans la seconde des espèces de Teignes dont je dois parler, la région qu'elle occupe s'offre vive, avec beaucoup de prurit, de desquamation et de suppuration. Cette autre Teigne, qui apparaît vers la fin de l'automne, durant l'hiver, ou dans les premiers jours du printemps si elle n'existe pas constante, n'est jamais précédée par notre Fièvre-Lente ; mais sa suppression brusque ou inopportune peut créer un état réellement fébrile. — Si l'on connaît la nature de cette espèce de Teigne, qui attaque plutot les jeunes sujets que les grandes personnes ; la route que l'on prend afin de dissiper la disposition humorale qui produit ce mal, comporte des modifications en tous points analogues à celles que nous avons dit qu'on devait faire subir à la médication de l'espèce de Dartres qui occupe le même rang. Il n'y aura plus qu'à approprier ces modifications introduites dans la thérapeutique reçue de cette Herpès, à l'organisation du tissu où siége le mal. — C'est en nous y prenant de cette nouvelle manière que nous avons eu des succès inespérés. Le premier de ceux que je rapporterai, fut obtenu sur une femme, âgée, *de Li-*

bourne, chez laquelle le mal, ancien de plusieurs mois, occupait le côté gauche du crâne : les cheveux correspondants étaient agglutinés par une suppuration épaisse et puante. Le second fut obtenu sur un enfant, *de rue Sainte – Catherine,* chez qui la Teigne, bien plus ancienne, tenait le derrière de la tête : les cheveux paraissaient implantés dans une matière sèche et terreuse. Le troisième de ces succès eut lieu chez un autre enfant, mais moins jeune, *de Vayres :* le mal, garni de grosses pustules et datant de trois ans passés, siégeait sur l'occiput, d'où il gagnait la nuque et les oreilles, en se compliquant de tuméfaction des glandes lymphatiques qui sillonnent ces régions et les côtés du cou. Du quatrième succès nous est redevable un homme, *de cette même commune,* dont la Teigne, qui durait depuis plus de dix ans, s'étendait sur la totalité du derme chevelu : cette région de la peau, épaissie et brûlante, était cachée sous de larges plaques, formées de pus desséché et assez adhérentes pour n'être détachées qu'avec difficulté.

ARTICLE III.

Je connais une troisième espèce de Teigne que l'on confond, soit avec celle dont il a été question, soit avec celles dont nous nous dispenserons de parler, parce que ces dernières sont envisagées comme elles veulent l'être. — Cette espèce, qui est aussi rarement observée que les deux précédentes sont répandues, qui sévit à tout âge, et paraît en toute saison attendu que sa cause, plus ou moins bornée, reste étrangère à l'organisme et indépendante de l'athmosphère ; cette espèce, dis-je, n'est pas mieux traitée que les deux qui précèdent. On peut se convaincre du fondement de cette assertion en pesant les raisons alléguées à l'espèce de Dartre classée au même rang, ainsi que par les guérisons que nous devons à l'application de ces préceptes. De ces guérisons, je choisis les deux suivantes, opérées chez une vieille porteuse, *du marché,* et une jeune femme, *de la commune de Saint-Loubès.* Dans le premier cas le mal formait comme un cercle écailleux au pourtour du sommet de la tête ; dans le second cas il formait à son centre une tuméfaction sensible et garnie de croûtes desséchées. — C'est également dans cette troisième espèce de Teigne que les mouchetures, rappelées comme très-efficaces à propos du traitement de la Dartre avec laquelle elle a une analogie parfaite, sont surtout applicables.

CHAPITRE XLI.

ULCÈRES.

Les erreurs commises dans l'appréciation de l'essence et du traitement des espèces de Dartres et de Teignes dont nous avons parlé, sont reproduites dans certains Ulcères, qu'ils siègent, soit sur la peau, soit sur la portion des muqueuses des ouvertures naturelles qui est contiguë à l'enveloppe extérieure du corps.

ARTICLE I.

§ Ier. L'espèce de ces Ulcères méconnus que je placerai en première ligne, présente une surface pâle ou rose, plutôt lisse que chagrinée, et recouverte d'un pus laiteux, liquide; à moins de circonstances étrangères à l'essence intime de la Solution-de-Continuité. Tels sont les symptômes locaux, quelles que soient pour-ainsi-dire sa forme, son étendue, son ancienneté, en tant, je le répète, qu'il n'existe aucune complication indépendante de l'essence du mal. Mais ces symptômes ne sont pas les seuls qu'un œil exercé reconnaisse : il apprécie encore une certaine Altération dans la calorification, les sécrétions, la nutrition et même dans la sensibilité générale.

§ II. J'ai guéri quelques-uns de ces Ulcères. J'en extrais les suivants, sans y comprendre, ainsi que nous négligerons de le faire aux autres espèces d'Ulcères dont il nous reste à parler, ces Dartres à gerçures séparées, ces Teignes à ulcérations disséminées, qui trouveraient naturellement place à ce chapitre si nous n'avions pas cru devoir les citer aux deux précédents. La première de ces Solutions-de-Continuité chroniques siégeait sur la partie inférieure et externe du mollet gauche chez un ancien facteur, *de la poste :* elle avait l'étendue d'une pièce de deux francs à circonférence irrégulière, était pâle, fournissait un pus aqueux et datait de sept à huit mois. Deux de ces Ulcères occupaient la partie inférieure et interne de la jambe droite chez un vieux marin, *du port de Libourne*, et chez un homme, jeune mais épuisé, *de la commune de Fronsac :* le mal, un peu plus étendu que chez le facteur précité, avait une circonférence moins irrégulière, une couleur plus foncée, et fournissait un pus moins aqueux ; il remontait à onze mois chez le premier sujet, à treize chez le second. Dans le quatrième exemple que je citerai, l'Ulcère tenait la cloison interne de l'aile gauche du nez chez un jeune homme, *de Saint-Médard-sur-l'Isle* : il était peu étendu, mais paraissait rosé quand on avait détaché avec précaution la croûte produite par le déssèchement d'un pus assez épais, et durait depuis plus d'une année. Le mal s'était fixé à la marge de l'anus, chez un monsieur, âgé, *de la rue Esprit-des-Lois*, chez un autre, tout jeune, *de la rue Judaïque, à Bordeaux*, et chez un artisan, *de Sainte-Foy* : il avait la forme de fissure, à auréole violacée, à surface assez lisse d'où s'écoulait un pus sale. De ces dernières Solutions-de-Continuité anciennes, la première datait de quelques mois seulement, la seconde de quinze, et la troisième de deux ans passés.

§ III. Pour arriver à ces résultats il faut, au lieu de ne faire attention qu'à l'état morbide local dont ces malades sont atteints, remonter à l'État-Morbide-Général (notre Fièvre-Lente) dans lequel se trouve chez eux l'économie entière.

´§ IV. Nous ne dirons pas comment cette Altération de tout l'organisme agit pour produire cette altération d'une partie de la peau ou des muqueuses qui lui sont contiguës ; ce serait nous répéter sans nécessité. Mais nous ferons remarquer que la notion de la préexistence de cette lésion générale de Vitalité, conduit à ne pas se borner dans la médication de la lésion matérielle constituant cette espèce d'Ulcère à agir uniquement par des topiques plus ou moins appropriés au mal. Ces agents topiques, au sujet desquels nous ne reviendrons pas après ce que nous en avons dit à propos des Ulcérations du col de la matrice étudiés à ce même rang, veulent en effet être secondés par la médication de la Fièvre-Lente : sans son secours, l'Ulcère résiste, ou ne guérit qu'à la longue, et même pour récidiver bientôt.

ARTICLE II.

L'Ulcère d'espèce méconnue que je placerai en seconde ligne, s'offre, lorsqu'il existe sans complication étrangère, avec une surface vive, bourgeonnée et couverte d'un pus épais, abondant. A ces différences entre les symptômes locaux de cet Ulcère et de celui étudié en premier lieu, s'ajoutent les suivantes : les troubles fonctionnels généraux qui préexistent au mal dans cette dernière espèce, ne sont pas retrouvés dans celle-là. Mais un véritable état fébrile peut succéder à sa guérison trop prompte ou intempestive. — Si la nature humorale de cet Ulcère est connue, la marche que l'on suit pour détruire cette disposition morbide demande à être modifiée de manière à seconder le plus efficacement possible le traitement externe, au sujet duquel on ne devra pas oublier les remarques faites à propos des Ulcérations du col de la matrice occupant cette seconde place. — C'est à l'aide de ces données que j'ai guéri des Solutions-de-Continuité chroniques de cette espèce qui étaient restées réfractaires à des médications moins complètes. Dans les deux premiers de ces succès que je rapporterai, l'Ulcère s'était fixé, depuis plusieurs mois, à la peau de la jambe droite, vers la région inférieure et interne de ce membre, chez un tonnelier, *des Sablières à Libourne,* et chez un artisan, *de la commune de Vayres.* De l'étendue d'un gros sou et irrégulier, il était animé et fournissait du pus laiteux. Dans deux autres de ces guérisons, obtenues sur une servante âgée, *du quai de Libourne,* et un vieux propriétaire *à Coutras,* la Solution-de-Continuité occupait la jambe aussi, mais du côté opposé ; et elle était située un peu moins bas, mais à sa partie externe. Longue de trois travers de doigts et moitié moins large dans le premier cas, où elle datait de cinq années, mais unique ; dans le second, où elle remontait seulement à un an, elle n'avait guère plus d'étendue que les Ulcères de cette espèce précités, mais s'offrait double. Pour leur surface, si elle était moins vive et fournissait un pus moins épais, elle se recouvrait de bourgeons disséminés. C'était la partie de la fesse gauche la plus voisine de l'anus que chez un propriétaire, *à Galgon,* le mal tenait, en se prolongeant dans l'épaisseur des chairs sous forme de fistule incomplète. A peine visible, car ses bords ressemblaient à un des plis cutanés dont cette région du corps est pourvue, et fournissant une matière purulente peu abondante, quoique très-ancien, il était assez dilatable, du moins quand cette sécrétion avait discontinué de couler. L'Ulcère siégeait, depuis quelques mois, sur la muqueuse de l'aile droite du nez chez une jeune fille, *demeurant rue Saint-Bruno, à Bordeaux,* et chez une femme, plus âgée, *de la commune de Vayres.* Rouge et entouré d'une auréole inflammatoire dans l'un et l'autre cas, il se compliquait à l'égard de la femme, d'une fissure assez profonde et qui descendait de cette région vers la peau de la lèvre correspondante.

Dans l'Ulcère méconnu que j'ai encore à signaler, le mal n'est précédé, ni de la Fièvre-Lente comme dans la première espèce étudiée,
ni de la pléthore humorale comme dans la seconde espèce étudiée;
mais il est consécutif à l'action, directe ou peu éloignée, d'une cause
tout-à-fait externe, ou même interne mais agissant d'une manière
plus physique que physiologique; exemple : les varices, l'équitation
soutenue, la grossesse à un âge avancé, l'usage d'un brayer cru-
ral....— De ce que cette troisième Solution-de-Continuité chronique
a cette étiologie, il en résulte que son traitement doit être plus mécanique que pharmaceutique, plus chirurgical que médical. C'est du
moins en nous conduisant d'après ces indications, et en associant
aux topiques, reconnus efficaces, les excisions, que nous avons
réussi dans des cas jusqu'alors rebelles, même à la cautérisation, qui
peut rendre de grands services si elle est employée avec la prudence
exigée par tout modificateur profond des tissus. — Dans un de ces
cas, l'Ulcère siégeait sur le gras du bras droit, chez un cuisinier,
de la rue Esprit-des-Lois : il était peu étendu, violacé, recouvert
d'une pellicule qui, formée pendant le repos de la nuit, se détachait
par les premières fatigues, et il datait de sept à huit mois. Dans
un autre, le mal couvrait la pulpe du médius, à la main droite, chez
la femme d'un cordonnier, *aux environs de Saint-Emilion* : il était
multiple, mais sans étendue; peu profond, mais garni de durillons,
qu'une faible pression rendait douloureux; et il comptait trois ans
d'existence. Une troisième de ces Solutions-de-Continuité occupait,
depuis plus d'une année, le tiers supérieur de la crête du tibia gauche chez un jeune homme, *à Coutras* : elle était rouge, saignante, et
très-douloureuse quoique à peine étendue comme une amande. Un
quatrième de ces Ulcères occupait, depuis non moins de temps, la
jambe gauche aussi, mais à son tiers inférieur et à son côté externe,
chez un cultivateur, *petite route de Saint-Emilion* : celui-là, assez
étendu, assez profond, se montrait bleuâtre avec végétations spongieuses, d'où s'écoulaient habituellement une sanie fétide, avec aussi
des callosités pâles, irrégulières et lardacées, dont l'excision n'était
pas même sensible. Ce fut dans le nez, sur les deux côtés de sa
cloison médiane chez le valet d'un propriétaire, *à Puysseguin*, et
sur son côté droit seulement chez un bourgeois, *à Guitres,* que le

mal résida pendant quinze à dix-huit mois : celui-ci était caché sous des croûtes épaisses qui ne se détachaient pas sans laisser, animé, saigneux et avec boursoufflement, le tissu ulcéré.

Terminons par le Scorbut, les Scrofules ou Humeurs-Froides, et la Syphilis-Constitutionnelle.

CHAPITRE XLII.

SCORBUT.

ARTICLE I.

§ Ier. Dans l'espèce du Scorbut confondue avec celle que l'on connaît, sans néanmoins la traiter toujours d'une manière convenable, si les gencives sont assez engorgées, mais roses plutôt que bleuâtres ; si les dents sont assez dégarnies et vacillantes, mais pâles et ternes plutôt que jaunâtres ; si, de plus, le premier de ces tissus saigne avec facilité, pendant que le second devient douloureux par la mastication ; ces symptômes locaux, qu'accompagne d'ordinaire une certaine fétidité de la bouche, ont été précédés des troubles fonctionnels généraux qui caractérisent notre Fièvre-Lente.

§ II. J'ai eu occasion de traiter avec succès quelques cas de ce Scorbut, qui peut attaquer presque tous les âges, sévir sur les diverses classes de la société et se montrer dans les différentes saisons. Chez un jeune homme, *de la rue Judaïque à Bordeaux*, qui était d'une pâleur tranchée, d'un amaigrissement profond et d'une débilité extrême, les gencives, engorgées et aphtheuses, saignaient par une légère mastication. A cet Appauvrissement de l'économie entière, et à un engorgement semblable des gencives dont la nuance paraissait plus foncée, s'ajoutait une ulcération assez étendue au fond de la cavité buccale, chez un artisan, *demeurant près le Théâtre à Libourne:* en outre, il avait l'émail des dents terni et l'haleine repoussante. Si, de tous ces symptômes l'ulcération au voile du palais se trouvait le seul qui manquât chez un tonnelier, *de cette ville,* ce malade avait, en échange, une expuition de salive sanguinolente, et une vacillation prononcée des dents de devant.

§ III. En lisant que les symptômes locaux qui caractérisent cette espèce de Scorbut, étaient consécutifs aux symptômes généraux par lesquels se traduit notre Fièvre–Lente, le lecteur a dû pressentir la nature de cette première affection : une nouvelle complication de cette lésion méconnue de la Vitalité de tout le corps. Cette complication, qu'une prédisposition spéciale occasionne, s'établit, soit de préférence à aucune autre des complications déjà étudiées, soit conjointement avec telle d'entre elles siégeant sur les appareils de la digestion, de la circulation, ou encore de la respiration, car plusieurs des malades cités à l'une ou à l'autre de ces dernières présentaient un certain degré de ce Scorbut.

§ IV. Il est si vrai que ce mal s'établit sous cette dépendance, qu'il s'entretient tant que persiste cette cause première et ne guérit qu'à mesure qu'elle se dissipe. Aussi, commençons–nous par la médication de la Fièvre–Lente, ou du moins l'établissons–nous concurremment avec la médication de ce Scorbut. Pour celle-ci, elle consiste en des collutoires ou gargarismes toniques et astringents, que nous faisons précéder, quand le cas l'exige, des moyens déjà préconisés comme les plus efficaces contre l'Engorgement des tissus mous.

ARTICLE II.

Dans cette seconde espèce de Scorbut, plus fréquente que celle précédemment étudiée et qui attaque surtout les gens de mer, les hommes de guerre et les prisonniers, les gencives, très-gonflées et spongieuses, sont violacées; les dents, déchaussées et jaunâtres, sont ébranlées; la mastication se fait douloureuse, si elle ne devient pas impossible; l'haleine a lieu repoussante, acquiert même une grande fétidité; et il existe sur la muqueuse buccale des ulcérations plus qu'aphtheuses, ainsi que des engorgements partiels de la peau qui sont plus que des pétéchies. — J'ai dit que l'on connaissait le Scorbut de ce rang, mais qu'il n'était pas toujours traité rationnellement. En effet, si l'on a raison d'attribuer à une certaine viciation de la masse sanguine cet autre Scorbut, on a tort de ne pas préciser pourquoi les symptômes qui le traduisent, paraissent se localiser dans la bouche et sur quelques régions de la peau. C'est en appréciant, comme elle le mérite, cette cause particulière du mal que nous avons pu compléter sa médication dans des cas dont j'extrais les suivants : Chez deux marins, *l'un du port de Bordeaux*, *l'autre du port de Libourne,* les gencives, gonfléés et livides, saignaient, même abondamment, sous l'influence, soit d'une simple succion, soit de la mastication des aliments solides les plus mous. A ces altérations des gencives s'associait, chez un soldat, *de la classe 1844*, à constitution grêle et allongée, ainsi qu'à système veineux prédominant, une telle vacillation des dents qu'il ne pouvait mâcher le pain de munition, même frais, et une telle fétidité de l'haleine que son voisinage devenait insupportable. Ces symptômes locaux, qu'un ancien détenu, *maintenant garçon cordonnier,* présentait avec bouffissure du visage, œdème des extrémités, inappétence complète et constipation excessive, étaient compliqués de taches violacées sur divers points de la peau. Ajoutons qu'une de ces taches, plus étendue que les autres et située vers le milieu de la jambe gauche, mais à son côté externe, était ulcérée, spongieuse et tout-à-fait stationnaire, avant que ce sujet eut été soumis à la modification thérapeutique qui découle de la juste appréciation des causes particulières, à la suite desquelles le mal semble élire domicile dans la bouche, sur la peau.

CHAPITRE XLIII.

SCROFULES

ou

HUMEURS-FROIDES.

ARTICLE I.

§ Ier. Dans les Scrofules de l'espèce que j'étudierai d'abord, non-seulement l'économie a fait une cession d'animalité, un pas rétrograde vers le règne végétal, ainsi qu'il arrive également pour l'espèce d'Humeurs-Froides dont il sera question en second lieu, mais encore la somme de Vitalité dévolue aux organismes de cette trempe est, depuis un temps plus ou moins reculé, tombée à ce degré qui constitue la Maladie-de-Langueur décrite au chapitre premier de ce livre.

§ II. J'ai eu occasion de rencontrer cette corrélation morbide plus souvent qu'on ne peut le soupçonner quand on n'a pas puisé, comme je l'ai fait, à cette source intarissable du plus grand nombre des Maladies-Anciennes dont il a été traité dans cet ouvrage, et de quelques-unes d'entre les affections à marche lente que nous pourrions ajouter à la dernière affection de même Classe, (la Syphilis-Constitutionnelle) dont il nous reste à parler. Parmi les observations de ce consensus-pathologique que j'ai recueillies, je choisis les suivantes : Un artisan, *de Libourne,* âgé d'une vingtaine d'années, portait à la région latérale gauche du cou, en descendant au-devant de l'aisselle, une masse de tumeurs, dures et indolentes, qui se bornait à gêner les mouvements de la tête et de l'épaule correspondante. L'affection, compliquée d'oppression habituelle, durait depuis dix-sept à dix-huit mois, malgré les remèdes qu'y opposait un premier médecin; ceux que je conseillai, dissipèrent l'engorgement strumeux, tout en rendant la respiration presque normale. Chez un autre artisan, *de la rue Huguerie à Bordeaux,* ayant à peu près le même âge, le mal siégeait sur la même région du corps, mais en longeant la branche horizontale de l'os maxillaire, au lieu de se porter vers l'aisselle; en outre, il était ulcéré én plusieurs points, et, cela, depuis des années, lorsque nous essayâmes de le cicatriser : nous finîmes par y réussir. Si ces ganglions n'étaient pas encore en suppuration chez un propriétaire âgé, *des environs de Sauveterre,* ils menaçaient de le devenir lorsque nous fûmes heureusement appelé à y porter remède. C'était la région abdominale que, chez un cultivateur, à peine adulte, *de la commune des Billeaux,* occupait la maladie : elle y avait pris la forme de tumeurs, dont deux, situées un peu plus bas que les fausses-côtes, et une troisième, située au-dessous de l'ombilic, étaient bosselées, irrégulières et assez volumineuses. Cette altération de tissu datait de très-loin quand l'inefficacité de premiers soins porta à me confier son traitement qui, à la longue, réussit d'une manière complète, car ce succès remonte à neuf ans passés. Des glandes lymphatiques qui occupent le côté externe du sein droit, trois étaient indurées, depuis déjà du temps, chez une dame, *aux environs de Saint-André-de-Cubzac* : la plus grosse, qui était lancinante, fut enlevée; et les autres guérirent sans opération. Ce beau résultat, dû à la médication de la Fièvre-Lente qui minait cette dame, date de sept années et plus.. C'était sur la lèvre supérieure de deux petites filles, *demeurant, l'une rue des Menuts* à *Bordeaux*, *l'autre à La Bastide*, que le mal s'était fixé : il tenait cette région gonflée, et parfois la rendait très-saillante, en s'étendant alors sur le nez, dont il tuméfiait les ailes et même fendillait les commissures. Cet état morbide remontait au bas-âge de ces jeunes sujets ; néanmoins, j'ai été assez heureux pour l'enrayer, ainsi que le catarrhe-pulmonaire-chronique qui, dans l'un et l'autre cas, le compliquait de manière à menacer la vie. Après s'être montré dans la même région ainsi que sur le cou, chez un petit garçon, *du Fronsadais*, et avoir passé lentement par les phases qui précèdent sa maturité, mais sans y atteindre, le mal apparut au sommet de la tête, où se forma peu à peu un abcès considérable. Le traitement, employé en premier lieu pendant sept mois, ne put prévenir cette terminaison fâcheuse ; celui dont je prescrivis l'usage, parvint à cicatriser la plaie, plus profonde que large, d'où le pus s'écoulait ; il parvint aussi à détruire l'émaciation extrême dans laquelle cet enfant était plongé. Dans le dernier exemple de cette espèce d'Humeurs-Froides que je mentionnerai, et que j'ai recueilli sur une servante, à *Guitres*, le mal s'était localisé, d'ancienne date, entre la clavicule et le sein droit. Il fournissait un pus aqueux, dont on n'avait pu tarir la source ; j'obtins ce résultat ; et même assez rapidement, parce que l'ulcère fut attaqué avec les modifications indiquées au chapitre qui porte ce titre.

§ III. L'essence de cette première espèce d'Humeurs-Froides, qui prédomine dans l'adolescence, chez les femmes préférablement, est connue ; mais sa médication reste incomplète, puisqu'on néglige de faire entrer en ligne de compte l'Affaiblissement de tout le corps qui coexiste avec la diathèse scrofuleuse.

§ IV. Ce n'est qu'en ne commettant pas cet oubli, je veux dire en associant à la médication reçue, et tant intérieure qu'extérieure, du symptôme scrofuleux, celle de la Fièvre-Lente, que j'ai pu guérir dans des cas dont les principaux viennent d'être cités.

ARTICLE II.

La deuxième espèce d'Humeurs-Froides dont nous avons à traiter, a une grande prédilection pour l'enfance, surtout parmi les jeunes filles. — Sa nature est bien celle que l'on professe ; aussi n'avons-

14

nous rien de nouveau à dire à ce sujet. — Nous ferons uniquement remarquer que le mal cède avec plus de facilité, si l'on corrobore l'action du traitement local des symptômes secondaires de l'Affection-Strumeuse, et l'action du traitement général de cette diathèse, en plaçant, pour tout le temps nécessaire, le sujet dans une sphère de rapports en harmonie la plus parfaite possible avec sa constitution. Ce n'est, en effet, qu'en n'oubliant pas combien doit être durable et complète l'Hygiène de ces Scrofuleux que l'on est conduit aux cures inespérées que nous allons mentionner. Une petite fille, *demeurant près l'abattoir de Bordeaux*, avait les ganglions lymphatiques engorgés le long du cou : l'un d'entre eux était assez volumineux, dur et sensible ; de plus, la lésion se compliquait d'ophthalmie de l'essence qui porte ce nom. Cet ensemble pathologique, qui datait du bas-âge de cette enfant, devait passer à l'état de suppuration et se terminer par une phthisie mortelle, au dire d'un premier médecin. L'amélioration survenue dans la santé générale de cette pauvre enfant, depuis qu'elle est sous notre direction, nous permet de porter un pronostic moins désespérant. C'était aussi sur les parties latérales du cou que, chez un ouvrier, *à la fonderie de Bacalan*, siégeait le mal ; mais, en outre, il avait envahi la joue droite et le menton, où il faisait une saillie que la barbe ne masquait pas toujours, avant qu'il eût été soumis à notre médication. C'était le même siège qu'avait le mal chez une demoiselle, *demeurant près la place des Capucins;* mais, au lieu de gagner le visage, il s'étendait vers la nuque. Cette région, qui parfois se tuméfiait et devenait douloureuse, avant qu'on nous eût consulté, n'a pas éprouvé une seule récrudescence depuis trois ans que nos prescriptions sont suivies. Chez un jeune propriétaire, *dans le Fronsadais,* les glandes lymphatiques du cou, à partir de l'oreille droite jusqu'au-dessous de la mâchoire, après être restées long-temps gonflées à ce degré de rendre la mastication pénible, étaient tombées en suppuration ; puis, elles s'étaient fermées, à l'exception de trois qui étaient devenues des ulcères rebelles aux agents d'abord mis en pratique. Ceux que je formulai les cicatrisèrent et rétablirent tout-à-fait cette économie détériorée. Chez une couturière adulte, *domiciliée à Libourne,* la lésion tenait encore le même siège, mais de chaque côté du cou ; et elle avait fini par laisser en suppuration un plus grand nombre de glandes que dans le cas précédent. Cet état morbide, qui datait de l'enfance, n'avait jamais été enrayé ; nous y sommes parvenu, car voici huit ans, pour

le moins, qu'il n'a pas récidivé. L'état où se trouvait, depuis plus de
deux années, une laitière, *à Condac près cette ville*, analogue à
celui de ce dernier sujet par sa marche première, mais différent
par sa terminaison en tumeur située sur l'occiput, dont la peau
était épaissie et dont l'épiderme était écailleux, se compliquait, quand
furent délaissés d'autres soins, de douleur dans la tête avec sentiment intérieur de pulsations. Ce groupe de symptômes a guéri aussi
complètement que celui qui précède, et depuis une époque non moins
reculée. C'était sur le nez et la lèvre supérieure que le mal se localisait, de date ancienne, chez une jeune fille, *du quartier Saint-
Michel à Bordeaux,* laquelle, en outre, accusait une constipation
opiniâtre. Il a fini par céder, ainsi que cette paresse de l'intestin, à
une médication appropriée à cette réunion de souffrances. Sur un
vieux propriétaire, *des environs de Sainte-Foy,* la Diathèse-Scrofu-
leuse, primitivement fixée sur les glandes mésentériques, avait fini
par produire dans toute l'étendue du ventre, quoi qu'on ait tenté pour
s'y opposer, une tuméfaction considérable. Cette tuméfaction, paraissant unique à la vue, mais par le toucher reconnue subdivisée
à l'infini, causait une grande pesanteur : avec du temps, je l'ai diminuée au point d'empêcher qu'elle ne soit incommode. C'était cette
même région que, sur une dame, *propriétaire aux environs de
Saint-Emilion,* affectait une semblable dégénérescence, avec cette
particularité toutefois qu'il existait dans les parois abdominales correspondantes au bas-fond de l'estomac une tumeur volumineuse,
dure et douloureuse. Cette dernière altération, qu'on avait jugée
incurable, exigea, il est vrai, un traitement de dix à onze mois;
mais elle guérit. Dans un dixième cas, présenté par une petite fille,
à Libourne, ce n'était plus dans le système glandulaire, mais dans
le système osseux que le Vice-Strumeux se localisait : entre les tissus mous de l'extrémité inférieure et antérieure de l'avant-bras à
son côté interne, on voyait une fraction du radius dénudée et en-
duite de pus noirâtre. Cette lésion, bien autrement difficile à détruire
que celles précitées, à cause surtout de son ancienneté, se termina
pourtant par une guérison complète, car, depuis dix ans qu'elle a
été obtenue, elle ne s'est jamais démentie. Terminerai-je la liste de
ces succès par celui que doit à mes conseils une personne très-con-
nue, *de Bordeaux?* Comme ce nouveau cas d'Affection-Strumeuse,
attaquant le système osseux, était encore plus grave que celui précité, attendu qu'il s'agissait d'une véritable carie de quelques points

des fausses-côtes gauches et des vertèbres lombaires droites, avec ulcères fistuleux des tissus mous superposés à ces os, avec aussi traînée purulente dans l'épaisseur de la cuisse de ce dernier côté, et se faisant jour vers le milieu de l'aine ainsi qu'au-dessous de cette région ; je préfère attendre que cette belle cure se soit davantage consolidée.

CHAPITRE XLIV.

SYPHILIS-CONSTITUTIONNELLE.

ARTICLE I.

§ Ier. Dans la Syphilis-Constitutionnelle dont je commencerai par parler, non-seulement l'organisme est entaché du virus vénérien, comme il arrive aussi pour l'espèce de Vérole-Chronique qui sera étudiée en second lieu, mais encore la somme de Vitalité propre à l'économie des sujets affectés de cette première espèce de Syphilis se trouve descendue, depuis plus ou moins de temps, au même degré que celui atteint par les Scrofuleux dont il a été primitivement question, et que nous avons dit être un Appauvrissement-Lent-et-Graduel de tout le corps.

§ II. J'ai constaté cette coïncidence pathologique un nombre de fois plus grand que ne le croiront les médecins qui se refuseront à pénétrer, avec moi, dans cette pépinière permanente de la majeure partie des Affections-Chroniques qui viennent d'être étudiées, et de plusieurs d'entre les maladies-de-langueur dont nous pourrions traiter, si nous n'avions pas résolu de clore notre livre par la maladie de cette Classe qui en forme le dernier chapitre. Des guérisons de ce consensus-morbide que j'ai eu occasion d'opérer, j'extrais les suivantes : La première fut obtenue sur un garçon menuisier, à *Libourne,* qui portait, en plusieurs points de la peau, depuis déjà trop de temps, surtout après les traitements variés auxquels il avait été soumis, des taches jaunâtres, sans saillies, disparaissant sous la pression, de forme irrégulière, se confondant en groupes plus ou moins étendus, recouvertes d'une mince desquamation et accompagnées de quelque démangeaison. Ces taches vénériennes se compliquaient de langueurs d'estomac, de diarrhée et de rougeur des yeux. La persistance de plaques analogues, moins nombreuses il est vrai, mais plus grandes, particulièrement aux bourses, au périnée, où elles paraissaient cuivrées et recouvertes d'écailles assez larges, avec vive démangeaison, a fourni l'occasion du deuxième des succès dont je veux parler : c'était chez un peintre, *de Libourne*, lequel en outre, était affecté de digestions lentes, de constipation prononcée et d'embarras cérébral. Le suivant résulta de la guérison, aussi inespérée, d'anciennes pustules, peu nombreuses aux jarrets, mais multipliées aux aines et au périnée : elles nous avaient été accusées par une pauvre fille, *de la commune de Montagne,* avec cortège d'amaigrissement extrême, de prostation profonde et d'hallucinations momentanées. Le quatrième fut basé sur un chancre du gland, à fond grisâtre, à bords peu saillants, pâles et durs ; ulcère dont la persistance avait fini par attaquer le moral d'abord, puis le physique, du jeune commis négociant, *à Bordeaux*, qui en était porteur. C'était par un écoulement de l'urètre, presque habituel, que l'infection constitutionnelle se traduisait chez un jeune homme, *de Lussac* : cette sécrétion, à peine laiteuse, renaissait par intervalles rapprochés, sans autre cause qu'une augmentation dans l'inappétence, la pesanteur à l'épigastre et le ballonnement du ventre dont ce malade était attaqué depuis long-temps. La Diathèse-Syphilitique se manifestait par des excroissances, à base large mais plate, et de couleur peu foncée, chez la femme d'un propriétaire, *près Castillon,* anciennement affectée de palpitations de cœur, d'oppression et même de toux, dans l'intervalle desquelles le pouls restait faible et régulier. Ces symptômes d'un appauvrissement général, mais plus marqué sur la poitrine qu'ailleurs, furent attaqués aussi victorieusement que les excroissances à l'occasion desquelles nous constatâmes la coexistence de cette Altération lente et graduelle de tout l'organisme. C'était par des papules presque générales et par des aphthes assez nombreux que chez un garçon tailleur, *de Bordeaux,* et précédemment atteint de cette lésion de la Vitalité, se traduisait la Diathèse-Vénérienne. Elle se manifestait par les mêmes symptômes locaux chez une femme, épuisée, *demeurant près cette ville,* et chez deux de ses enfants, naturellement débiles. Mais, en outre, la mère avait les mains comme écailleuses, avec fissure de plusieurs des plis de leur intérieur, et la petite fille accusait un écoulement vaginal, dont les cuisses étaient irritées. Je pourrais rapporter une autre preuve de la coexistence de notre Fièvre-Lente et de cette espèce de Vérole, car, à mesure que se dissipaient l'inappétence, la pesanteur épigastrique et la constipation dont était atteint le jeune homme, *des environs de Libourne,* qui l'a offerte à mon observation, se dissipait aussi le gon-flement, presque induré, du testicule gauche, par lequel l'infection syphilitique se traduisait. Mais, comme il n'y a pas assez de temps que cet organe a repris son état normal pour que cette guérison soit définitive, je me borne à citer ce fait comme une nouvelle preuve de la corrélation qui peut avoir lieu entre ces deux maladies.

§ III. On connaît la nature de cette première espèce de Vérole, qui attaque surtout les adolescents, mais plutôt ceux du sexe masculin ; néanmoins, sa médication n'est pas complète, parce qu'on oublie de faire entrer en ligne de compte l'Etat-de-Langueur qui coïncide avec l'infection syphilitique.

§ IV. C'est, en effet, en ne commettant pas cette négligence, je veux dire en réunissant à la médication reçue, et tant générale que locale, du symptôme syphilitique, la médication de la Fièvre-Lente, que je suis parvenu à guérir dans des cas dont les plus saillants ont été mentionnés.

ARTICLE II.

La deuxième espèce de Vérole-Ancienne qu'il nous reste à étudier, sévit particulièrement contre les personnes d'un certain âge, et presque sans distinction de sexe. — Son essence est effectivement celle que l'on indique ; aussi n'apprendrons-nous rien de nouveau à cet égard. — Mais nous dirons que le mal ne résiste pas autant, si l'on fait concourir au traitement intérieur et extérieur de l'infection générale tous les émonctoires naturels du sang. C'est du moins en ne négligeant pas cette voie multiple de dépuration qu'on obtient des succès de la valeur de ceux qui vont être cités. Le premier eut lieu chez un marchand, *de rue Sainte-Catherine,* à propos de ta-ches roussâtres, chagrinées, résistant à la pression, irrégulières, disséminées sur tout le corps ; à propos aussi d'excroissances, à base rétrécie et de nuance terne, situées à l'angle de l'aile droite du nez, ainsi que sur le milieu de la paupière inférieure gauche et à l'anus. Ces symptômes syphilitiques dataient de très-loin, et avaient résisté jusqu'alors. La destruction de plaques couleur lie de vin, séparées par des papules vésiculeuses qui siégeaient vers le tiers moyen et interne de la cuisse gauche, chez un marchand forain, *à Bordeaux*, et la cessation d'un écoulement urétral qui, par intervalles renaissait naturellement depuis dix-sept mois, établirent la seconde de ces cures que je rapporterai. La troisième, opérée sur un jeune artisan, *à Libourne*, le fut au sujet d'un écoulement semblable, mais qui se compliquait d'un gonflement, plus ou moins considérable, du genou droit lorsque disparaissait cette sécrétion anormale de l'urètre. La quatrième de ces cures, opérée chez un autre artisan, *de la même ville,* le fut à l'occasion d'un chancre à bords taillés à pic et de contour irrégulier, qui s'était établi sur le feuillet externe du prépuce, à l'occasion aussi de végétations, à base large et à nuance pâle, qui s'étaient fixées sur la langue. Deux chancres analogues, mais siégeant, l'un sur la face dorsale du gland, l'autre dans sa rainure inférieure et vers le frein, se compliquaient d'aphthes douloureux qui envahissaient momentanément quelques points de la cavité buccale, chez un monsieur, *à Caudéran.* Des aphthes encore et des ulcérations sur les lèvres, étaient accrus de douleurs légères mais fixes, dans la longueur de l'avant-bras gauche chez un marchand, *à Bordeaux.* Dans un autre de ces succès, conquis sur une femme d'une quarantaine d'années, *dans cette ville encore,* la Diathèse-Vénérienne se traduisait, de longue date*,* par des ulcérations situées aux amygdales et aux piliers du voile du palais, avant que je les eusse détruites. Des ulcérations de même nature et de même siège, mais qui s'étendaient sur quelques points de la langue et se compliquaient de végétation à l'anus, au prépuce ainsi que sur le gland, chez un monsieur, *de cette ville,* donnèrent lieu à la huitième des cures que nous avons obtenues à l'aide des sécrétions naturelles de tout le corps. La neuvième fut occasionnée par une ulcération assez large, animée et sanguinolente qui, depuis treize mois occupait la narine gauche d'un jeune marin, *à Bordeaux*, en se compliquant de papules disséminées sur toute la peau. C'était à l'aine gauche que le chancre existait chez un cultivateur, *de Laroche-Chalais,* à l'aine droite chez un homme de peine, *du quartier Sainte-Eulalie à Bordeaux,* et dans la même région, mais de chaque côté, chez un petit propriétaire, *des environs de cette ville.* Résultant d'anciens bubons suppurés chez chacune de ces personnes, le mal se compliquait, pour la première d'une induration de plusieurs des ganglions lymphatiques qui garnissent cette région, pour la seconde d'un engorgement assez volumineux du testicule droit, et pour la troisième d'aphthes aux lèvres et aux gencives, lesquels apparaissaient chaque fois que son vaste ulcère suppurait moins que d'habitude. A un chancre tout aussi étendu et situé dans l'aine gauche d'un postillon, *à La Bastide*, s'ajoutaient, depuis long-temps, des plaques pustuleuses sur le bas-ventre, les cuisses et les jarrets. Si le mal semblait plus simple chez un jeune ouvrier, *du quartier du Palais à Bordeaux*, il n'était pas moins enraciné, car ce sujet portait sur l'abdomen trois chancres, dont un placé sur la cicatrice ombilicale, y avait fait un ravage profond. C'était seulement le testicule gauche que le Virus-Vénérien paraissait avoir attaqué chez un commis négociant, *aux Chartrons ;* mais les aphthes fréquents et rebelles, quoique petits, dont ce malade souffrait de temps à autre, indiquaient assez que l'infection était générale. Dans la seizième des cures de cette seconde espèce de Syphilis-Constitutionnelle que je mentionnerai, et qui eut lieu chez un marin, *du port de Libourne*, le mal se révélait, de vieille date, par des plaques livides, plus ou moins étendues sur le gland et la muqueuse correspondante, ainsi que sur celle de l'arrière-bouche; par des excroissances aux angles de l'ouverture buccale et à ceux des ailes du nez, comme à l'anus et sur l'une des fesses; puis encore, par des ulcérations sur la commissure gauche des lèvres et l'un des bords de la langue; enfin, par des tumeurs le long de la crête du tibia droit, tumeurs qui étaient douloureuses, surtout pendant la nuit. Dans le dernier cas de ces guérisons que me doit un jeune artisan, *dans cette ville*, les symptômes étaient: un vaste chancre sur les bourses, des végétations à l'anus et à la lèvre inférieure, des douleurs ostéocopes presque générales, et, en outre, des pustules qui, recouvertes d'une croûte épaisse, molle et jaunâtre, laissant par sa chute voir une surface rouge, saignante et ulcérée, étaient disséminées sur toutes les régions du corps, mais agglomérées sur celle du cuir chevelu. Ce dernier ensemble de mal datait de plus loin encore que le précédent, lorsque j'entrepris de le combattre. J'y parvins en me rappelant que ce ne sont pas les remèdes qui manquent au traitement de la Vérole-Constitutionnelle de cette espèce. Ce qui fait défaut dans cette circonstance, c'est, je le répète, l'inactivité dans laquelle on laisse les sécréteurs généraux, ces puissants dépuratifs de la masse sanguine où, en définitive, se réfugient les différents virus dont l'économie animale peut être imprégnée.

CONCLUSION.

Ici se borne l'excursion que je m'étais proposé de faire dans le vaste domaine des espèces méconnues et curables des Maladies-Chroniques.

Ai-je suffisamment justifié les qualifications de *méconnues* et *de curables* que j'ai données à celles de ces Affections formant, chacune, un chapitre de ce livre ? Je le crois; puisque j'ai démontré par une série de raisonnements qu'on les a toujours confondues avec les altérations dont on connait la nature, mais qu'on guérit rarement; puisque j'ai rapporté une collection de faits qui prouvent que ces premières Affections cèdent en général, lorsqu'elles sont traitées d'après leur nature particulière.

Si je ne poursuis pas cette étude sur certains autres Etats-Morbides qui font partie de cette classe pathologique et dont par contre l'essence est restée ignorée, la médication fausse ou insuffisante, l'incurabilité plus apparente que réelle, c'est que ces dernières Altérations étant moins répandues, je ne les ai pas encore assez observées pour m'éviter, soit de remplacer par des erreurs nouvelles les erreurs anciennes que j'ai signalées dans cette publication, soit de nuire à la science par trop de précipitation au lieu de la servir de nouveau, comme j'en conserve l'espérance.

Mon intention, en effet, est de remplir plus tard cette lacune, en entrant dans des détails qui feront de cette seconde édition de mon œuvre un traité complet de ces Maladies.

ERRATA.

FAUTES IMPORTANTES A CORRIGER.

Page 31, ligne 23, au lieu de : *déterminées ;* lisez : *terminées.*
Page 47, ligne 19, au lieu de : *m'ont fourni de ce ;* lisez : *m'ont fourni ce.*
Page 68, ligne 28, au lieu de : *de ne pas dériver ;* lisez : *de dériver.*
Page 132, ligne 22, au lieu de : *peut de se ;* lisez : *peut se.*

FAUTES MOINS IMPORTANTES A RELEVER.

Page 27, ligne 12, au lieu de : *la plus opportune ;* lisez : *le plus opportune.*
Page 39, ligne 7, au lieu de : *aussi facile ;* lisez : *aussi faciles.*
Page 40, ligne 36, au lieu de : *ci-dessus désignées ;* lisez : *ci-dessus désignée.*
Page 53, ligne 10, au lieu de : *de sous les Couverts ;* lisez : *dessous les Couverts.*
Page 133, ligne 13, au lieu de : *s'en suit ;* lisez : *s'ensuit,*
Page 138, ligne 36, au lieu de : *déjà vieilles ;* lisez : *déjà vieille.*
Page 140, ligne 1, au lieu de : *qu'il* lisez : *qu'elle.*
Page 144, ligne 9, au lieu de : *de manière à ce que ;* lisez : *de manière que,*
Page 151, ligne 38, au lieu de : *du canton ;* lisez : *de l'arrondissement.*
Page 159, ligne 5, au lieu de : *précitée ;* lisez : *précitées.*
Page 169, ligne 20, au lieu de : *un garçon.... un sous officier ;* lisez : *d'un garçon.... d'un sous-officier.*
Lage 191, ligne 26, au lieu de : *nuances ;* lisez : *nuance.*

TABLE DES MATIÈRES.

Ouvrages du même Auteur.

La Fièvre considérée sous un nouveau point de vue. — 1835.

Trois *Mémoires sur* la Médecine, publiés, le premier en 1836, le second en 1837, et le troisième en 1839.

Observations Médico-Chirurgicales. — 1841.

Recueil d'observations de Maladies-Chroniques traitées avec succès. — 1842.

Aperçu sur les causes, la nature et le traitement de quelques Maladies Chroniques. — 1843.

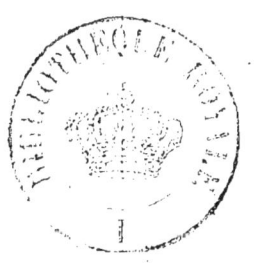

www.ingramcontent.com/pod-product-compliance
Lightning Source LLC
Chambersburg PA
CBHW051244050726
47594CB00001B/307